U0295131

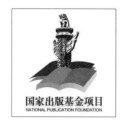
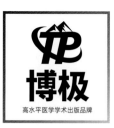

国家出版基金项目
NATIONAL PUBLICATION FOUNDATION

博极
高水平医学学术出版品牌

"十四五"国家重点出版物出版规划项目

COMPLEX DISEASES OF RESPIRATORY SYSTEM

# 呼吸系统复杂病

主　审　瞿介明

主　编　周　新

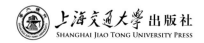

上海交通大学出版社
SHANGHAI JIAO TONG UNIVERSITY PRESS

**内容提要**

　　本书包括 4 章,按照肺部感染性疾病、肺部肿瘤性疾病、间质性肺疾病和气道及胸膜疾病,对呼吸系统临床诊治过程中诊断复杂或治疗复杂的疾病进行了分类。在此基础上,从全国范围内的大型三级甲等医院中选取了对应的典型病例,并根据病例资料,通过病理学特点及诊治过程的讨论,以及专家的述评,从整合医学的角度,集中呈现了呼吸系统复杂性疾病的临床科研成果及临床思维形成过程,可供高年资住院医师和主治医生参考。

**图书在版编目(CIP)数据**

呼吸系统复杂病/周新主编. —上海:上海交通
大学出版社,2023.1
　　整合医学出版工程. 复杂病系列
　　ISBN 978-7-313-27486-1

　　Ⅰ.①呼… Ⅱ.①周… Ⅲ.①呼吸系统疾病—诊疗
Ⅳ.①R56

　　中国版本图书馆 CIP 数据核字(2022)第 175198 号

呼吸系统复杂病
**HUXI XITONG FUZABING**

主　　编:周　新
出版发行:上海交通大学出版社　　　　　　　地　　址:上海市番禺路 951 号
邮政编码:200030　　　　　　　　　　　　　电　　话:021-64071208
印　　制:上海万卷印刷股份有限公司　　　　经　　销:全国新华书店
开　　本:787mm×1092mm　1/16　　　　　　印　　张:16.5
字　　数:399 千字
版　　次:2023 年 1 月第 1 版　　　　　　　印　　次:2023 年 1 月第 1 次印刷
书　　号:ISBN 978-7-313-27486-1
定　　价:98.00 元

# 《整合医学出版工程·复杂病系列》
# 丛书编委会

# 本书编委会

主　审　瞿介明
主　编　周　新
副主编　张　旻　包爱华
编　委（按姓氏笔画排序）

王昌惠（同济大学附属第十人民医院）

邓静敏（广西医科大学第一附属医院）

包爱华（上海交通大学医学院附属第一人民医院）

包婺平（上海交通大学医学院附属第一人民医院）

刘春涛（四川大学华西医院）

刘振威（上海交通大学医学院附属第一人民医院）

刘锦铭（同济大学附属上海市肺科医院）

汤　葳（上海交通大学医学院附属瑞金医院）

李　锋（上海交通大学医学院附属胸科医院）

李满祥（西安交通大学第一附属医院）

邱忠民（同济大学附属同济医院）

邱　晨（深圳市人民医院）

沈华浩（浙江大学医学院第二附属医院）

张杏怡（上海交通大学医学院附属第一人民医院）

张国清（上海交通大学医学院附属第一人民医院）

张　旻（上海交通大学医学院附属第一人民医院）

张　捷（吉林大学第二医院）

张清玲（广州呼吸健康研究院）

张鹏宇（上海交通大学医学院附属第一人民医院）

陈荣昌（深圳市人民医院）

陈　燕（中南大学湘雅二医院）

金晓燕（上海交通大学医学院附属同仁医院）

周　琼（华中科技大学同济医学院附属协和医院）

周　新（上海交通大学医学院附属第一人民医院）

贾素琴（上海交通大学医学院附属第一人民医院）

顾文超（上海市浦东新区人民医院）

钱叶长（上海市宝山区中西医结合医院）

郭海英（上海交通大学医学院附属第一人民医院）

常　春（北京大学第三医院）

董　亮（山东大学齐鲁医院）

# 病例作者(按姓氏笔画排列)

| 作者 | 单位 |
| --- | --- |
| 丁凤鸣 | 上海交通大学医学院附属第一人民医院 |
| 于 红 | 上海交通大学医学院附属第一人民医院 |
| 王妍敏 | 上海交通大学医学院附属新华医院 |
| 王林宣 | 上海市浦东新区人民医院 |
| 龙颖姣 | 中南大学湘雅二医院 |
| 申长兴 | 同济大学附属第十人民医院 |
| 田 甜 | 山东大学齐鲁医院 |
| 包志瑶 | 上海交通大学医学院附属瑞金医院 |
| 兰 芬 | 浙江大学医学院第二附属医院 |
| 冯 静 | 上海交通大学医学院附属同仁医院 |
| 苏振中 | 吉林大学第二医院 |
| 杨 华 | 上海市浦东新区人民医院 |
| 杨 玲 | 四川大学华西医院 |
| 李凤茹 | 上海市第一人民医院嘉定分院 |
| 李 莉 | 上海市宝山区中西医结合医院 |
| 肖 辉 | 上海交通大学医学院附属第一人民医院 |
| 时翠芹 | 同济大学附属同济医院 |
| 冷哲枫 | 温州医科大学第二附属医院 |
| 宋 敏 | 中南大学湘雅二医院 |
| 张艺译 | 上海交通大学医学院附属第一人民医院 |
| 张国良 | 同济大学附属第十人民医院 |
| 张 海 | 上海交通大学医学院附属胸科医院 |
| 张筱娴 | 广州呼吸健康研究院 |
| 张颖颖 | 上海交通大学医学院附属第一人民医院 |
| 陆 欢 | 上海交通大学医学院附属第一人民医院 |
| 陈长荣 | 广西医科大学第一附属医院 |
| 陈丹丹 | 深圳市人民医院 |
| 陈 强 | 同济大学附属同济医院 |

季　勇　上海交通大学医学院附属第一人民医院
周　灵　上海交通大学医学院附属瑞金医院
周　妍　上海交通大学医学院附属第一人民医院
周　博　西安交通大学第一附属医院
赵勤华　同济大学附属上海市肺科医院
胡秋蓉　广州呼吸健康研究院
侯丽丽　上海交通大学医学院附属第一人民医院
祝青腾　上海市第一人民医院嘉定分院
夏丽霞　浙江大学医学院第二附属医院
奚　峰　上海市浦东新区人民医院
高健伟　上海交通大学医学院附属第一人民医院
彭　娟　上海交通大学医学院附属新华医院
程朋朋　上海交通大学医学院附属新华医院
曾慧卉　中南大学湘雅二医院
谢栓栓　同济大学附属第十人民医院
寥若敏　上海交通大学医学院附属第一人民医院
潘亦林　上海交通大学医学院附属第一人民医院

# 总序

21 世纪以来,现代医学获得了极大的发展。人类从来没有像现在这样长寿,也从来没有像现在这样健康,但医学受到的质疑也从来没有像现在这样激烈,史无前例的发展瓶颈期扑面而来。其中,专业过度细化、专科过度细划和医学知识碎片化是现代医学发展和临床实践遇到的难题之一。要解决问题,需要新的思维方式和先进的科学技术。于是,整合医学便应运而生。

何谓整合医学?它是从人的整体出发,将各医学领域最先进的知识理论和各临床专科最有效的实践经验加以有机整合,并根据生物、心理、社会、环境的现实进行修整与调整,形成的更加符合、更加适合人体健康和疾病诊疗的新的医学体系。整合医学是实现医学模式转变的必由之路,更是全方位、全周期保障人类健康的新思维、新模式和新的医学观,是集认识、方法、发展、创新、融合的系统工程,需要在由院校基础教育、毕业后教育及继续教育构成的进阶式医学教育体系中得以体现和实践。

长期以来,我国的医学教育基本上还是沿袭了 20 世纪的传统模式。在院校教育这一阶段,学生不得不面对不同课程间机械重复、相关内容条块分割、各课程间衔接不紧密的问题。医学生毕业后在临床工作中也形成了惯性思维,在处理临床病例时,往往以孤立、分割的思维诊治,从而出现了"只见树木,不见森林"的现象。因此,构建以器官系统整合为核心的教学体系,体现国内整合医学领域的最新学术成果,无疑可以让医学生和医生从器官系统的角度学习、梳理并掌握人体知识,使基础和临床结合、内外科诊治统一,更好地服务于患者。这是对医学教学的一大创新,也是临床实践的一大创新,既可以从根本上推动我国医学人才的培养和医疗改革工作的开展,又可以促进我国分级诊疗措施的实施和医学临床科研的发展,助力《"健康中国 2030"规划纲要》的实施。

为培养卓越医学创新人才,上海交通大学医学院长期致力于医学教改和医改实践,从 20 世纪 90 年代就开始尝试进行医学整合教育的探索。学校成立了医学院整合课程专家指导委员会,在试点了近 10 年的基础上,在全国率先实现了教学改革的"最后一公里",建立了临床医学专业整合课程体系,在所有医学专业中全面铺开系统整合式教学,打破传统的三段式教学模式,使基础与临床交错融合,加强文理并重的医学通识教育,实现医学教育的三个前移,即接触临床前移、医学问题前移、科研训练前移;三个结合,即人文通识教育与医学教育

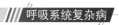

结合、临床和基础医学教育结合、科研训练和医学实践结合;四个不断线,即基础医学教育不断线、临床医学教育不断线、职业态度与人文教育不断线、科研训练和创新能力培养不断线。并于2008年率先组织编写并出版了国内第一套《器官系统整合教材》,引领了国内高水平医学院校的整合式教学改革。《整合医学出版工程·复杂病系列》,是在前述理论教材基础上的实践升华,是多年来整合医学在临床医学研究与应用方面的成果呈现,也是上海交通大学出版社对重大学术出版项目持续跟进、功到自然成的体现。

生命健康是关乎国计民生的大事,对于百姓来说,常见病、多发病皆能在社区医院或其他基层医院得到处理,真正困扰他们的是诊断难、治疗难的相对复杂的疾病。现阶段我国基层医疗单位处置复杂疾病的能力和设备有限的现状,直接导致了"看病难"等现象的发生。随着人民对健康需求的日益增长,这也成为影响当代中国的一个痛点。而医学科研的目的是为了临床应用,也就是解决临床诊疗中的各种问题。复杂性疾病亦是临床问题的焦点之一,全世界为此投入了巨大的人力和物力,所产生的科研成果也应用在临床具体病例的诊疗过程中。本套图书以上海交通大学医学院的临床专家为基础,邀请了协和、北大、复旦、华西等著名医学院校的一大批专家,主要抓住"复杂病"这一疾病中的主要矛盾,以人体器官系统为纲,选取了全国各大医院的典型病例,由全国著名的专家学者进行点评和解析,将医学相关领域最先进的理论知识和临床各专科最有效的实践经验加以整合,并根据患者个体的特点进行修正和调整,使之形成更加符合人体健康和疾病诊治的全新医学知识体系,是整合医学在临床研究和应用方面的具体探索,不仅可以帮助基层医师、住院医师对复杂病进行识别从而及时转诊,还可以帮助专科医师掌握诊治技能,从而提高诊治效率、服务于更多的患者,对于建立现代医疗体系、促进分级诊疗体系等也具有重大意义。

非常欣慰本套图书体现的改革传承。编者团队的权威、所选案例的典型、专家解析的深刻,给我留下了深刻印象,我相信,这种临床医学的大整合、大融合,必将为推进我国以"住院医师规范化培训""专科医师规范化培训"为核心的医学生毕业后教育的改革和发展做出重大的贡献。

中国工程院院士
上海交通大学副校长
上海交通大学医学院院长

范先群

2022年12月24日

# 前言

　　上海交通大学出版社出版的《呼吸系统复杂病》由全国数十位呼吸病学专家共同编写完成。呼吸病是最常见的疾病，在临床上既有表现典型的常见呼吸病，也有表现不典型的呼吸病。为了提高初、中级临床医生对于疑难、复杂呼吸病的诊治水平，本书收集了46例疑难、复杂的呼吸病病例资料，包括影像学、病理学特点以及诊治过程等，每个病例的临床资料十分丰富。此外，我们还邀请呼吸病学专家结合每个病例专门撰写了讨论和述评。相信读者通过学习每个病例的诊治过程，一定会在疑难、复杂呼吸病的临床诊治思维上有所收获和提高。

　　在此，衷心感谢为本书提供病例的单位和作者，感谢他们为医学教育事业所做出的无私奉献。感谢各位呼吸病学专家在百忙中为每个病例撰写讨论和述评。

　　由于在本书编写期间正逢我国开展新冠肺炎防控工作，时间较为紧迫，书中难免会有错漏之处，恳请读者提出宝贵意见。

上海交通大学医学院附属第一人民医院

呼吸与危重症医学科

**周　新**

2022 年 12 月

# 目录

# 第一章

# 肺部感染性疾病

## 病例1 播散型组织胞浆菌病

### 主诉

间断咳嗽、咳痰 1 个月，加重伴发热 1 周。

### 病史摘要

患者，男性，61 岁，因"间断咳嗽、咳痰 1 个月，加重伴发热 1 周"，于 2014 年 12 月 8 日入院。患者于 1 个月前（2014 年 11 月）受凉后出现咳嗽，咳少量白色黏痰，无发热、寒战，无胸闷、气短，于我院给予莫西沙星 400 mg 静脉滴注，每日 1 次，治疗 1 周后上述症状好转。1 周前上述症状加重，伴发热、寒战，体温最高 39.4℃，多为夜间发热，无尿频、尿急、尿痛，无腹痛、腹泻，为进一步诊治入住我科。患者自发病以来，睡眠、食欲尚可，大小便正常，体重较前无明显增加或减轻。既往体健，从事教师工作，近日无外出，个人史及家族史无特殊。

### 入院查体

体温（T）36.8℃，脉搏（P）85 次/分，呼吸（R）18 次/分，血压（BP）115/78 mmHg，神志清楚，全身浅表淋巴结未触及肿大。双肺呼吸音清晰，未闻及干、湿啰音。心脏及腹部查体无异常。脊柱四肢无畸形，关节无红肿，双下肢无水肿。

### 辅助检查

血常规：白细胞计数（white blood cell count，WBC）5.16×10$^9$/L，中性粒细胞（neutrophil，N）百分比（N%）68.8%，血红蛋白（hemoglobin，Hb）122 g/L，血小板计数（platelet count，PLT）84×10$^9$/L。降钙素原（procalcitonin，PCT）0.77 ng/ml，红细胞沉降率（erythrocyte sedimentation rate，ESR）23 mm/h，C-反应蛋白（C-reactive protein，CRP）59.1 mg/L。肝功能：天冬氨酸氨基转移酶（aspartate aminotransferase，AST）65.1 U/L，丙氨酸氨基转移酶（alanine aminotransferase，ALT）42.4 U/L，碱性磷酸酶（alkaline phosphatase，ALP）493.9 U/L，γ-谷氨酰转移酶（gamma glutamyl transferase，GGT）193.4 U/L，清蛋白（albumin，Alb）28.6 g/L。尿常规、粪常规、血气分析及肾功能未见明显异常。传染病指标：乙型肝炎病毒表

面抗原(hepatitis B virus surface antigen，HBsAg)、乙型肝炎病毒 e 抗体(hepatitis B virus e antibody，HBeAb)及乙型肝炎病毒核心抗体(hepatitis B virus core antibody，HBcAb)阳性。

胸部 CT 平扫(2014 年 12 月 8 日)：双下肺可见索条状、斑片状密度增高影(图 1-1)。

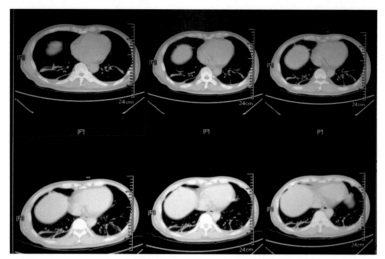

**图 1-1　胸部 CT 平扫(2014 年 12 月 8 日)**

病原学指标：支气管镜灌洗液培养、痰培养、血培养均阴性；结核杆菌免疫球蛋白 G (IgG)、结核杆菌 DNA(TB-DNA)、斑点试验、结核菌素纯蛋白衍生物(purified protein derivative，PPD)试验阴性；半乳甘露聚糖、真菌 D-葡聚糖、内毒素阴性；布氏杆菌、疟原虫、伤寒沙门菌、利什曼原虫阴性。结缔组织病抗体：类风湿因子(rheumatoid factor，RF)、自身抗体谱、抗环瓜氨酸多肽(cyclic citrullinated peptide，CCP)抗体、抗中性粒细胞胞质抗体 (antineutrophil cytoplasmic antibody，ANCA)阴性。肿瘤标志物：阴性。

### 初步诊断

肺部阴影，社区获得性肺炎？

### 治疗及转归

给予左氧氟沙星抗感染治疗 2 周后，仍有高热、咳嗽、气短。

血气分析：动脉血氧分压(PaO$_2$)57.3 mmHg，动脉血二氧化碳分压(PaCO$_2$) 25.7 mmHg，动脉血氧饱和度(SaO$_2$)88.9％。血常规：WBC 3.74×10$^9$/L，N％ 94.6％，Hb 92 g/L，PLT 9×10$^9$/L。PCT 1.4 ng/ml。

胸部 CT 平扫(2014 年 12 月 26 日)：双下肺可见索条状、斑片状密度增高影，较前加重 (图 1-2)。

骨髓涂片：可见圆形孢子，圆形孢子内细胞质呈半月形并集中于孢子的一端，孢子边缘有不着色区，簇集成群(图 1-3)。

临床诊断为组织胞浆菌病，给予两性霉素 B 脂质体，逐渐加量至 60 mg，每日 1 次，总量达 1500 mg 后停用，继续口服泊沙康唑 2 个月，症状好转，未再复发。

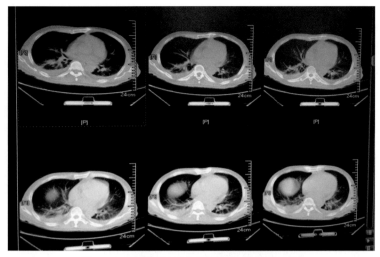

图1-2 胸部CT平扫(2014年12月26日)

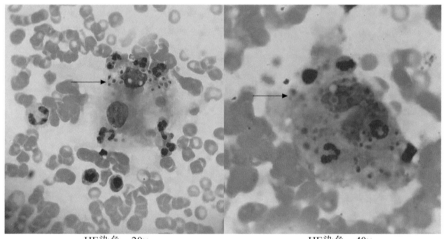

HE染色,20×　　　　　　　　HE染色,40×
图1-3 骨髓涂片(2014年12月26日)

## 最后诊断

组织胞浆菌病,乙型病毒性肝炎。

## 讨论及述评

　　组织胞浆菌病是一种由荚膜组织胞浆菌感染引起的深部真菌病,在我国比较罕见,常经呼吸道感染,可引起急、慢性肺组织损害,严重者可发生多系统症状,称为播散型组织胞浆菌病。组织胞浆菌孢子及菌丝的片段经人体吸入后,人体中的肺泡巨噬细胞迅速吞噬菌丝体,产生致病力。组织胞浆菌感染的病变多局限于肺,1~2周后,机体的免疫反应可抑制菌体在巨噬细胞内生长,并产生迟发型超敏反应。随着炎症反应的持续,可形成纤维化性肉芽肿,或干酪样坏死及钙盐沉着。免疫缺陷宿主被组织胞浆菌感染后,该菌经肺门淋巴结进入血液循环,然后播散至全身多个脏器,造成肝、脾及血液系统损害等,即播散型组织胞浆菌病,如未及时治疗,死亡风险极高。

在组织胞浆菌感染的成人患者中,约0.05%发展成播散型组织胞浆菌病,临床上通常分为急性、亚急性和慢性。急性播散型组织胞浆菌病多发生于由基础疾病引起免疫缺陷的患者,主要为人类免疫缺陷病毒感染患者,易发生休克及多器官功能衰竭,病死率极高。这类患者多于肺部起病,经肺门淋巴结进入血液循环,然后播散至全身,影像学检查可见肺门淋巴结肿大及双肺浸润灶,伴咳嗽、咳痰、发热,并逐渐侵犯血液系统,多有白细胞减少、贫血及血小板减少,以及转氨酶增高等。部分患者可见口咽部溃疡,以及广泛分布于面、躯干和四肢的红斑及斑丘疹,亦可见皮肤紫癜、溃疡及赘生物形成。较少患者累及中枢神经系统,引起脑膜炎及局灶性脑实质损伤。如未及时治疗,多因弥散性血管内凝血、急性呼吸窘迫综合征及多器官功能衰竭而迅速死亡。

该疾病诊断可用标本直接涂片寻找病原体,标本可取患者肺、肝、脾及淋巴结活检组织,以及骨髓、痰、皮肤及黏膜受损处的渗出物,可用吉姆萨、过碘酸及瑞氏染色法。镜下组织胞浆菌为一端钝、一端尖的圆形孢子。圆形孢子内半月形的细胞质集中于一侧,边缘常不着色,通常位于多核白细胞或单核细胞内,簇集成群,亦可位于细胞外。临床上也可经标本培养诊断该疾病:加抗生素的、含羊血的脑心浸液葡萄糖琼脂是较适宜的培养基,经30℃培养4~6周后为阳性者,可取菌落涂片镜检。

对于组织胞浆菌病的治疗,两性霉素B及两性霉素B脂质体可作为首选治疗方案,临床多用于播散型组织胞浆菌病或累及中枢神经系统者。本病例中患者无免疫缺陷等相关基础疾病,以咳嗽、发热起病,原发于肺部,完善病原学相关检查、结缔组织病检查以及肿瘤学检查,均未发现异常,抗细菌治疗无效,全身播散进展,血红蛋白、血小板迅速下降,转移酶增高,符合急性播散型组织胞浆菌病的发展过程,经骨髓涂片确诊,给予两性霉素B脂质体等抗真菌药物治疗后效果良好,随访未见复发。该病例提示临床医生对于肺部感染的诊治,应拓宽思维,对治疗效果不佳的患者,应及时寻找罕见病原体。

病例提供:西安交通大学第一附属医院

整理:周博

述评:李满祥

## 参考文献

[1] 贾杰.组织胞浆菌病[J].中华传染病杂志,2000,18(3):211-213.

[2] 李瑛,陈秉谦.组织胞浆菌病1例[J].中华医学杂志,1958,3(10):301-302.

[3] 胡继红,田扬,黄郁,等.播散性组织胞浆菌病的临床及影像学表现[J].昆明医学院学报,2004,25(2):86-88.

[4] 刘新月,陈开澜,游泳,等.几种少见的感染性疾病的骨髓形态鉴别[J].中华内科杂志,2005,44(12):903-905.

[5] 万谟彬,李承忠,汪伟业,等.热病-桑福德抗微生物治疗指南[M].第36版.北京:中国医药科技出版社,2006.

## 病例2　酷似社区获得性肺炎的肺隐球菌病

### 主诉

间断咳嗽2个月余,加重1周。

### 病史摘要

患者,男性,55岁,2个多月前劳累加受凉后出现咳嗽,伴胸闷,于2018年6月28日至某中心医院就诊,查血常规示 WBC $12.9\times10^9$/L, CRP 28.1 mg/L,遂入院治疗14天。住院期间予阿莫西林、莫西沙星抗感染,氨溴索、多索茶碱、布地奈德祛痰止咳,地塞米松抗气道炎症等治疗,出院时查胸部CT(2018年7月10日)提示:左肺上叶舌段及左肺下叶多发炎症病变可能,部分实变。出院后继续予莫西沙星抗感染治疗9天,患者仍有咳嗽、胸闷症状,数次至该中心医院复诊,查血常规仍异常(具体不详),先后口服"莫西沙星"6天、"头孢氨苄"16天,患者咳嗽症状无明显好转,于2018年8月15日至我院门诊就诊,查胸部CT提示左肺下叶大片实变影,首先考虑肺炎改变,予阿奇霉素抗感染,复方甲氧那明、孟鲁司特钠等对症治疗。为进一步诊治,以"社区获得性肺炎,非重症"收入院。病程中,患者无头痛,无寒战,无呼吸频率增快、发绀,无鼻塞、流涕,无腹痛、腹泻,无尿急、尿痛,无呕吐、意识障碍。发病以来,患者精神可,食欲、睡眠一般,二便正常,体重无明显变化。

### 入院查体

T 36.7℃, P 100次/分,R 20次/分,BP 135/93 mmHg,神志清楚。胸廓无畸形,未见局限性隆起或凹陷,双下肺叩诊呈浊音,未闻及明显干、湿啰音。心脏及腹部查体未及异常。脊柱四肢无畸形,关节无红肿,双下肢无水肿。

### 辅助检查

(1) 入院时:WBC $7.64\times10^9$/L, N% 70.4%, Hb 150 g/L, PLT $252\times10^9$/L。尿、粪常规正常。心电图正常。眼底正常。凝血酶原时间、肝肾功能、三抗、血沉、粪常规、尿常规、血糖、降钙素原正常。细胞因子:B细胞、T细胞正常,自然杀伤(NK)细胞32%。血 $\beta_2$ 微球蛋白 2.32 mg/L。甲状腺功能、风湿免疫检查正常。血钙、尿钙正常。神经元特异性烯醇化酶(neuron specific enolase, NSE)21.93 ng/ml,肿瘤标志物检查正常。心脏彩超正常。肺功能:轻度限制性通气障碍,残气功能增加,舒张试验阴性。结核菌素试验阴性。血清隐球菌乳胶凝集实验:1:1000。

影像学改变见图2-1~图2-3。

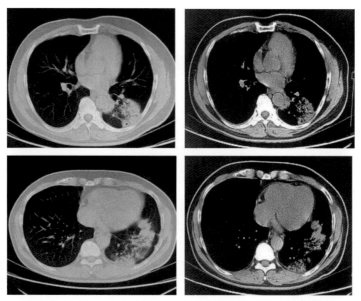

图 2-1　胸部 CT(2018 年 8 月 15 日)提示左肺下叶大片实变

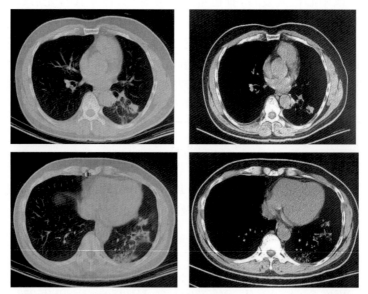

图 2-2　胸部 CT(2018 年 12 月 24 日)提示左肺上叶舌段、下叶炎症明显吸收

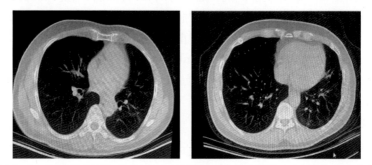

图 2-3　胸部 CT(2019 年 6 月 24 日)提示左肺上叶舌段、下叶慢性炎症改变

（2）支气管镜检查（图2-4）：气管黏膜光滑，软骨环清晰，未见新生物，管腔通畅，隆突锐利。右侧支气管管腔通畅，黏膜光滑，未见新生物，未见出血，软骨环清晰。左侧支气管软骨环清晰，黏膜光滑，未见新生物，未见出血，管腔通畅。左肺下叶基底段行支气管内超声及导引鞘引导下经支气管肺活检（endobronchial ultrasound transbronchial lung biopsy with a guide sheath，EBUS-GS-TBLB）。

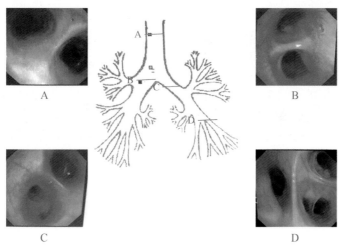

图2-4 支气管镜检查。气管镜下管腔内黄色黏液痰

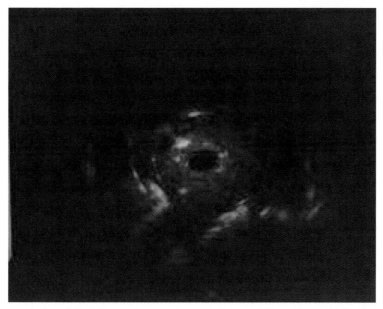

图2-5 左肺下叶基底段EBUS-GS-TBLB，大片低回声灶，于此处行刷检、灌洗、活检

**初步诊断**

肺部阴影，隐球菌感染可能。

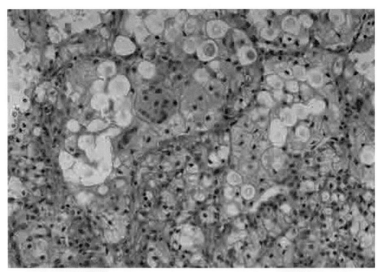

图 2-6　支气管镜病理结果。送检组织:间质内胶原纤维增生,较多淋巴细胞、中性粒细胞和组织细胞浸润,散在多核巨细胞,提示炎症改变

## 治疗及转归

明确诊断后,住院期间给予氟康唑 0.4 g、每天 1 次(qd)静脉滴注治疗,首剂加倍。出院后给予伏立康唑胶囊 200 mg、每天 1 次(bid)口服(po),定期随访并影像学复查(图 2-2、图 2-3)。

## 最后诊断

肺隐球菌病。

## 讨论及述评

隐球菌病由隐球菌感染引起。全世界每年约有 100 万人类免疫缺陷病毒(human immunodeficiency virus,HIV)感染者出现隐球菌病,约 625 000 人死于该病,而 HIV 阴性患者的人数目前正在增加。隐球菌病可表现为肺部病变,也可表现为隐球菌性脑膜脑炎或皮肤/皮下、眼部、骨或前列腺病变。隐球菌气溶胶粒子吸入呼吸道是最常见的感染途径。由于相似的临床特征(咳嗽、咳痰、胸闷、发热等)和放射学特征(结节、空洞和淋巴结肿大),肺隐球菌病常被误诊为肺结核或肺癌。

诊断方法主要有临床标本培养、隐球菌抗原检测和组织形态学检查。然而,这些方法是创伤性的,诊断是否准确取决于标本的收集和培养技术。胸部 CT 是一种无创、可重复的检查方法,可用于评估肺部病变全过程。目前少有研究关注肺隐球菌病的胸部 CT 特征。

肺隐球菌对免疫功能低下者或正常人均可致病。免疫力正常机体可通过促进巨噬细胞的吞噬作用,同时形成免疫复合物,进而激活 CD8+ T 细胞杀死病原体,使肺隐球菌病范围局限,在肺内形成肉芽肿。

影像学上表现为结节或肿块影,由于支气管结构未被破坏,因此CT表现易伴发支气管充气征,病灶内可有坏死,并形成小空洞,且病变多分布于下肺靠近胸膜下,故易波及胸膜导致胸膜增厚。免疫功能低下者,多为肺内播散病灶,表现为广泛肺泡实变浸润影。两者的主要CT征象包括支气管充气征、晕征和空洞。本例以实变和多发空洞影为主,空洞考虑液化、坏死所致。患者发热症状不明显,血常规正常,ESR、CRP等炎症指标变化不明显,与CT所示肺部表现不相符;隐球菌感染在年轻人、免疫健全者中可形成空洞,且多数合并有支气管充气征,此病例较为明显,以上两点支持隐球菌感染诊断。

美国胸科学会建议用氟康唑治疗轻至中度的肺隐球菌病。两性霉素B和氟尿嘧啶被推荐用于严重的肺隐球菌病或合并中枢神经系统感染的肺隐球菌病。我们建议对存在基础病变的患者术后使用抗真菌药物来预防全身感染,但目前尚未就术后抗真菌治疗达成共识。对于不愿接受手术治疗的患者,单独使用伏立康唑是有效的,其在治疗肺隐球菌病方面有一定的优势。本例患者治疗时间为3个月,无复发。

该病原菌还可侵犯中枢神经,对脑膜和脑组织有亲和性。脑膜炎对患者的健康和正常生活影响很大,对社会的影响也很大。

肺隐球菌病具有特殊的临床和CT特征,但常被误诊为肺癌、肺结核或细菌性肺炎,因此应注重控制肺隐球菌病。当患者有特殊的临床症状和CT特征时,应考虑肺隐球菌病。

病例提供单位:同济大学附属第十人民医院

整理:张国良,谢栓栓

述评:王昌惠

## 参考文献

[ 1 ] PARK BJ, WANNEMUEHLER KA, MARSTON BJ, et al. Estimation of the current global burden of cryptococcal meningitis among persons living with HIV/AIDS [J]. AIDS, 2009,23: 525 – 530.

[ 2 ] BROWN GD, DENNING DW, GOW NA, et al. Hidden killers: Human fungal infections [J]. Sci Transl Med, 2012,4:165rv13.

[ 3 ] CHANG CC, SORRELL TC, CHEN SC. Pulmonary cryptococcosis [J]. Semin Respir Crit Care Med, 2015,36(5):681 – 691.

[ 4 ] ESPINEL-INGROFF A, KIDD SE. Current trends in the prevalence of Cryptococcus gattii in the United States and Canada [J]. Infect Drug Resist, 2015,8:89 – 97.

[ 5 ] SMITH IM, STEPHAN C, HOGARDT M, et al. Cryptococcosis due to cryptococcus gattii in Germany from 2004 – 2013 [J]. Int J Med Microbiol, 2015,305:719 – 723.

[ 6 ] TEODORO VL, GULLO FP, SARDI JDE C, et al. Environmental isolation, biochemical identification, and antifungal drug susceptibility of cryptococcus species [J]. Rev Soc Bras Med Trop, 2013,46:759 – 764.

## 病例3 疑似机化性肺炎的肺隐球菌病

**主诉**

发热1个月余。

**病史摘要**

患者,男性,39岁,1个月前淋雨着凉后出现发热,体温最高39℃,偶有咳嗽、咳痰,痰不多,无咯血,偶有胸痛、胸闷,于2019年6月1日至某医院就诊,当时查胸部CT示右肺下叶散在炎症,右侧胸膜增厚,建议抗感染治疗后复查;血常规提示白细胞及中性粒细胞比例轻度升高。外院予以头孢唑肟2.0g bid 静脉滴注2周,以及溴己新化痰、地塞米松抗炎、多索茶碱平喘等处理。患者发热缓解,但咳嗽、咳痰症状较前加重。再次于当地院就诊,继续予抗生素治疗后症状好转(具体不详),治疗后复查胸部CT病灶较前吸收不明显。患者为求进一步诊治来我院就诊,收入病房。患者自发病以来,精神、饮食、睡眠可,大小便正常,体重无明显改变。既往体健。无疫水、疫区及家禽密切接触史,家族中无传染病及遗传病病史。

**入院查体**

T 38℃,P 103次/分,R 20次/分,BP 142/81 mmHg。神志清楚,颈软,无抵抗。全身皮肤黏膜未见异常,无肝掌,未见皮下出血点,未见皮疹。全身浅表淋巴结无肿大。胸廓无畸形,未见局限性隆起或凹陷,双下肺叩诊呈浊音,未闻及干、湿啰音。心脏及腹部查体未及异常。脊柱四肢无畸形,关节无红肿,双下肢无水肿。

**辅助检查**

(1) 入院时:WBC 5.36×10⁹/L,N% 70.70%,Hb 134 g/L,PLT 245×10⁹/L。ESR 40 mm/h。C反应蛋白正常。生化及尿、粪常规正常。心电图正常。血呼吸道流感病原体检测正常。血抗核抗体(antinuclear antibody,ANA)+可提取的核抗原(extractable nuclear antigen,ENA)十四项正常。肿瘤标志物正常。血肺炎支原体抗体检测阳性(1:80)。血T细胞斑点试验(T-SPOT)阴性。痰细菌培养、真菌涂片+培养、痰液抗酸杆菌检查均阴性。血过敏原(咳嗽/喘息/哮喘/鼻炎、混合霉菌、食物)均阴性。超声检查:①轻度脂肪肝,肝右叶钙化灶;②胆囊息肉;③双肾囊肿,双肾结石;④前列腺增大伴钙化;⑤甲状腺两叶实性结节[甲状腺影像报告和数据系统(thyroid imaging reporting and data system,TI-RADS)3类];⑥双侧颈部实性结节(淋巴结)。

影像学改变见图3-1~图3-2。

(2) 支气管镜检查:各支气管管腔通畅,未见新生物。支气管肺泡灌洗液(bronchoalveolar lavage fluid,BALF)细胞计数及分类检查:灌洗液黄色,浑浊,可见酵母样真菌、大量杂菌,有核细胞计数460×10⁶/L,肺泡巨噬细胞百分比63%,淋巴细胞百分比(L%)26%,

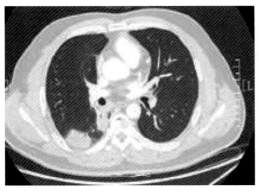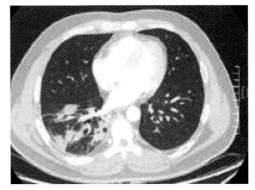

图 3-1 胸部 CT(2019 年 7 月 10 日)右肺下叶斑片实变影

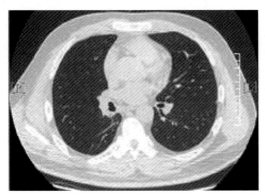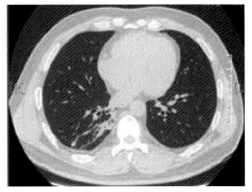

图 3-2 胸部 CT(2019 年 7 月 22 日)甲基泼尼松龙 40 mg qd,治疗 1 周后,复查胸部 CT 提示右肺下叶斑片实变影较前(2019 年 7 月 10 日)有缩小

N% 6%,鳞状上皮细胞 5%,特殊染色耶氏肺孢子菌阴性,未见噬菌细胞及寄生虫。BALF 微生物培养:阴性。BALF 病原体高通量检测:副流感嗜血杆菌,序列数 292。其他病原体[真菌、病毒、寄生虫、结核分枝杆菌未见复合群非结核分枝杆菌(nontuberculosis mycobacteria,NTM),支原体/衣原体]未检出。

(3) CT 引导下经皮肺穿刺(2019-7-15):结果见图 3-3～图 3-5。

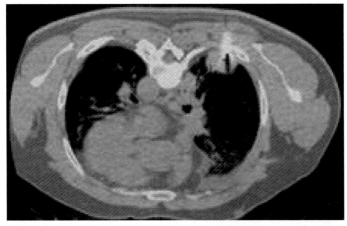

图 3-3 CT 引导下经皮肺穿刺

右下肺穿刺针吸活检：涂片中见大量红细胞、少量炎细胞，镜下未见明显恶性细胞。右肺下叶穿刺切割活检：小片组织呈肉芽肿性炎症伴变性(图3-4)。右肺下叶穿刺切割活检特殊染色：抗酸分枝杆菌荧光染色(一)，真菌荧光染色(隐球菌)(＋)，倾向隐球菌感染(图3-5)。

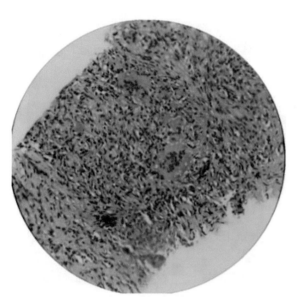

图3-4　HE染色:400×

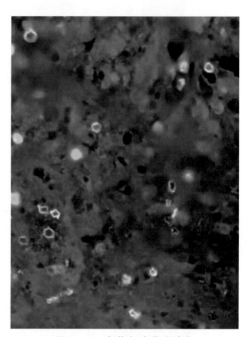

图3-5　真菌免疫荧光染色

### 初步诊断

肺隐球菌病。

### 治疗及转归

患者入院后完善相关检查,先后予以左氧氟沙星、莫西沙星、哌拉西林他巴唑坦等经验性抗感染治疗,但患者仍有低热和背部隐痛。于2019年7月15日行右肺下叶CT引导下经皮肺穿刺活检,病理报告初步提示小片组织呈肉芽肿性炎症伴变性,考虑机化性肺炎可能,予以甲泼尼龙40mg qd,治疗1周后体温正常,背部隐痛好转,复查胸部CT示右下肺病灶有吸收,遂予口服泼尼松出院随访。但肺穿刺补充病理(特染)提示隐球菌感染可能。患者于2019年7月26日在复旦大学附属华山医院查血隐球菌凝集试验阳性,滴度1:2560,故明确诊断为肺隐球菌病。予以停用糖皮质激素,并予氟康唑片200mg qd口服,定期门诊随访。患者经近2个月治疗后体温恢复正常,胸痛缓解,肝、肾功能监测正常。复查胸部CT病灶已明显吸收(图3-6)。

### 最后诊断

肺隐球菌病。

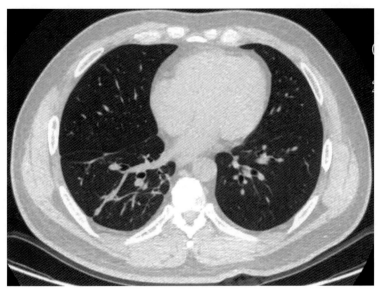

图3-6　氟康唑治疗2个月后肺部病灶明显吸收

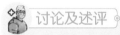 讨论及述评

　　隐球菌病是一种由隐球菌感染所致的深部真菌病。隐球菌广泛存在于土壤和鸽粪以及寄生于人类呼吸道内,易侵入机体。最新研究表明,全球每年大约有223 000例新发患者,引起181 000例患者死亡。有研究表明,新生隐球菌(Cryptococcus neoformans)对宿主$CO_2$浓度的耐受性可能是导致哺乳动物患病的一个潜在的重要特征。

　　隐球菌属于真菌隐球菌属,分类至少有30多种,其中新生隐球菌和格特隐球菌(cryptococcus gattii)为人类的主要致病菌。格特隐球菌虽然好发于免疫功能正常人群,但有明显地域特征,主要分布在热带和亚热带,我国则以新生隐球菌感染为主。自然界中的新生隐球菌广泛存在于土壤及禽粪中,没有荚膜,易形成气溶胶,可经呼吸道吸入到达肺泡导致肺隐球菌病。在人体组织内的隐球菌会形成一层厚厚的荚膜,不易气溶胶化,因此未发现人与人之间的传播。根据其荚膜抗原性的不同,新生隐球菌有A~D多个血清型。在我国临床分离的菌株中,约70%为A型,B型和D型分别占15%和5%,未发现C型。实验室诊断隐球菌的要求相对较高。痰涂片、痰培养和血培养检出率极低,支气管镜检查阳性率不到10%。组织病理学检查在病变组织中发现隐球菌成分是诊断的金标准。肺隐球菌病灶一般位于肺野外带,行CT或B超引导下经皮肺穿刺活检安全可行。此外,血清乳胶凝集试验检测隐球菌荚膜多糖抗原,对肺部隐球菌感染具有很高的诊断价值,敏感度和特异度达93%~100%。对于某些无法行有创检查的患者,血清乳胶凝集试验作为一种早期无创的诊断方法,具有很大的优势,且可作为一种筛查和监测方法,为临床诊断和治疗提供帮助。血清隐球菌乳胶凝集试验阳性结合临床和典型的影像学表现,可以临床诊断肺隐球菌病。血清隐球菌乳胶凝集试验和经皮肺穿刺诊断肺隐球菌病,结果更可靠。

隐球菌感染主要侵犯中枢神经系统,也可侵犯肺部、皮肤、骨骼等其他脏器,大多数通过呼吸道感染途径进入人体。感染通常发生在免疫功能低下者,多为机会性感染,偶尔免疫功能正常者也会感染。中枢神经系统隐球菌感染是导致艾滋病患者死亡的最主要原因。近年来,肺隐球菌感染发病率有增加的趋势。

肺隐球菌病患者可有咳嗽、咳痰、发热、盗汗、胸痛、咯血、乏力、体重下降等表现,但多无特异性。影像学特征可表现为结节或团块状、实变伴炎性渗出、粟粒样改变、空洞、淋巴结肿大等多形性特征。病灶形态多种多样,大小不一,边缘不清。临床上需要与肺结核、粟粒型肺结核、转移性肿瘤、肺炎等相鉴别。由于肺隐球菌病临床表现和影像学表现无特异性,容易误诊或延迟诊断和治疗。本例患者就是延误诊断和治疗的例证。该患者肺部病灶对多种抗细菌药物治疗无效,但给予糖皮质激素治疗后病灶吸收,故拟诊为机化性肺炎,但最终通过病理真菌免疫荧光染色证实为隐球菌感染,并通过血清隐球菌乳胶凝集试验加以验证,避免了误诊。

肺部隐球菌感染的治疗与中枢神经系统隐球菌感染的治疗原则相同,治疗目的在于控制感染和防止隐球菌播散,特别需注意中枢神经系统播散。2010年版《隐球菌感染诊治专家共识》提出肺部隐球菌感染首选氟康唑治疗,相对于其他唑类药物其相互作用少、见效快。血清乳胶凝集试验可用来监测病情和估计预后。如果患者肺内病灶持续不吸收,血清乳胶凝集试验将持续阳性。肺隐球菌病患者血清乳胶凝集试验的滴度可能与肺内病灶的体积及病原体数量有关。治愈后,多数患者阳性反应仍将持续6个月。故肺隐球菌病治疗的目标是消除症状,防止复发,使肺内病灶逐渐吸收或稳定,而不必等待肺内病灶完全吸收或血清乳胶凝集试验转阴。

病例提供单位:上海交通大学医学院附属第一人民医院

整理:祝青腾

述评:张鹏宇

## 参考文献

[1] RAJASINGHAM R, SMITH RM, PARK BJ, et al. Global burden of disease of HIV-associated cryptococcal meningitis: an updated analysis [J]. Lancet Infect Dis, 2017,17(8):873 - 881.

[2] KRYSAN DJ, ZHAI B, BEATTIE SR, et al. Host carbon dioxide concentration is an independent stress for cryptococcus neoformans that affects virulence and antifungal susceptibility [J]. mBio, 2019,10(4):e01410 - 19.

[3] 徐慧,董肖琦,张亮,等.胶体金法隐球菌荚膜多糖抗原检测肺隐球菌病的诊断价值分析[J]. 现代实用医学,2019,31(6):810 - 812.

## 病例4 免疫功能正常的隐球菌肺病

### 主诉

发热、咳嗽、咳痰 6 个月。

### 病史摘要

患者,男性,65 岁,因"发热、咳嗽、咳痰 6 个月"于 2019 年 6 月 14 日入院。患者 6 个月前无明显诱因出现发热、咳嗽、咳黄痰,体温最高 39℃,以下午为著,无寒战,无胸闷、盗汗,无胸痛,无咯血,口服"萘普生"后体温可恢复正常,未予重视。2019 年 3 月 13 日就诊于当地医院,胸部 CT 示:左肺下叶微小结节,未予特殊治疗,建议 3 个月后复诊。2 个月后患者发热较前频繁,出现胸闷,就诊于当地医院。胸部 CT 示双肺炎症,建议复查;血常规、血沉、肝肾功能、G 试验、GM 试验、血培养、结核杆菌 γ 干扰素、痰涂片找抗酸杆菌、痰培养等未见异常,PCT 0.128 ng/ml,呼出气一氧化氮浓度均值 37 μg/L。给予"莫西沙星、哌拉西林他唑巴坦钠、溴己新"等治疗 18 天,后未再发热,自觉咳嗽较前减轻,痰转为白色。2019 年 6 月 18 日复查胸部 CT 示:双肺下叶高密度灶及结节灶,建议必要时 CT 增强扫描。现患者为求进一步诊治入院。患者自发病以来,饮食睡眠可,大小便正常,体重无明显增减。有高血压病史 10 年余,血压最高 170/100 mmHg,近 2 年口服"苯磺酸氨氯地平、贝那普利"治疗,血压控制良好。否认糖尿病、冠心病、慢性支气管炎等慢性病史,否认肝炎、结核等传染病史,无外伤、输血史,否认药物及食物过敏史,预防接种史不详。无异地及疫区久居史、毒物接触史,有吸烟、饮酒史 30 余年,已戒烟、酒 10 余年。否认家族性遗传病及传染病病史。

### 入院查体

T 36.5℃,P 56 次/分,R 13 次/分,BP 141/79 mmHg,神志清楚。浅表淋巴结未触及肿大。胸廓无畸形,未见局限性隆起或凹陷,右下肺呼吸音低,可闻及湿啰音,左肺闻及散在哮鸣音。心脏及腹部查体未及异常。脊柱四肢无畸形,关节无红肿,双下肢无水肿。

### 辅助检查

(1) 入院时:血常规 WBC $4.76×10^9$/L,N% 54.2%,Hb 131 g/L,PLT $254×10^9$/L。ESR 29 mm/h。尿、粪常规正常。心电图正常。凝血系列、肝肾功能、男性肿瘤标志物、PCT、结核杆菌 γ 干扰素、风湿系列检查正常。葡萄糖 3.77 mmol/L。T 细胞亚群:$CD4^+$、$CD8^+$ 正常。G 试验、GM 试验阴性,隐球菌荚膜抗原阳性。

影像学改变见图 4-1～图 4-3。

(2) 经皮肺穿刺检查(2019 年 6 月 20 日)(图 4-4)。

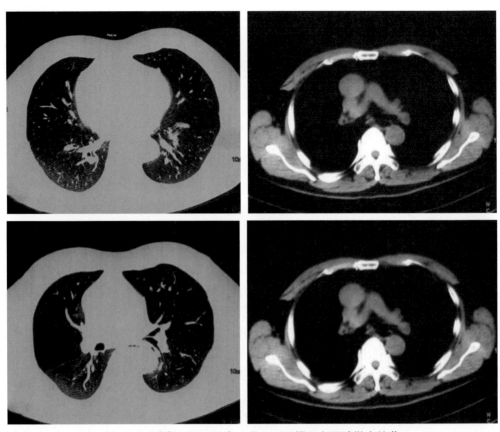

图 4-1　胸部 CT(2019 年 3 月 13 日)提示左下肺微小结节

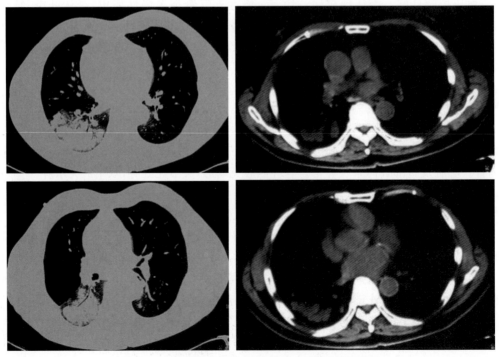

图 4-2　胸部 CT(2019 年 5 月 25 日)提示双肺炎症

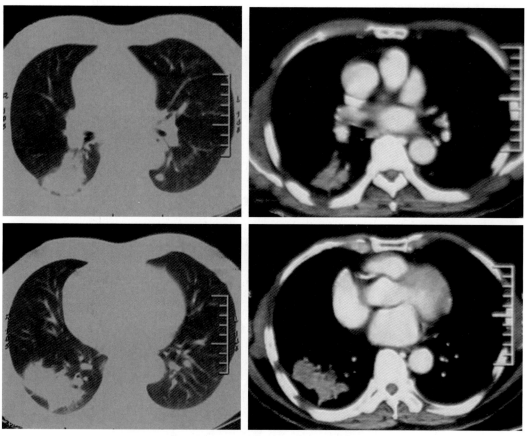

图 4‑3 胸部 CT(2019 年 6 月 18 日)提示双肺炎症

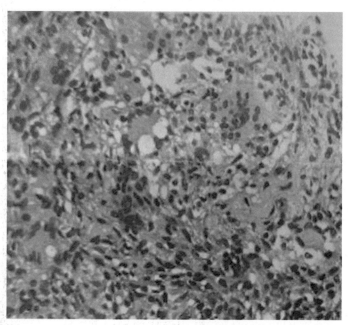

图 4‑4 经皮肺穿刺组织病理结果:慢性肉芽肿性炎症,其内见隐球菌孢子。免疫组化:抗酸(－),PAS(＋),六铵银(＋)

（3）腰椎穿刺术（2019 年 6 月 25 日）。

脑脊液蛋白测定为 0.53 g/L，脑脊液 IgG 42.80 mg/L，脑脊液免疫球蛋白 A（IgG）7.46 mg/L，脑脊液免疫球蛋白 M（IgG）0.27 mg/L。脑脊液细胞学、寡克隆蛋白等未见异常。

### 初步诊断

隐球菌肺病（免疫功能正常），高血压病（2 级、高危），阑尾切除术后。

### 治疗及转归

明确诊断后，给予氟康唑 400 mg po，qd，定期复查肝功能及胸部 CT（图 4-5）。

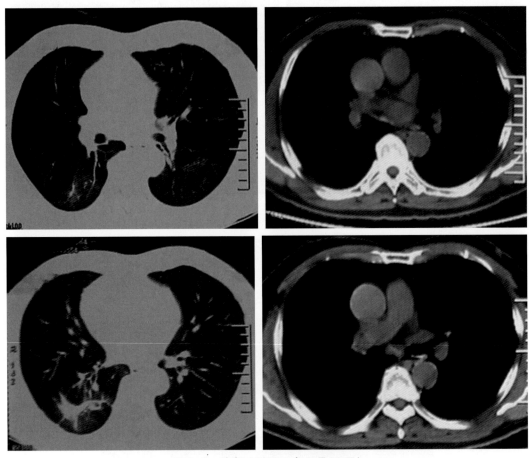

图 4-5　胸部 CT（2019 年 7 月 29 日）

### 最后诊断

隐球菌肺病（免疫功能正常），高血压病（2 级、高危），阑尾切除术后。

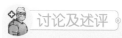 讨论及述评

　　隐球菌病是由隐球菌感染引起的一种全球性真菌病。人类对隐球菌的研究已有一百多年,但由于自然气候的变化、隐球菌自身不断进化及易感人群增多等因素,隐球菌病已成为一种常见的机会感染性疾病。隐球菌最常见的感染部位是中枢神经系统,但近年来,肺隐球菌病发病率逐年增高,其临床表现、影像学表现无特异性,容易因误诊或延迟诊断而使病情恶化。

　　肺隐球菌感染的临床表现缺乏特异性,从无症状到严重的急性呼吸窘迫综合征(acute respiratory distress syndrome,ARDS)均有发生,其严重程度通常取决于机体的免疫状态。无免疫抑制的肺隐球菌病患者常无临床症状或症状较轻,最常见的症状是咳嗽、咳痰、胸闷及发热等非特异性表现。多项回顾性研究发现,30%～80%的无免疫抑制的肺隐球菌病患者无症状,仅在常规体检时经胸部X线或CT检查发现肺部病灶。无免疫抑制的肺隐球菌病患者多数仅累及肺,播散性隐球菌病较为少见。但无免疫抑制的肺隐球菌病患者也有出现急性呼吸衰竭的报道。存在免疫抑制的肺隐球菌病患者症状较多,病变广泛,容易引起全身播散。部分患者临床上表现为高热、气促和低氧血症,导致急性呼吸衰竭,病死率高。非HIV感染的免疫抑制患者中有部分患者(0～40%)可表现为无症状。

　　影像学检查对疑似肺隐球菌病患者的诊断非常重要。肺隐球菌病的影像学表现多种多样,主要取决于宿主的免疫状态。免疫功能正常的肺隐球菌病患者肺部病灶大多较为局限,以单发或多发的周围型结节、团块及局限的肺炎样病灶最为多见,结节、团块形边缘可有毛刺和分叶改变,易被误诊为肺癌。病灶大多分布于下肺外周,呈宽基底状,紧贴胸膜,以右下肺较常见。文献报道如病灶范围较大(>5 cm),常提示格特隐球菌感染的可能。免疫抑制患者的影像学表现更广泛多变,除了结节、团块状病灶外,常见弥漫、播散的肺炎样浸润和实变,容易形成空洞和晕征,其他影像学改变还包括网格状浸润、肺门和纵隔淋巴结肿大、胸腔积液、弥漫粟粒影及磨玻璃样渗出影等。

　　肺隐球菌病的诊断常依靠组织病理学检查,尤其是对于不能排除肺部恶性肿瘤、肺结核等其他疾病的患者,应积极进行组织病理学检查。无菌部位标本如肺穿刺标本培养阳性也有确诊意义,痰和BALF涂片培养阳性对诊断具有一定价值。随着隐球菌抗原检测技术的广泛应用,隐球菌抗原检测有望成为诊断的重要依据,如患者具有典型的临床特征和影像学表现,同时血清隐球菌抗原检测阳性,临床可考虑肺隐球菌病,并给予抗隐球菌治疗,但在治疗过程中应注意复查评估肺部影像学和病原学检查。对于抗隐球菌治疗效果不理想的患者应尽快进行组织病理学检查。如诊断肺隐球菌病,建议进行腰椎穿刺以排除伴发中枢神经系统感染的可能。但对于无症状、非弥漫性病变的免疫功能正常患者,如同时血清隐球菌抗原阴性或滴度非常低,腰椎穿刺可暂缓进行。

　　肺隐球菌病的治疗目的在于控制感染和防止隐球菌播散性疾病的发生,特别是隐球菌性脑膜炎。肺隐球菌病的治疗取决于患者的免疫状态及病情严重程度。无免疫抑制的患者肺部病灶局限,极少出现隐球菌播散,有自限性倾向,但此类患者有全身播散

的报道。因此,对于无症状患者更推荐积极治疗,可服用氟康唑治疗,用量 200～400 mg/d,疗程 6 个月。对轻中度症状的患者,推荐氟康唑 400 mg/d,疗程 6～12 个月。对于重度患者,建议采用与播散性隐球菌病相同的治疗原则,包括诱导治疗、巩固治疗和维持治疗。诱导期首选两性霉素 B[0.5～1.0 mg/(kg·d)]联合氟胞嘧啶[100 mg/(kg·d)],疗程至少 4 周;巩固治疗建议使用氟康唑 400 mg/d,疗程 8 周;之后建议使用氟康唑 200 mg/d,维持治疗 6～12 个月。对于存在免疫抑制的肺隐球菌病患者,治疗方案取决于肺部病变的严重程度。对于无症状、轻至中度症状但没有隐球菌播散的患者,建议接受 6～12 个月 400 mg/d 的氟康唑治疗。对于严重肺部受累和重度症状的患者,即使没有隐球菌播散证据,也建议采用与播散性隐球菌病相同的治疗原则,分为诱导治疗、巩固治疗和维持治疗。对于经常规药物治疗后症状或体征持续无缓解、影像学检查提示肺部病灶持续存在的患者,可考虑外科手术治疗,而不是继续抗真菌治疗或予以观察。胸腔镜或胸腔镜辅助小切口手术是治疗局限性肺隐球菌病的优选有效手段,但应强调术中避免挤压,术后应给予抗真菌治疗至少 2 个月,以避免造成隐球菌播散。对于因误诊为肿瘤或其他疾病而行手术切除,最后确诊为单一肺隐球菌病的患者,如果无症状,且血清隐球菌抗原阴性,则建议密切观察。

病例提供单位:山东大学齐鲁医院

整理:田甜

述评:董亮

## 参考文献

[1] MAY RC, STONE NR, WIESNER DL, et al. Cryptococcus: from environmental saprophyte to global pathogen [J]. Nat Rev Microbiol, 2016,14(2):106-117.

[2] ZHANG Y, LI N, ZHANG Y, et al. Clinical analysis of 76 patients pathologically diagnosed with pulmonary cryptococcosis [J]. Eur Respir J, 2012,40(5):119l-1200.

[3] YE F, XIE JX, ZENG QS, et al. Retrospective analysis of 76 immunocompetent patients with primary pulmonary cryptococcosis [J]. Lung, 2012,190(3):339-346.

[4] 赵微,金芬华,陈良安.解放军总医院 20 年肺隐球菌病分析[J].解放军医学院学报,2014,35(6):549-551.

[5] ZHAO W, JIN FH, CHEN LA. Analysis of pulmonary cryptococcosis in Chinese PLA General Hospital in 20 years [J]. Acad J Chin PLA Med Sch, 2014,35(6):549-551.

## 病例5 结节病合并肺隐球菌病

### 主诉

间断咳嗽 4 个月。

### 病史摘要

患者,男性,43岁,因"间断咳嗽4个月"于2016年11月28日入院。患者于4个月前(2016年7月)无明显诱因出现咳嗽,为干咳,无痰,无发热、寒战,无胸闷、气短,无胸痛、咯血,于当地医院间断给予抗感染治疗(具体不详),效果不佳,为进一步诊治入住我科。患者自发病以来,睡眠、食欲尚可,大小便正常,体重较前无明显增加或减轻。既往体健,近日无外出,个人史及家族史无特殊。

### 入院查体

T 36.5℃,P 75次/分,R 17次/分,BP 120/77 mmHg,神志清楚,全身浅表淋巴结未触及肿大。双肺呼吸音清,未闻及干、湿啰音。心脏及腹部查体未及异常。脊柱四肢无畸形,关节无红肿,双下肢无水肿。

### 辅助检查

入院时常规检查:ESR 46 mm/h,CRP 66 mg/L,血常规、尿常规、粪常规、降钙素原、肝肾功能、血电解质、凝血全套、血气分析、传染性指标未见明显异常。病原学指标:结核杆菌IgG、TB-DNA、斑点试验、PPD实验阴性;半乳甘露聚糖、真菌D-葡聚糖、内毒素阴性。结缔组织病抗体:类风湿因子、自身抗体谱、抗CCP抗体、ANCA阴性,淋巴细胞亚群正常。肿瘤标志物阴性。

胸部CT平扫:双肺粟粒影,纵隔、肺门淋巴结肿大(图5-1)。

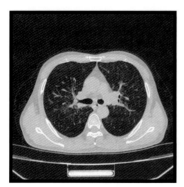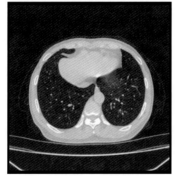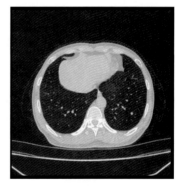

图5-1　胸部CT平扫图片(2016年11月28日)

超声支气管镜:右前纵隔淋巴结活检及右肺下叶基底段活检见肉芽肿性病变(图5-2)。

### 初步诊断

结节病。

### 治疗及转归

(1)按照结节病的诊断,给予泼尼松25 mg/d口服,40天后复查胸部CT平扫(2017年2月6日):双肺粟粒影较前减少,纵隔、肺门淋巴结缩小,左下肺结节影较前增大(图5-3)。

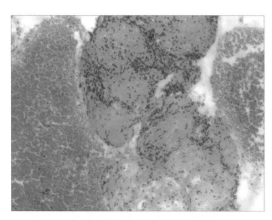
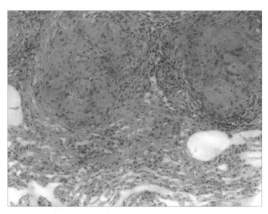

图 5-2　A.超声支气管镜下右前纵隔淋巴结活检(HE 染色,100×);B.超声支气管镜右肺下叶基底段活检
(HE 染色,100×)

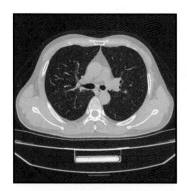
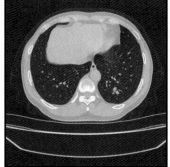
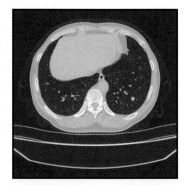

图 5-3　胸部 CT 平扫(2017 年 2 月 6 日)

（2）考虑合并肺部感染,给予莫西沙星 400 mg 口服,每日 1 次,10 天后复查胸部 CT 平
扫(2017 年 2 月 16 日):左下肺团块影较前增大(图 5-4)。

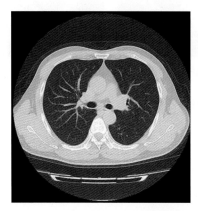
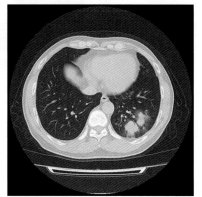

图 5-4　胸部 CT 平扫(2017 年 2 月 16 日)

（3）CT 引导下肺穿刺活检:圆形厚壁孢子提示隐球菌感染(图 5-5)。

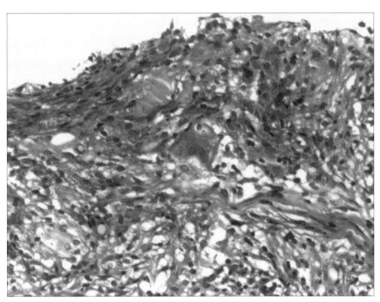

**图 5-5　CT 引导下肺穿刺活检病理图**

（4）给予氟康唑 400 mg 每日 1 次口服,治疗 3 个月,同时继续给予泼尼松治疗结节病,症状好转,未再复发。

**最后诊断**

结节病,肺隐球菌病。

**讨论及述评**

结节病是一种累及组织的非干酪样坏死性肉芽肿性疾病,目前病因仍不明,以肺实质及纵隔淋巴结病变为主,可累及全身多脏器,如淋巴结、皮肤、关节、肝、肾及心脏等组织。隐球菌病是由新型隐球菌感染引起的深部真菌病,大部分累及肺脏,部分侵犯中枢神经系统。结节病和隐球菌病作为两种独立而不同的疾病,在同一个体中出现非常罕见,国内关于结节病合并隐球菌病的报道较少,其发生机制未知,容易引起漏诊。

在我国,结节病的平均发病年龄为 38.5 岁,男女发病率相比女性略高,30~40 岁人群约占 50%,黄种人较其他人种略低。在美国,免疫缺陷患者中侵袭性隐球菌病的年发病率比正常人高 1000 倍;而在我国,大约 60% 的隐球菌感染患者为免疫功能正常者。结节病和隐球菌病在同一个体中出现极为罕见;相关回顾性研究结果显示,结节病和隐球菌病共发者在隐球菌病患者中所占比例不足 1%。

结节病和隐球菌病的共发机制仍未知。存在未知的免疫缺陷和长期使用糖皮质激素或免疫抑制剂是结节病患者发生隐球菌感染的主要危险因素。在结节病患者坏死性肉芽肿中,T 细胞介导的免疫缺陷可能与无反应的调节性 CD4$^+$ T 细胞抑制 T 细胞增殖相关。据统计,多达 40% 的结节病患者 $CD4^+$ T 细胞计数减少,其与结节病的病情严重程度密切相关。同样,在结节病和隐球菌病的共发患者中,$CD4^+$ T 淋巴细胞计数明显低于其他病原体感染者。目前研究认为,结节病患者自身已存在的或未知的免疫缺陷以及长期使用糖皮质激素或免疫抑制剂与隐球菌感染密切相关,但其发病机制仍需进一步研究。

结节病和隐球菌病共发患者的主要临床表现为发热、咳嗽、气短等呼吸系统症状,部分患者出现意识改变等中枢神经系统感染症状,部分患者可无症状。相关临床研究结果提示:发热在 $CD4^+$ T 细胞计数减少组更多见,同时该组的病死率明显高于 $CD4^+$ T 细胞计数正常组;而在 $CD4^+$ T 细胞计数正常组中,多为无症状患者,胸部影像学表现多见结节及肿块。因此,在结节病和隐球菌病的共发患者中,$CD4^+$ T 细胞计数与其临床表现及预后显著相关。

结节病的组织病理学表现为非干酪性坏死性肉芽肿,隐球菌病的诊断依赖于病变组织中发现隐球菌成分,因而组织病理学对于结节病和隐球菌病的诊断有重大意义。组织活检是诊断结节病和隐球菌病的金标准,病理表现早期为弥漫性浸润及渗出性改变,晚期为非干酪性坏死性肉芽肿,同时可通过 HE 染色法、六胺银法、碘酸无色品红法等寻找隐球菌成分。

结节病和隐球菌病共发患者的治疗方案如下:针对结节病,多采用初始剂量为 $1 \, mg/(kg \cdot d)$ 的泼尼松治疗(疗程至少 1 个月),然后根据治疗反应逐渐减量;针对隐球菌病,多采用两性霉素 B 联合氟胞嘧啶抗真菌治疗,待病情稳定后改为氟康唑继续治疗。本患者无免疫缺陷等相关基础疾病,首先通过经超声支气管镜纵隔淋巴结及肺活检确诊为结节病,在泼尼松治疗过程中,复查胸部 CT 平扫发现左下肺团块影较前增大,经肺穿刺活检明确为隐球菌感染,给予氟康唑抗真菌治疗后效果良好,随访未见复发。该病例结节病和隐球菌病共发诊断明确,该患者在使用糖皮质激素的过程中机体免疫受到抑制,可促进隐球菌感染的进展。由于结节病和隐球菌病共发极为少见,其发病机制仍有待阐明,极易发生漏诊,对于治疗效果不佳的患者应及时复查胸部影像学,尽快行组织病理学检查,以为其治疗提供更多的诊断依据。

病例提供单位:西安交通大学第一附属医院

整理:周博

述评:李满祥

## 参考文献

[1] 李秋红,李惠萍.结节病或结节病样反应合并肺癌的研究进展[J].中华医学杂志,2017,97(16):1274—1275.

[2] 刘正印,王贵强,朱利平,等.隐球菌性脑膜炎诊治专家共识[J].中华内科杂志,2018,57(5):317—323.

［3］BOTHA RJ. Cryptococcal meningitis in an HIV negative patient with systemic sarcoidosis［J］. J Clin Pathol，1999,52(12):928－930.

［4］HAJJEH RA，CONN LA，STEPHENS DS，et al. Cryptococcosis：population－based multistate active surveillance and risk factors in human immunodeficiency virus-infected persons. Cryptococcal Active Surveillance Group［J］. J Infect Dis，1999,179(2):449－454.

［5］BERNARD C，MAUCORT-BOULCH D，VARRON L，et al. Cryptococcosis in sarcoidosis：a comparative study of 18 cases［J］. QJM，2013,106(6):523.

## 病例6 免疫正常个体皮疽奴卡菌肺部感染

### 主诉

咳嗽、咯血2天。

### 病史摘要

患者,女性,47岁,因"无明显诱因下出现咳嗽伴咯血2天"入院,为淡黄色稀薄痰中带血丝或少许血块,色鲜红,量少,每日7～10口,无黏稠脓痰,无胸痛,无胸闷、气促,无畏寒、寒战。否认吸烟,否认接触过灰尘。入院前外院查血常规:WBC 10.2×10⁹/L, N 7.2×10⁹/L, CRP 50 mg/L。予哌拉西林他唑巴坦2.5 g bid,治疗3天,患者症状未见好转,为进一步诊治于我院呼吸科门诊就诊,查肺部CT平扫(2019年7月31日)提示右中叶肺炎、左下肺支气管扩张伴感染(图6-1、图6-2),予收入病房。发病以来,患者食欲稍有减退,睡眠、二便正常。否认头痛,否认腹部不适,否认尿频、尿急、尿痛等,近期体重无明显增减。平素体健,既往无激素类药物治疗史,无HIV感染、糖尿病、恶性肿瘤、酗酒和化疗等免疫受损因素。患者否认疫区、疫水接触史,否认鸟类、活禽类接触史,否认发霉、潮湿环境接触史,否认热带丛林地区滞留史。

### 入院查体

T 36.8℃, P 78次/分,R 18次/分,BP 132/78 mmHg,神志清楚,呼吸平稳,全身浅表淋巴结未触及肿大,全身皮肤黏膜未见皮损,胸廓无畸形,双下肺叩诊呈清音,左下肺可及细湿啰音,其余肺野未闻及干、湿啰音。心脏及腹部查体未及异常。脊柱四肢无畸形,关节无红肿,双下肢无水肿。双侧病理征阴性。

### 辅助检查

(1) 入院后:WBC 7.56×10⁹/L, N 5.0×10⁹/L, Hb 122 g/L, PLT 232×10⁹/L。尿、粪常规正常,心电图正常,出凝血指标正常,肝肾功能及血电解质正常,血沉正常。结核菌素试验(PPD试验)阴性,葡萄糖5.9 mmol/L。肿瘤标志物全套正常,心脏彩超正常。

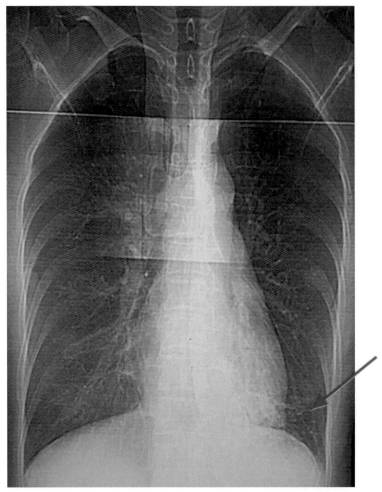

图 6-1 CT 定位胸片,红色箭头所指肺野有卷发团样改变,左侧肋膈角稍变钝,右侧肋膈角锐利

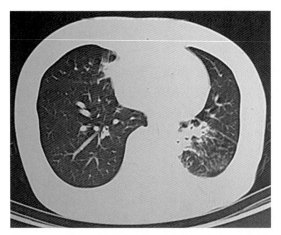 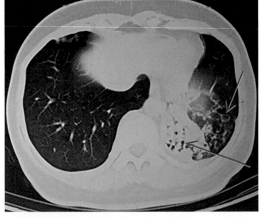

图 6-2 肺部 CT 平扫(本院,2019 年 7 月 31 日),右肺中叶炎性渗出,左肺下叶可见支气管扩张伴渗出实变,红色箭头所指区域上方箭头为囊状扩张,下方箭头为柱状扩张及周围渗出实变

（2）电子支气管镜检查（2019 年 8 月 2 日）：气管软骨环清晰，管腔通畅，未见新生物，隆突锐利。右侧支气管软骨环清晰，黏膜光滑，管腔通畅，未见出血，未见新生物。左侧支气管软骨环清晰，左上支气管黏膜充血，左下支气管开口见大量黄色脓性分泌物，予吸除送检，并于左下后基底段行刷检、灌洗（图 6 - 3、图 6 - 4）。

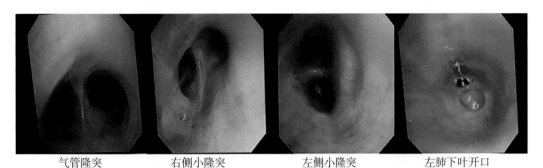

| 气管隆突 | 右侧小隆突 | 左侧小隆突 | 左肺下叶开口 |

**图 6 - 3　左下支气管开口处见大量黄色脓性分泌物**

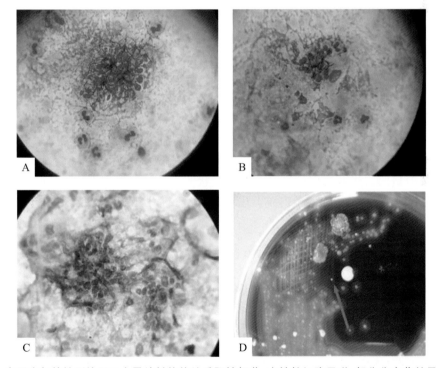

**图 6 - 4　电子支气管镜刷检显示大量放射状革兰氏阳性杆菌，中性粒细胞吞噬，部分分支菌丝呈 90°（A，蓝色箭头所指）；这些杆菌在 Kinyoun 染色上呈弱酸性（A～C）；3 天内采集的 5 份痰样本的培养结果也显示皮疽奴卡菌（D）**

上述微生物通过基质辅助激光解吸/电离飞行时间质谱（matrix-assisted laser desorption ionization time-of-flight mass spectrometry，MALDI - TOFMS）鉴定（图 6 - 5）并通过 e 16 S rRNA 序列分析确认。

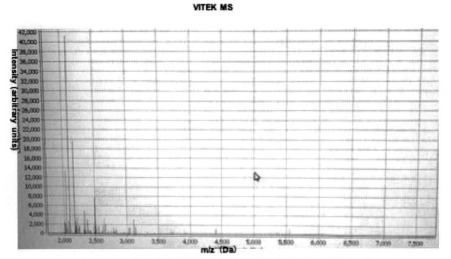

图 6-5 微生物基质辅助激光解吸/电离飞行时间质谱图

### 初步诊断

支气管扩张伴感染(皮疽奴卡菌)。

### 治疗及转归

明确诊断后,停止哌拉西林他唑巴坦治疗,改为复方磺胺甲噁唑片(trimethoprim-sulfamethoxazole,TMP-SMX)治疗,每片含磺胺甲噁唑 0.4 g,甲氧苄啶 80 mg,每次 2 片,每天 3 次(tid)口服。患者口服该药物 5 天即症状明显好转,2019 年 8 月 8 日复查肺部 CT 病灶有明显吸收(图 6-6A),并予出院。出院后继续口服 TMP-SMX,分别于 9 月 14 日、11 月 3 日、12 月 26 日复查肺部 CT 平扫(图 6-6B~D),肺部渗出逐步吸收,2017 年 12 月底停药,随访至今未再复发。

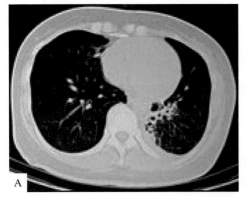
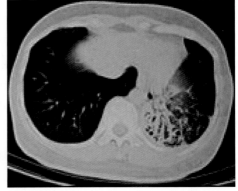

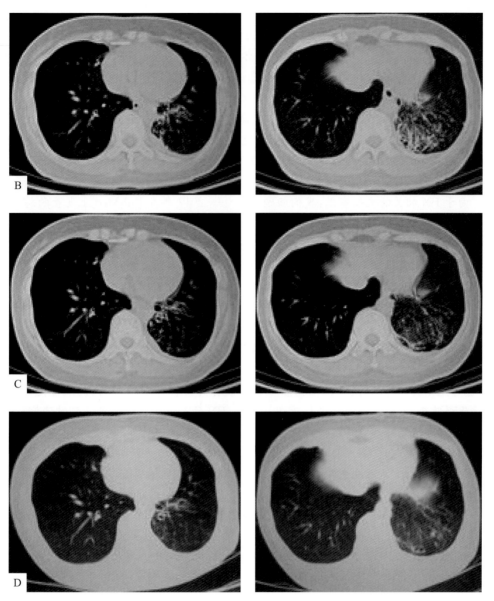

图6-6　右肺中叶、左下肺基底段炎症逐步吸收，左下肺基底段吸收不完全，遗留纤维条索样陈旧病灶、支气管扩张

### 最后诊断

　　支气管扩张伴感染（皮疽奴卡菌）。

### 讨论及述评

　　肺奴卡菌病（pulmonary nocardiosis，PN）是由奴卡菌侵犯皮肤破损部位或肺部引起的亚急性/慢性、局限性/播散性、化脓性/肉芽肿性疾病。奴卡菌广泛分布于土壤等自然环境中，免疫功能低下人群为易感患者。同时，慢性阻塞性肺病、支气管扩张等存

在肺部结构基础改变的慢性疾病也是肺奴卡菌感染的危险因素。肺奴卡菌是机会性致病原,被吸入后发病程度不一,免疫正常个体多为轻症,常见症状包括咳嗽、咳痰、咯血、发热等,可有黄脓痰,出现皮肤感染、肺部感染、颅脑化脓性感染时更要考虑奴卡菌感染的可能;重症者较少见,一般见于免疫抑制状态人群。大多数有症状的 PN 患者患有一种易感的免疫抑制性疾病,如慢性银屑病、晚期 HIV 感染、营养不良、肝移植或使用类固醇激素、沙利度胺、环孢素和他克莫司等免疫抑制剂。本病例没有潜在的疾病。一项文献回顾显示,播散性皮疽奴卡菌常与潜在的恶性肿瘤或自身免疫性疾病有关,化疗或皮质类固醇治疗是一个额外的危险因素。

由于 PN 相关的文献有限,我们回顾了 2009—2017 年在 PubMed 上发表的总共 22例 PN 病例。22 例患者中男性 12 例,女性 10 例,年龄 13～90 岁,平均 60 岁。男性比女性更容易受到影响,少数病例因奴卡菌感染死亡。该病首发症状为发热(36.3%)和咳痰(30.0%),常见咳嗽(27.2%)和胸痛(10.0%)。两名患者无症状。

由于实验室检测技术的改进,以及免疫抑制患者数量的增加,奴卡菌病的患病率正在上升。在美国,PN 的年发病率为每年 500～1000 例。大多数 PN 患者存在细胞介导的免疫功能受损,包括潜在恶性肿瘤和 HIV 感染、实体器官或造血干细胞移植受者以及接受长期皮质类固醇治疗的患者。该病原体常常被临床医生忽略,不易发现。奴卡菌感染的病理改变以化脓性炎症为主,可形成许多大小不一的脓肿,原发病灶位于肺时,也可见孤立的肺脓肿、急性化脓性肺炎或散在的粟粒样浸润,慢性病灶可见进行性纤维化样改变,有时合并肉芽肿样改变。因此,PN 的影像学表现常见多肺叶浸润、多形性改变,最常见不规则结节样改变或空腔形成,偶见散在小结节、包块及间质改变。奴卡菌感染的发病程度不一,感染后缺乏特异性症状,且肺部 CT 病灶亦无明显特异性征象,故在临床中,需要临床医师在疾病鉴别诊断时考虑到疾病是否有奴卡菌感染的可能性,若有则进行相应的标本微生物检验,同时,该菌的鉴别需要一定的技术条件及有经验的技师。常用的标本获取方法为病灶处分泌物培养或痰培养或支气管镜刷检、灌洗。近年来,基于 16sRNA 的二代测序已成为奴卡菌属鉴定的"金标准"。基因序列分析由于成本高、耗时长、需要先进的技术,目前在大多数医疗机构中并不经常进行,但随着技术的进步,有望在临床上得到更广泛的应用。

由于奴卡菌属的抗菌敏感性因亚种而异,因此选择合适的抗菌药物具有重要意义。尽管进行了适当的抗菌治疗,部分患者仍有感染进展的可能。对奴卡菌敏感的病例,可选择 TMP-SMX 治疗。通常,TMP-SMX 是一线治疗药物。只要及早采取适当的治疗,播散性奴卡菌病的总体预后尚属良好。

总的来说,长时间潜伏期及其非特异性表现和不典型的影像学特征使 PN 的诊断具有挑战性。

病例提供单位:同济大学附属第十人民医院

整理:张国良,申长兴

述评:王昌惠

## 参考文献

［1］ ZHU N，ZHU Y，WANG Y，et al. Pulmonary and cutaneous infection caused by Nocardia farcinica in a patient with nephrotic syndrome：A case report［J］. Medicine (Baltimore)，2017，96(24)：e7211.

［2］ HERZOG AL，WANNER C，LOPAU K. Successful short-term intravenous treatment of disseminated Nocardia farcinica infection with severe hyponatremia after kidney transplantation：a case report［J］. Transplant Proc，2016，48(9)：3115－3119.

［3］ SCOREY H，DANIEL S. Nocardia farcinica bacteraemia presenting as a prostate abscess［J］. ID Cases，2016，5：24－26.

［4］ SHEN T，WU L，GENG L，et al. Successful treatment of pulmonary Nocardia farcinica infection with linezolid：case report and literature review［J］. Braz J Infect Dis，2011，15(5)：486－489.

［5］ BABAYIGIT A，OLMEZ D，SOXMEN SC，et al. Infection caused by Nocardia farcinica mimicking pulmonary metastasis in an adolescent girl［J］. Pediatr Emerg Care，2010，26(3)：203－205.

［6］ DE CLERCK F，VAN RYCKEGHEM F，DEPUYDT P，et al. Dual disseminated infection with Nocardia farcinica and Mucor in a patient with systemic lupus erythematosus：a case report［J］. J Med Case Rep，2014，8：376.

［7］ DE NARDO P，GIANCOLA ML，NOTO S，et al. Left thigh phlegmon caused by Nocardia farcinica identified by 16S rRNA sequencing in a patient with leprosy：a case report［J］. BMC Infect Dis. 2013，13：162.

［8］ BUDZIK JM，HOSSEINI M，MACKINNON AC Jr，et al. Disseminated Nocardia farcinica：literature review and fatal outcome in an immunocompetent patient［J］. Surg Infect (Larchmt)，2012，13(3)：163－170.

## 病例7 肺念珠菌感染

### 主诉

咯血3天。

### 病史摘要

患者，男性，63岁，农民。3天前无明显诱因咯鲜红色血4～5口，无凝血块，无胸闷、呼吸困难、发热、头晕、心慌等不适。即刻至我院急诊就诊，急查血常规：WBC $3.93×10^9$/L，N% 69.1%，Hb 98g/L，PLT $113×10^9$/L，红细胞计数(red blood cell count，RBC)$3.44×10^{12}$/L。凝血常规：D-二聚体0.98mg/L，纤维蛋白原(fibrinogen，Fib)4.65g/L。胸部CT示：右上肺尖段团片影，右肺上叶条索及小片渗出、局部牵拉性支气管扩张。右肺门、纵隔淋巴结钙化。腹主动脉硬化。予吸氧，保持呼吸道通畅，蛇毒血凝酶注射液(速乐涓)、酚磺乙胺(止血敏)、左氧氟沙星(来立信)等治疗后，症状好转，目前患者痰中带少量血丝，暗红色。

追问病史,患者近半年来有痰中带血,量少,白痰带黑色血块,未予重视。为进一步诊治现收住入院。

患者 3 年前确诊类风湿性关节炎,平素服药:硫酸羟氯喹 1 粒 bid,双嘧达莫 1 粒 tid,未予糖皮质激素治疗。目前症状控制尚可。吸烟 43 年,5 支/天。

### ● 入院查体

T 36.5℃,P 66 次/分,R 16 次/分,BP 107/66 mmHg,神志清楚,发育正常,营养好,回答切题,自动体位,查体合作,步入病房,全身皮肤黏膜未见异常,无肝掌,全身浅表淋巴结无肿大。未见皮下出血点,未见皮疹。头颅无畸形,眼睑正常,睑结膜未见异常,巩膜无黄染。双侧瞳孔等大、等圆,对光反射灵敏,耳廓无畸形,外耳道无异常分泌物,无乳突压痛。外鼻无畸形,鼻通气良好,鼻中隔无偏曲,鼻翼无扇动,两侧副鼻窦区无压痛,口唇无发绀,咽红,咽后壁少许破溃。双腮腺区无肿大,颈软,无抵抗,颈静脉无怒张,气管居中,甲状腺无肿大。胸廓对称无畸形,胸骨无压痛;双肺呼吸音粗,未闻及干、湿性啰音。HR 66 次/分,律齐。腹平坦,腹壁软,全腹无压痛,无肌紧张及反跳痛,肝脾肋下未触及,肝肾无叩击痛,肠鸣音 4 次/分。肛门及外生殖器未见异常,脊柱无畸形,关节无红肿,无杵状指(趾),双下肢无水肿。肌力正常,肌张力正常,生理反射正常,病理反射未引出。

### ● 辅助检查

(1) 入院时:WBC 3.95×10⁹/L, N% 73.94%,淋巴细胞(lymphocyte, L)百分比(L%) 19.24%, RBC 3.65×10¹²/L, Hb 108 g/L, PLT 105×10⁹/L, ESR 55.0 mm/h, CRP 8.1 mg/L, PCT 0.050 ng/ml;D-二聚体 1.04 mg/L。免疫球蛋白及补体:补体 C3 0.72 g/L,其余均为阴性。生化常规+血脂:AST 45.30 U/L,总蛋白(total protein, TP)56.50 g/L, Alb 33.10 g/L, ALT 51.7 U/L,肌酐(creatinine, Cre) 68 μmol/L;HIV(−);肿瘤标志物(−)。呼吸道感染病原体 IgM 检测均为阴性。真菌涂片检查及培养(−);痰培养(−),痰抗酸杆菌(−)。

(2) 胸部 CT:右上肺尖段团块影,右肺上叶条索及小片渗出、局部牵拉性支气管扩张。右肺门、纵隔淋巴结钙化。腹主动脉硬化(图 7 - 1)。

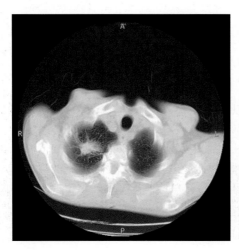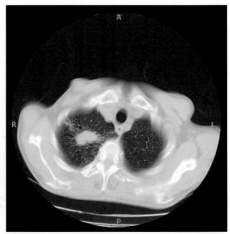

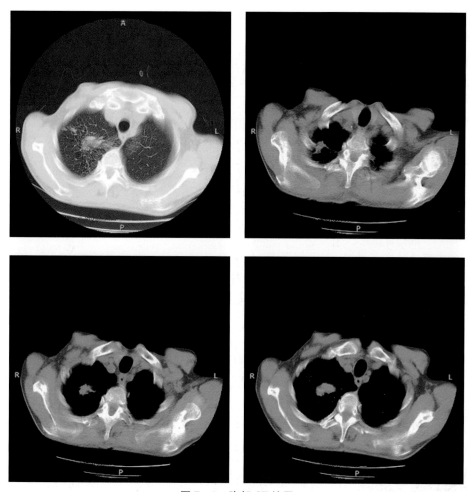

**图 7‑1　胸部 CT 结果**

（3）患者入院后完善相关检查，行 CT 引导下经皮肺穿刺术。

病理结果：（右上肺占位穿刺）小块支气管黏膜，重度慢性炎症及真菌组织，符合念珠菌感染（图 7‑2）。

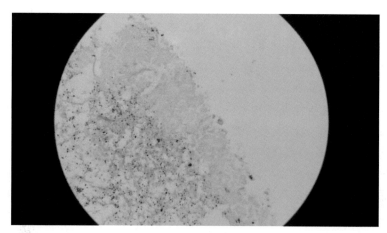

**图 7‑2　病理检查结果**

**◆ 初步诊断 》》》**

真菌性肺炎(念珠菌)。

**◆ 治疗及转归 》》》**

给予氟康唑治疗后,症状缓解,复查 CT 提示病灶吸收。

**◆ 最后诊断 》》》**

真菌性肺炎(念珠菌)。

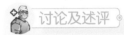

念珠菌通过发芽繁殖,形成假菌丝,故名假丝酵母菌。念珠菌是双相真菌,在特定条件下转换为菌丝相后致病力增强。涂片若见到菌丝提示为致病状态,有重要的诊断意义。细胞壁上的甘露聚糖蛋白是目前用于血清学诊断的重要靶抗原。念珠菌广泛存在于人和动物的黏膜、皮肤表面以及环境中,有 300 多种,但引起临床念珠菌病的仅少数几种,以白念珠菌(70%以上)最常见,而热带念珠菌、光滑念珠菌、近平滑念珠菌、季也蒙念珠菌和克柔念珠菌等非白念珠菌引起的感染近年来有增多趋势。

截至 1993 年底,文献报道确诊而无歧义的原发性肺念珠菌病仅 55 例。据两组较大规模的肿瘤尸检诊断分析,原发性肺念珠菌病的患病率分别为 0.2%和 0.4%;包括罹患普通疾病死亡人群在内的尸检资料显示,念珠菌病患病率为 0.3%,其中原发性肺念珠菌病占 17%。但在真菌高危患者组的尸检诊断中,原发性肺念珠菌病较为常见,如新生儿中发病率为 1%,危重患者中高达 8%。在尸检中,继发性肺念珠菌病相当常见,占播散性念珠菌病的 42%~81%。

2011 年刘又宁等选取了 1998 年 1 月至 2007 年 12 月中国 10 个城市、16 个中心的所有满足诊断标准的肺真菌病患者,收集临床、微生物学及影像学资料并进行回顾性分析,共收集到临床确诊的肺真菌病患者 474 例,其中男性 309 例,女性 165 例。年龄 3~97 岁,平均(53±18)岁。474 例患者中,位于前 5 位的肺真菌病依次为肺曲霉病(180例,37.9%)、肺念珠菌病(162 例,34.2%)、肺隐球菌病(74 例,15.6%)、肺孢子菌病(23例,4.8%)及肺毛霉菌病(10 例,2.1%)。肺念珠菌病的主要致病原以对普通唑类抗真菌药敏感的白念珠菌(308/474,65%)与热带念珠菌(57/474,12.0%)为主。

念珠菌肺炎可按不同分类标准进行分类。①感染途径:原发型(吸入型)、继发型(播散性念珠菌病累及肺部)。②解剖定位:支气管炎型、支气管肺炎型及肺炎型。③发病场所:社区获得性及医院获得性。

肺念珠菌病的临床症状主要有发热、咳嗽、咳痰,均无特异性。继发性肺念珠菌病可以出现严重脓毒症或脓毒症休克,最后导致呼吸衰竭,有时尚有肺外脏器病变及其相应表现。一般情况下,念珠菌肺病在影像学上没有特征性,常见两肺中下部斑点状、不规则片状、融合而广泛的实变阴影等,肺尖部病变较少。偶尔有空洞或胸腔积液,可以伴肺门淋巴结增大。继发性念珠菌肺炎可以有菌血症的其他迁徙性病灶(如肝脏"牛眼征")。继发性肺念珠菌病胸部 X 线检查有时可以是阴性,特别是免疫抑制患者。

1) 原发性肺念珠菌病

诊断上只区分确诊和临床诊断两级。不可能凭宿主因素和临床表现包括影像学肺浸润而建立拟诊,即使痰液标本同时分离到念珠菌亦不足以支持拟诊。在非中性粒细胞减少患者的纤维支气管镜采样中分离到念珠菌,即使是高浓度,也只被确定为污染或可能污染,而没有临床意义。故应删除拟诊一级诊断。确诊必须具备病理组织学证据。临床诊断需要具备宿主因素、临床表现(包括影像学特点)和真菌学证据(涂片、培养、抗原)三方面的证据,其中临床和影像学表现几乎没有特征,可以不予考虑。宿主因素包括意识障碍、头颈部肿瘤接受化放疗者(口咽部易有念珠菌重度定植和吸入)、危重患者、机械通气治疗等,不同于播散型念珠菌病经典的危险因素。真菌学证据包括:血清 G 试验阳性;支气管肺泡灌洗液或经支气管吸引物涂片见到大量菌丝且培养鉴定为丝念珠菌,而其他病原体均为阴性。

2) 继发性肺念珠菌病

可以采用 3 级诊断,即确诊、临床诊断和拟诊。血培养证明的念珠菌血症患者肺部浸润,同时呼吸道分泌物≥2 次或 BALF≥1 次分离到与血液标本所分离菌株相同的念珠菌,可确诊继发性肺念珠菌病。具有念珠菌血症典型的宿主危险因素,如中性粒细胞缺乏或严重减少、长期接受免疫抑制剂或激素治疗、先期抗生素治疗、静脉高营养、糖尿病、血管内装置留置等,临床具有念珠菌血症或严重脓毒血症表现,同时肺内浸润性病变经抗生素治疗无效。血清 G 试验阳性或呼吸道分泌物标本 1 次检测到念珠菌且涂片见到大量菌丝,可判定为临床诊断。具有上述宿主因素和相应临床表现,但无真菌学证据,则判定为拟诊。

肺念珠菌病的治疗。

(1) 原发型肺念珠菌肺炎:①病情稳定者,氟康唑 400 mg qd,静脉滴注,病情改善后改为口服。②病情不稳定者,氟康唑 400 mg qd,静脉滴注,联合 5-氟胞嘧啶 100~150 mg/(kg·d),分 3~4 次静脉滴注。亦可使用伊曲康唑静脉给药。③耐氟康唑肺非白念菌病:选择两性霉素 B(除外季也蒙念珠菌、葡萄牙念珠菌),或应用伏立康唑、棘白菌素类。

(2) 继发型肺念珠菌肺炎(包括原发性肺念珠菌病合并播散):有深静脉导管者应拔除导管,抗真菌治疗根据病情区别处理。①病情稳定者:氟康唑 400 mg qd,静脉滴注。倘若曾经接受较多三唑类(氟康唑、伊曲康唑)预防性用药,可选择卡泊芬净或米卡芬净静脉滴注,50(白念珠菌)~100 mg(非白念珠菌) qd,或两性霉素 B 0.6 mg/kg qd,总剂量 5~7 mg/kg,或含脂两性霉素 B。②病情欠稳定者:两性霉素 B 0.8~1.0 mg/(kg·d)(或相当剂量的含脂质制剂),或联合 5-氟胞嘧啶 25~37.5 mg/kg q6h,口服或静脉给药;在血培养转阴性、症状体征改善或消失、中性粒细胞恢复正常水平后改为氟康唑 400 mg qd,口服 14 天。或氟康唑 800 mg/d+两性霉素 B 0.7 mg/(kg·d)(或相当剂量的含脂制剂)5~6 天后,改为氟康唑 400 mg/d 口服,或应用伏立康唑或棘白菌素类。2009 年美国感染病学会指南推荐,念珠菌血症首选棘白菌素(卡泊芬净、米卡

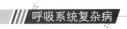

芬净),如果选择氟康唑则需要较高的初始剂量(800 mg/d);两性霉素 B 及含脂制剂亦可选择。初始治疗静脉给药,以后可改用唑类口服药物。

病例提供单位:上海交通大学医学院附属第一人民医院

整理:包婺平

述评:张国清

## 参考文献

[1] 何礼贤.支气管肺念珠菌病的诊断和治疗[J].中华结核和呼吸杂志,2009,32(5):396-398.

[2] 刘又宁,佘丹阳,孙铁英,等.中国 1998 年至 2007 年临床确诊的肺真菌病患者的多中心回顾性调查[J].中华结核和呼吸杂志,2011,34(2):86-90.

[3] 中华医学会呼吸病学分会,中华结核和呼吸杂志编委会.肺真菌病诊断和治疗专家共识[J].中华结核和呼吸杂志,2007,30(11):821-934.

## 病例8  非结核分枝杆菌肺病

### 主诉

反复咳嗽、咳痰伴发热 3 年。

### 病史摘要

患者,女性,69 岁,因"反复咳嗽、咳痰伴发热 3 年"于 2020 年 5 月 15 日入院。患者于 3 年前无明显诱因下反复咳嗽、咳白色泡沫痰伴间断发热,每年 2 次,体温波动于 38℃~39℃,多次到地段医院就诊,查胸片提示"肺炎"(未见报告),予抗生素(具体不详)治疗 3 天后退热。2019 年 3 月,患者因再次发热于地段医院查胸片,提示肺下部阴影,遂至上海市肺科医院就诊,查痰培养及支气管镜,诊断:肺非典型分枝杆菌病、支气管扩张伴感染,予利福平 0.45 g qd+异烟肼 0.3 g qd+乙胺丁醇 0.75 g qd+左氧氟沙星 0.5 g qd+克拉霉素 0.25 g bid 口服。7 月中旬患者出现皮疹、下肢水肿、高热至 39℃、肝酶升高,停止上述药物,予保肝对症治疗后上述症状好转。2019 年 12 月底至入院前患者出现持续性低热,体温波动于 37~38℃,午后明显,最高至 38.5℃,予头孢西丁、左氧氟沙星等抗生素治疗无效,于 2020 年 4 月 30 日至我院门诊查胸部 CT,提示右肺散在支气管扩张伴感染,左肺上叶尖后段实性结节,纵隔内多发淋巴结肿大,附见肝硬化。血常规 WBC $5.68\times10^9$/L,N% 59.4%,CRP 22.5 mg/L。患病期间无寒战、盗汗、消瘦、咯血、肌肉关节疼痛、胸闷、胸痛、气促等不适。现为进一步诊治收入院。病程中患者神志清楚,精神可,食欲可,二便无特殊,体重无明显改变。

否认有高血压病、糖尿病、冠心病;确认乙肝肝硬化;确认非典型分枝杆菌感染史,否认结核病史;20 年前行脾切除手术。无疫水、疫区及家禽密切接触史。家族中无传染病及遗传病病史。

### ◆ 入院查体 ▶▶▶

T 37.6℃，P 75 次/分，R 18 次/分，BP 126/73 mmHg，神志清楚，步入病房。口唇无发绀，颈静脉无怒张。胸廓对称无畸形，胸骨无压痛。双肺叩诊呈清音，双肺呼吸音粗，未闻及干、湿性啰音。心脏及腹部查体未及异常。脊柱四肢无畸形，关节无红肿，双下肢无水肿。

### ◆ 辅助检查 ▶▶▶

入院时：血常规 WBC $4.26\times10^9$/L，N% 53.3%，L% 32.7%，Hb 128.00 g/L，PLT $324\times10^9$/L；生化常规：Alb 31.3 g/L，ALT 101.9 U/L，AST 128.03 U/L，GGT 138.8 U/L，ALP 191.2 U/L，余未见明显异常。感染指标：CRP 15.6 mg/L，ESR 85 mm/h，真菌 D-葡聚糖 163.3 pg/ml。凝血常规、D-二聚体、心肌损伤标志物、B 型钠尿肽（B-type natriuretic peptide，BNP）、铁蛋白、自身免疫指标、肿瘤指标、T-SPOT、PCT、内毒素鲎定量、白细胞介素（interleukin，IL）-6 无明显异常。抗结核菌抗体（-）。浓缩痰涂片找到抗酸杆菌，余痰培养抗酸杆菌（-）。

心脏超声：静息状态下超声心动图未见明显异常。心电图：窦性心律。腹部+泌尿系+甲状腺+全身浅表淋巴结+血管 B 超：肝硬化，肝囊肿，胆囊炎，胆囊结石，脾脏切除术后；左侧肾周实性结节（副脾？透声差囊肿？建议超声造影）；甲状腺右叶实性结节（TI-RADS 3 类）；右侧颈部实性结节（淋巴结）；右侧锁骨上实性结节（肿大淋巴结，建议细胞学检查）；双侧乳腺退化不全；双侧腋下、腹股沟实性结节（淋巴结）；双侧颈动脉硬化伴右侧斑块形成；双侧下肢动脉内膜欠光滑。

影像学改变见图 8-1。

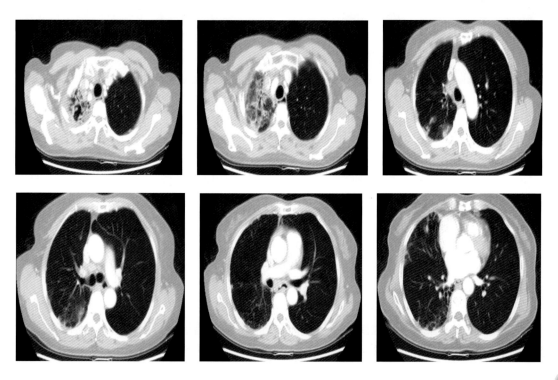

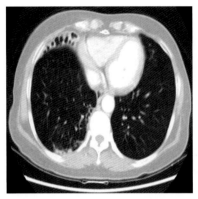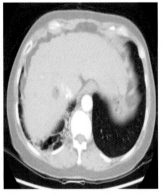

图8-1　(2020年5月18日)胸部增强CT：右肺散在支气管扩张伴感染，与2020年4月29日CT相仿。左肺上叶尖后段实性结节，建议随访复查。纵隔内多发淋巴结肿大

支气管镜检查见图8-2。

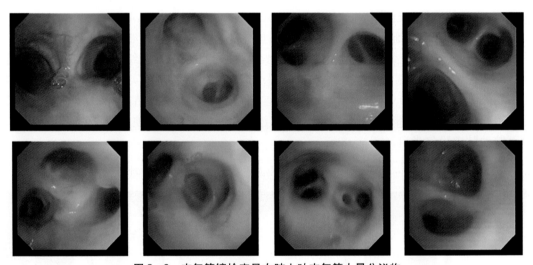

图8-2　支气管镜检查见右肺上叶支气管大量分泌物

肺泡灌洗液细胞学分类：有核细胞计数 $2\,460\times10^6$/L，N％ 86％，L％ 4％，巨噬细胞 10％。肺泡灌洗液送检宏基因组二代测序（metagenomic next-generation sequencing，mNGS）：发现胞内分枝杆菌（序列数 20）。肺泡灌洗液病原学检查：浓缩涂片找到抗酸杆菌（＋＋＋＋）。

### 初步诊断

①非结核分枝杆菌肺病，②支气管扩张伴感染。

### 治疗及转归

患者转院至传染病专科医院进一步行抗非结合分枝杆菌治疗，经随访，患者后续病情稳定，痰涂片转阴，病灶有所吸收。

**最后诊断** >>>>

①非结核分枝杆菌肺病,②支气管扩张伴感染。

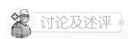 **讨论及述评**

非结核分枝杆菌(NTM)是指除结核分枝杆菌复合群(包括结核、牛、非洲和田鼠分枝杆菌)和麻风分枝杆菌以外的一大类分枝杆菌的总称。NTM感染是指感染了NTM但未发病,NTM病是指感染了NTM并引起相关组织、脏器的病变。NTM病具有与结核病临床表现相似的全身中毒症状和局部损害表现,主要侵犯肺,在无菌种鉴定结果的情况下,容易误诊为结核病。

NTM病中以NTM肺病最为常见,近年来引起肺部病变的主要菌种有胞内分枝杆菌、堪萨斯分枝杆菌、脓肿分枝杆菌和鸟分枝杆菌。女性患病率明显高于男性,老年人居多,尤其以绝经期妇女最为常见,这也是与本病例重合的信息点。大多数患者合并肺部基础病,如慢性阻塞性肺病、支气管扩张症、囊性纤维化、肺尘埃沉着症、肺结核病以及肺泡蛋白沉着症等,其中慢性阻塞性肺病和支气管扩张症是当前研究较多的继发NTM肺病的危险因素。

NTM肺病的病理组织所见一般包括以淋巴细胞、巨噬细胞浸润和干酪样坏死为主的渗出性反应。由于NTM与结核分枝杆菌(mycobacterium tuberculosis, MTB)的菌体成分和抗原有共同性,所以NTM病在病理上与结核病很难鉴别,细微的区别在于,由于NTM的毒力较MTB弱,所以NTM病的干酪样坏死较少,机体反应较弱。相较于病理诊断,细菌学检查及菌种鉴定对NTM病的诊断更有意义,也是NTM病确诊的金标准,痰、支气管肺泡灌洗液、坏死组织及分泌物培养是最常见的检查方法,本案例就是从支气管肺泡灌洗液中找到的非结核分枝杆菌。

NTM肺病的临床表现类似肺结核病,可有咳嗽、咳痰、咯血、胸痛、气急、盗汗、低热、乏力、消瘦、精神萎靡等症状,全身中毒症状较肺结核轻。NTM肺病临床表现差异很大,多数患者发病缓慢,常表现为慢性肺部疾病的恶化;亦可急性起病;也可症状轻微,常于体检中发现异常。NTM肺病影像表现具有一定特征性,胸片多显示炎性病灶及单发或多发薄壁空洞,病变多累及肺上叶尖段和前段,纤维硬结灶、球形病变及胸膜渗出相对来说较为少见。胸部CT尤其是高分辨CT可清楚显示NTM肺病的肺部病灶情况,可表现为结节影、斑片及小斑片样实变影、空洞影尤其是薄壁空洞影、支气管扩张影、树芽征、磨玻璃影、线状及纤维条索影、胸膜肥厚粘连等,且肺部病灶影像学改变通常以多种形态病变混杂存在。本案例的胸部CT病灶就是合并了结节影、空洞影和支气管扩张影,其中实性结节位于左肺上叶尖后段。

同济大学附属上海市肺科医院的褚海清副教授研究团队曾对2011年1月至2014年1月间收治的未曾治疗的痰抗酸杆菌涂片阳性的4 167例患者的数据进行统计,根据样本培养和菌种鉴定结果进行分组,然后对上述患者的临床及CT扫描数据进行对比分析后得出结论:支气管扩张及薄壁空洞是NTM肺病患者胸部CT扫描的最常见特点,并且相比于肺结核病,NTM肺病更容易出现支气管扩张和薄壁空洞;薄壁空洞与支气管扩张是 NTM 肺病诊断的独立预测因子,这对于临床上早期诊断痰抗酸杆菌涂片阳性患者是有意义的。尤其当支气管扩张患者的影像学表现不是以中下肺为主、囊状或柱状扩张等典型支气管扩张样改变,而是以上中肺野病灶为主,薄壁小空洞、小结节或条索影占优势时,则临床上需要排除支气管扩张合并 NTM 肺病的可能。

通过上述内容,不难理解 NTM 肺病的诊断标准如下:具有呼吸系统症状和(或)全身性症状,经胸部影像学检查发现空洞性阴影、多灶性支气管扩张以及多发性小结节病变等,已排除其他疾病,在确保标本无外源性污染的前提下,符合以下条件之一者可做出 NTM 肺病的诊断:①痰 NTM 培养 2 次均为同一致病菌。②支气管灌洗液 NTM 培养 1 次阳性,阳性度 2+以上。③经支气管镜或其他途径肺活组织检查(活检),发现分枝杆菌病组织病理学特征性改变(肉芽肿性炎症或抗酸染色阳性),并且 NTM 培养阳性。④活检发现分枝杆菌病组织病理学特征性改变(肉芽肿性炎症或抗酸染色阳性),且有 1 次或 1 次以上痰标本和支气管冲洗液标本中 NTM 培养阳性。

读者可将本例患者的临床表现、影像结果、细菌学检查与菌种鉴定结果与诊断标准一一对比,可以发现本例患者其实是一个非常典型的 NTM 肺病患者,细菌学检查和菌种鉴定作为诊断的金标准固然重要,但在早期细菌学结果未出来时,对于痰抗酸杆菌涂片阳性(尤其伴 T‐SPOT 阴性),合并影像学有支气管扩张及薄壁空洞表现的患者,积极地鉴别诊断 NTM 肺病对于临床工作者来说是不可或缺的临床思维。

NTM 病的治疗非常专业、复杂,目前常用的 10 类抗分枝杆菌药物包括新型大环内酯类药物、利福霉素类药物、乙胺丁醇、氨基糖苷类药物、氟喹诺酮类药物、头孢西丁、四环素类、磺胺类、碳青霉烯类、噁唑烷酮类药物。

NTM 肺病治疗原则:①NTM 对大部分一线抗结核药物耐药,所以不建议对初诊 NTM 病进行普遍抗结核药物敏感试验,但是由于 NTM 的耐药模式可因菌种不同而有差异,所以在菌种鉴定的基础上进行针对性的药物敏感试验仍十分重要。②尽管药敏试验结果与临床效果的相关性目前尚难以确定,但制定 NTM 肺病的化疗方案时仍应尽可能根据药敏结果和用药史,选择 5～6 种药联合治疗,强化期共 6～12 个月,巩固期 12～18 个月,在细菌培养转阴后继续治疗至少 12 个月。③不同的 NTM 肺病,用药的种类和疗程可有所不同。④和疑似肺结核病不同,不建议对疑似 NTM 肺病进行试验性治疗。⑤NTM 肺病的外科手术治疗应谨慎采用。

病例提供单位:上海交通大学医学院附属第一人民医院

整理:张艺译

述评:刘振威

## 参考文献

[1] 唐神结.非结核分枝杆菌病诊断与治疗专家共识解读[J].中国医刊,2016,51(3):29‐32.

[2] CHU H, LI B, ZHAO L, et al. Tree-in-bud pattern of chest CT images for diagnosis of Mycobacterium abscesses [J]. Int J Clin Exp Med, 2015,8(10):18705‐18712.

[3] 楼海,孙勤,顾瑾,等. 常见非结核分枝杆菌肺病的临床特征及药物敏感试验结果分析[J]. 中华结核和呼吸杂志,2019,42(12):901-906.

[4] 徐金富,季晓彬,范莉超,等. 支气管扩张症患者合并非结核分枝杆菌肺部感染的临床分析[J]. 中华结核和呼吸杂志,2014,37(4):301-302.

## 病例9　肺部 H7N9 病毒感染

### 主诉

发热、咳嗽、咳痰、咽痛 5 天。

### 病史摘要

患者,男性,48 岁,因"发热、咳嗽、咳痰、咽痛 5 天"入院。患者于入院前 5 天出现发热,最高体温 40.0℃,伴咳嗽、咳痰、咽痛,稍气急,痰少色白。4 天前曾至当地社区卫生服务中心补液治疗(具体不详)。2 天前(2017 年 2 月 27 日)因病情无好转,患者自行至某部队医院发热门诊就诊,查血常规:WBC 7.23×$10^9$/L, N% 88.4%, CRP 41.69 mg/L。胸片:右下肺少许炎症。拟诊"肺炎",予"美洛西林、阿奇霉素"抗感染治疗 2 日,咳嗽、咳痰未见明显好转,仍有反复发热,遂至我院就诊。患者本次发病以来,精神差,食欲减退,睡眠尚可,大小便如常,体重未见明显下降。既往体健。有吸烟史 6 年,平均 10 支/日;否认饮酒史。否认传染病及家族遗传性疾病史。否认家族类似患者。

### 入院查体

T 36.6℃, P 103 次/分,R 30 次/分,BP 143/83 mmHg,SpO$_2$ 93%。神志清楚,平卧体位,呼吸稍促。肢端皮肤及口唇发绀。全身皮肤无黄染、瘀点、瘀斑。浅表淋巴结未及明显肿大。右下肺闻及少许细湿啰音,未闻及哮鸣音,未闻及胸膜摩擦音。心浊音界正常,HR 103 次/分,律齐,无杂音。腹平软,无压痛、反跳痛及肌紧张,肝、脾肋下未触及。双下肢无水肿,神经系统(一)。

### 辅助检查

(1) 入院时检查。

血常规 WBC 3.0×$10^9$/L, N% 87.2%,超敏 CRP 66.34 mg/L。血气分析:pH 7.425,PaO$_2$ 5.22 kPa, PaCO$_2$ 4.83 kPa, SaO$_2$ 74.2%。甲型流感病毒抗原检测阴性。肝、肾功能及血电解质均正常。心肌酶谱:AST 93 U/L,肌酸激酶(creatine kinase, CK)709.0 U/L,肌酸肌酶同工酶(CK-MB)2 U/L,乳酸脱氢酶(lactate dehydrogenase, LDH)2 129 U/L,肌钙蛋白<0.010 ng/ml,肌红蛋白 52 ng/ml, BNP 前体测定<70 pg/ml。D-二聚体测定 5.25 $\mu$g/ml。

胸部 CT 平扫:两肺多发炎症,以右肺为著,伴肺实变。右肺门区结构不清,纵隔内多发淋巴结。右侧胸腔积液如图 9-1 所示。

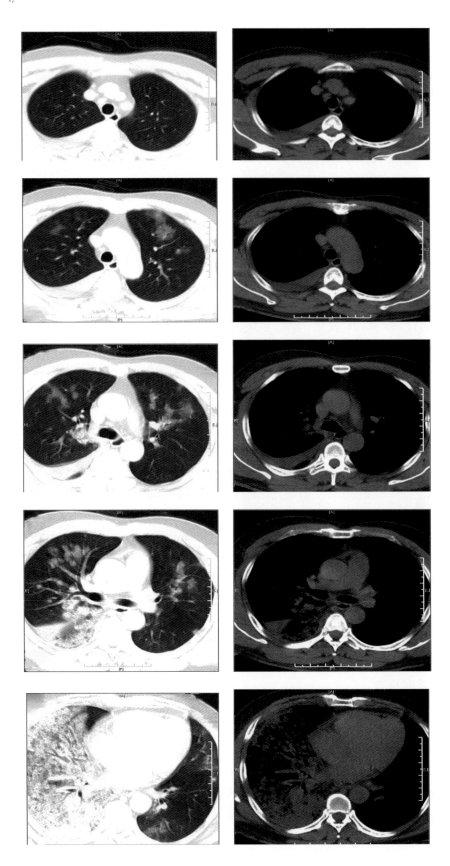

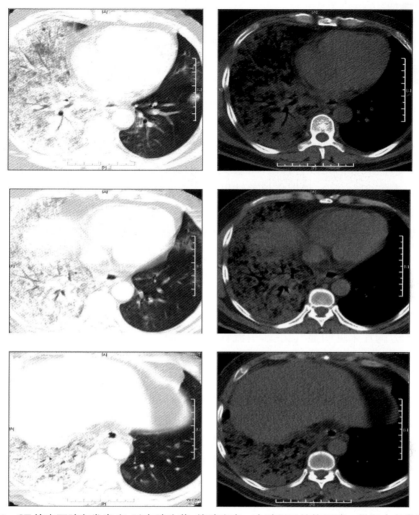

图9-1 CT检查两肺多发炎症,以右肺为著,伴肺实变。右肺门区结构不清。纵隔内多发淋巴结

（2）补充病史及市疾病预防控制中心（centers for disease control and prevention，CDC）会诊结果。

患者发病前10天内有反复多次禽类接触史,结合患者流行病学史,考虑"禽流感可能"。故立即向医务科及院感科汇报,并送抢救室单间隔离监护治疗,完善各项辅助检查,并做好防护及相关消毒隔离措施。医院立即启动院内会诊流程,由呼吸科主任、区级禽流感会诊专家及急诊科主任共同会诊,高度怀疑禽流感可能,先后给予奥司他韦抗病毒,美罗培南、万古霉素抗感染,甲泼尼龙抗炎平喘,奥美拉唑护胃制酸,参附回阳救逆,环磷腺苷葡胺营养心肌及丙种球蛋白免疫支持治疗,并汇报区CDC,启动采样,入院当日14:45区CDC到场收集详细资料,进一步指导消毒防护。经治疗,患者血氧饱和度由75%升至95%,HR 110~120次/分,血压稳定,呼吸频率28次/分,体温逐渐下降,17:30区CDC回报H7N9禽流感核酸检测阳性,22:30市CDC复核H7N9禽流感核酸检测阳性,请市级禽流感诊治专家会诊后,确诊为H7N9禽流感。

### 初步诊断

人感染 H7N9 禽流感，重症肺炎，Ⅰ型呼吸衰竭。

### 治疗及转归

（1）治疗经过。患者入院前经核酸检测以及区、市级专家会诊，H7N9 禽流感、重症肺炎诊断明确，予以隔离措施，告病重，高流量吸氧，奥司他韦积极抗病毒治疗及抗感染、抗炎症介质、提高免疫力、营养支持等治疗，但患者病情仍进行性加重。2017 年 3 月 2 日予无创呼吸机辅助通气，但氧合仍无改善；2017 年 3 月 3 日 11：00 给予气管插管，呼吸机辅助通气治疗，同时市级专家多次会诊，根据痰培养结果调整抗感染治疗。经过积极的药物以及呼吸机辅助通气治疗后，患者病情有所好转，2017 年 3 月 12 日 9：30 给予拔除气管插管，序贯无创呼吸机辅助通气，并随病情好转逐步过渡到面罩吸氧及鼻导管吸氧交替使用。2017 年 3 月 15 日及 3 月 16 日连续 2 次复查 H7N9 核酸检测阴性，停用抗病毒治疗及隔离，病情一度好转。2017 年 3 月 17 日，复查胸部 CT 提示右侧气胸，考虑肺损伤、肺纤维化导致自发性气胸，给予胸腔闭式引流治疗，随即出现脓胸，胸腔引流液提示全耐药鲍曼不动杆菌感染。虽予胸腔闭式引流及积极抗感染，但 2017 年 3 月 25 日起患者出现呼吸频率增快，氧饱和度较前下降，查床旁胸片未见明显气胸线，引流管见引流液呈黄色混浊，考虑细菌感染加重，予以引流物送检，同时积极调整抗感染治疗，鼻导管吸氧改为面罩吸氧。2017 年 3 月 26 日，患者出现憋闷，仍有气促，引流管无气体引出，引流液减少，复查胸片，气胸与前一日变化不大。2017 年 3 月 27 日复查肺 CT 提示两肺感染较前加重，同时气胸呈分隔，根据 CT 情况，在上肺分隔腔内再次放置闭式引流管，但患者症状仍无减轻，2017 年 3 月 28 日，再次请市级多位专家会诊协同治疗，予气管切开，再次呼吸机辅助通气，调整胸腔闭式引流管，调整抗感染治疗，输入血浆提高免疫力，但是患者症状始终无缓解，仍呈进行性加重，17：10 患者心率下降，呈逸博心率，继而停止，给予持续胸外心脏按压，继续呼吸机辅助通气，同时以肾上腺素、多巴胺、去甲肾上腺素等药物积极救治无效，于 17：50 宣告临床死亡。

（2）住院期间实验室检查指标动态变化（图 9－2～图 9－6）。

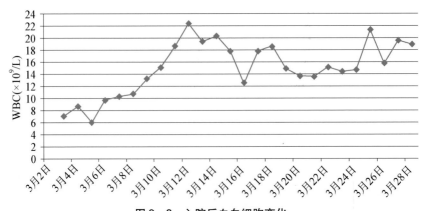

图 9－2　入院后血白细胞变化

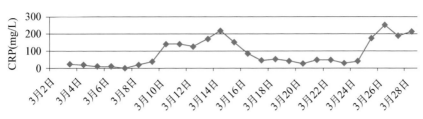

图 9‑3　入院后血超敏 C 反应蛋白变化

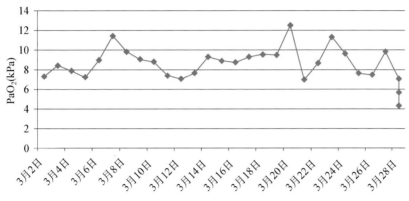

图 9‑4　入院后血氧分压变化

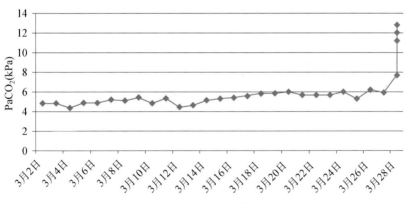

图 9‑5　入院后血二氧化碳分压变化

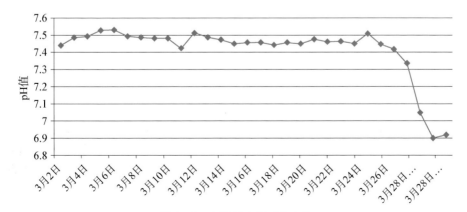

图 9‑6　入院后血酸碱度变化

（3）住院期间气管镜检查。

2017年3月9日,患者行床边气管镜检查术,经气管插管,依次进入左右各级主支气管开口处,右上叶开口处可见白斑,直径0.5cm,周围有红肿,右中间段见少许黏液,右侧下叶可见部分支气管腔黏膜充血,给予生理盐水冲洗,引出白色黏性分泌物,直至分泌物基本消失。各级支气管开口通畅,未见新生物。镜下诊断:支气管炎性病变。气管镜灌洗液培养结果:脑膜炎败血性黄杆菌(＋＋＋＋),未检出嗜血杆菌,真菌培养白色念珠菌生长(＋＋)。3月12日灌洗液培养检出泛耐药鲍曼溶血不动杆菌(＋＋＋＋)及白色念珠菌(＋＋＋＋)(表9-1)。诊疗方案见表9-2。

（4）住院期间影像学动态变化(图9-7)。

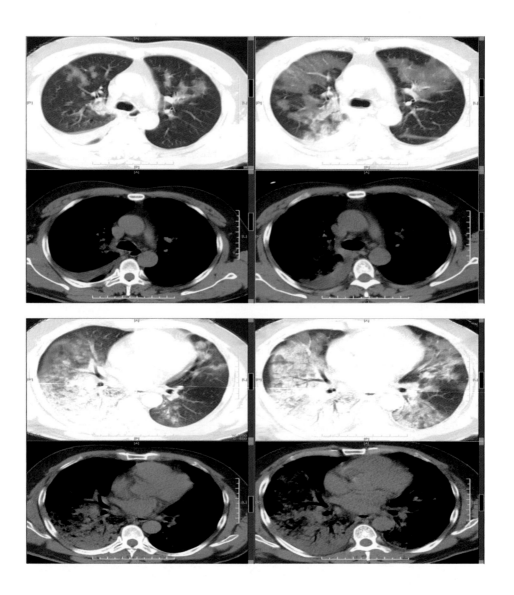

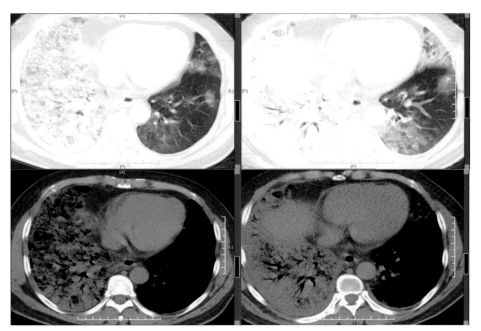

2017 年 3 月 1 日　　　　　　　　　　2017 年 3 月 2 日

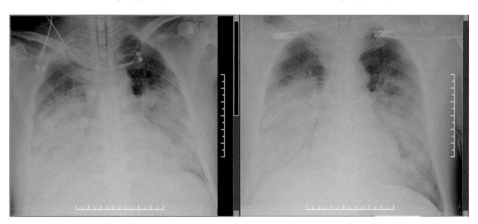

2017 年 3 月 3 日　　　　　　　　　　2017 年 3 月 4 日

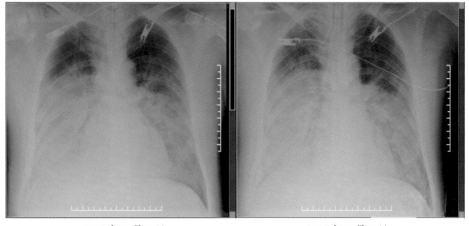

2017 年 3 月 5 日　　　　　　　　　　2017 年 3 月 6 日

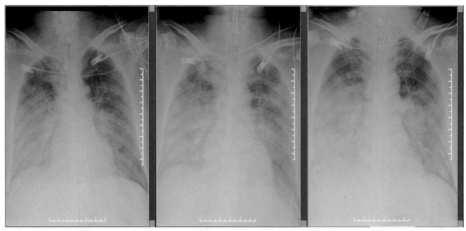

| 2017 年 3 月 8 日 | 2017 年 3 月 10 日 | 2017 年 3 月 12 日 |

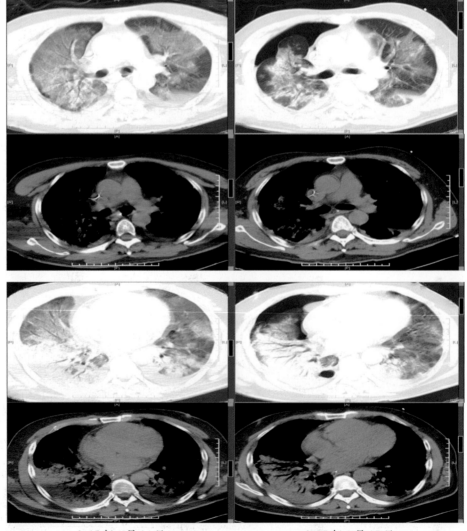

| 2017 年 3 月 14 日 | 2017 年 3 月 17 日 |

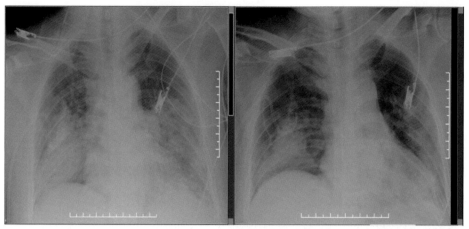

2017 年 3 月 18 日
2017 年 3 月 20 日

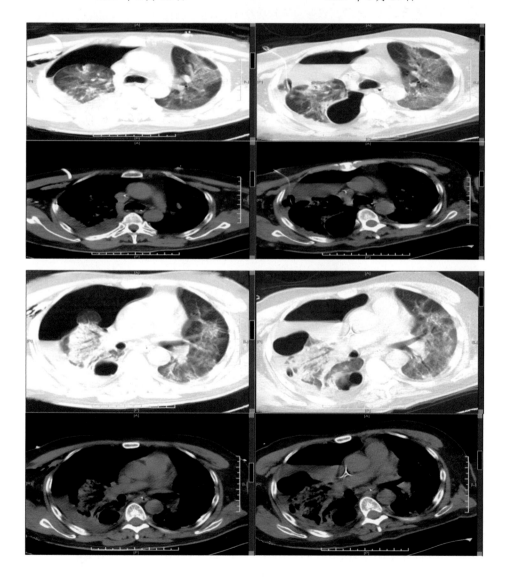

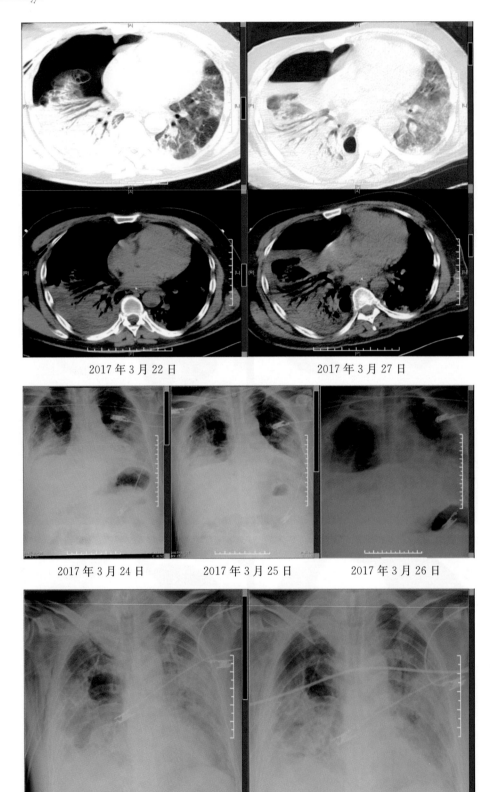

2017 年 3 月 22 日　　　　　　　　　2017 年 3 月 27 日

2017 年 3 月 24 日　　　　2017 年 3 月 25 日　　　　2017 年 3 月 26 日

2017 年 3 月 28 日上午　　　　　　　　2017 年 3 月 28 日下午

图 9-7　胸部影像学动态演变

表9-1　病原学动态监测

| 日期 | 3月5日 | 3月6日 | 3月7日 | 3月9日 | 3月11日 | 3月12日 | 3月13日 | 3月15日 | 3月17日 | 3月18日 | 3月20日 | 3月21日 | 3月22日 | 3月23日 | 3月25日 | 3月28日 |
|---|---|---|---|---|---|---|---|---|---|---|---|---|---|---|---|---|
| 标本 | 痰 | 痰 | 痰 | 气管镜灌洗液 | 痰 | 气管镜灌洗液 | 痰 | 痰 | 痰 | 痰 | 痰 | 痰 | 痰 | 痰 | 痰 | 痰/胸腔引流液 |
| 结果 | 溶血性葡萄球菌 | 溶血性葡萄球菌 | 白色念珠菌 | 脑膜炎败血性黄杆菌 | 鲍曼不动杆菌 | 鲍曼不动杆菌 | 鲍曼不动杆菌 | 鲍曼不动杆菌 | 鲍曼不动杆菌／白色念珠菌／光滑念珠菌 | 鲍曼不动杆菌 | 鲍曼不动杆菌／白色念珠菌 | 鲍曼不动杆菌 | 鲍曼不动杆菌 | 鲍曼不动杆菌 | 鲍曼不动杆菌 | 鲍曼不动杆菌 |

表9-2　抗感染及辅助治疗方案

| 日期 | 3月2日 | 3月3日 | 3月9日 | 3月11日 | 3月12日 | 3月18日 | 3月23日 | 3月28日 |
|---|---|---|---|---|---|---|---|---|
| 抗生素 | 美罗培南／万古霉素 | 美罗培南／利奈唑胺 | 莫西沙星／利奈唑胺 | 莫西沙星／美罗培南 | 头孢哌酮舒巴坦／替加环素／舒巴坦 | 头孢哌酮舒巴坦／替加环素／舒巴坦 | 头孢哌酮舒巴坦／替加环素 | 头孢哌酮舒巴坦／替加环素／亚胺培南西司他丁钠(泰能) |
| 抗真菌 | | 伏立康唑 | 氟康唑 | 氟康唑 | 卡泊芬净 | 卡泊芬净 | 卡泊芬净 | |
| 抗病毒 | 奥司他韦 | 奥司他韦 | 奥司他韦 | 奥司他韦 | 奥司他韦 | | | |
| 呼吸机 | | 气管插管呼吸机 | | | 无创呼吸机 | 面罩吸氧 | 鼻导管吸氧 | 气管切开呼吸机 |
| 胸腔闭式引流 | | | | | | 胸腔闭式引流 | | |

**最后诊断**

　　人感染 H7N9 禽流感，重症肺炎，Ⅰ型呼吸衰竭。

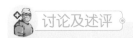

讨论及述评

禽流感主要是指在禽类中流行的由流感病毒引起的感染性疾病。禽流感病毒可分为高致病性禽流感病毒、低致病性禽流感病毒和无致病性禽流感病毒。高致病性禽流感病毒目前只发现 H5 和 H7 两种亚型。H7N9 禽流感病毒属于甲型流感病毒，其中"H"是指流感病毒血凝素(hemagglutinin, HA)蛋白，可分为 1～16 种亚型；"N"是指病毒神经氨酸酶(neuraminidase, NA)蛋白，可分为 1～9 种亚型。HA 的不同亚型可以与 NA 的不同亚型相互组合形成不同的流感病毒。由于种属屏障，禽流感病毒只在偶然的情况可以感染人，既往确认感染人的禽流感病毒有 H5N1、H9N2、H7N2、H7N3、H7N7、H5N2、H10N7，症状表现各不相同，可以表现为呼吸道症状、结膜炎，甚至死亡。人感染高致病性 H5N1 禽流感病毒后常表现为高热等呼吸道症状，往往很快发展成肺炎，甚至急性呼吸窘迫综合征和全身器官衰竭，甚至死亡。目前尚无持续人际间传播的证据，主要经呼吸道、密切接触感染禽类的分泌物/排泄物，或通过接触病毒污染的环境传播。高危人群为在发病前 1 周内接触过禽类或者到过活禽市场者，特别是老年人。

患者一般表现为流感样症状，如发热、咳嗽、少痰，可伴有头痛、肌肉酸痛和全身不适。重症患者病情发展迅速，表现为重症肺炎，体温大多持续在 39℃ 以上，出现呼吸困难，可伴有咯血痰；可快速进展，出现急性呼吸窘迫综合征、纵隔气肿、脓毒症、休克、意识障碍及急性肾损伤，甚至多器官功能障碍，部分患者可出现胸腔积液等。血常规检查白细胞总数一般不高或降低。重症患者多有白细胞总数及淋巴细胞减少，可有血小板降低。血生化检查多有 CK、LDH、ALT、AST 升高，CRP 升高，肌红蛋白可升高。病原学及相关检测包括核酸检测、甲型流感病毒抗原检测、病毒分离。动态检测急性期和恢复期双份血清时 H7N9 禽流感病毒特异性抗体水平呈 4 倍或以上升高。胸部影像学表现为肺内出现斑片状浸润阴影。

本病例为重症 H7N9 患者，起病急骤，病变进展迅速，双肺多发磨玻璃影及肺实变影像，虽积极治疗，病情一度好转，机械通气撤机，但因后期并发脓气胸，感染控制不佳，最终导致呼吸衰竭而死亡。

**总结本病例的正面诊疗经验：**

(1) 诊断及时，该患者至我院后，结合其发病前 10 天有反复多次禽类接触史，根据流行病学史考虑"禽流感可能"，故立即向医务科及院感科汇报，同时立即汇报区 CDC 启动采样。入院当日 14:45 区 CDC 到场搜集详细资料，17:30 区 CDC 回报 H7N9 禽流感核酸检测阳性，22:30 市 CDC 复核 H7N9 禽流感核酸检测阳性，请市级禽流感会诊专家会诊后，入院当日即确诊为 H7N9 禽流感。

(2) 及时使用机械通气，呼吸机应用及时。患者入院当日即有 I 型呼吸衰竭，病原学检测确诊为 H7N9 感染，符合重症肺炎诊断标准，为积极纠正缺氧，入院当日立即使用双水平气道正压通气(bilevel positive airway pressure, BiPAP)呼吸机机械辅助通气。由于氧合仍无改善，于入院第 2 日立即给予气管插管，实施呼吸机辅助通气治疗。

(3) 医院领导及上级主管部门非常重视，自患者入院当日起，立即组织病原学检测并抢救,单间隔离治疗,院领导每日亲临现场了解病情及治疗情况,同时每日由科主任及当班负责医师将当日诊治进展向区、市疾控中心做书面及电话汇报。

(4)上海市会诊专家组有专家派驻指导,并邀请中山医院呼吸科主任、瑞金医院感染科主任、第一人民医院呼吸科主任、曙光医院重症监护室主任、肺科医院胸外科主任等多名市级专家先后进行市级多学科会诊和讨论诊疗方案,非常重视患者的病情变化和诊治抢救。

(5)严格遵循规范化 H7N9 治疗原则。H7N9 禽流感病毒核酸检测连续 2 次阴性后,待患者体温正常,咳嗽、咳痰减少,胸部影像学病灶较前有所吸收好转,生命体征平稳后再予以撤机,并继续抗感染治疗,治疗过程中及时根据药敏结果选择敏感抗生素,尽可能覆盖致病菌包括耐药菌及真菌。

**总结本病例失败的可能教训:**

(1)肺部继发泛耐药鲍曼不动杆菌感染。患者治疗过程中病情一度好转,但 3 月 12 日灌洗液培养检出泛耐药鲍曼溶血不动杆菌。由于患者为重症 H7N9 患者,机体免疫力严重下降,入院时即存在呼吸衰竭,激素冲击抗炎及广谱抗生素联合使用,其病原体的耐药性也随之提升。

(2)患者 H7N9 禽流感病毒核酸检测连续 2 次阴性后,病情曾一度稳定,但由于出现气胸,随后合并感染而转为脓气胸,病情再度恶化,引流管中引流液黄色混浊,考虑细菌感染加重,引流液培养中亦检出泛耐药鲍曼不动杆菌。治疗过程中,H7N9 病毒核酸检测转阴,患者没有死于禽流感本身,而是死于脓气胸、继发感染等并发症,使治疗功亏一篑,因此非常遗憾和惋惜。

(3)当患者病情再度恶化,呼吸困难及感染均有加重时,没有及时使用体外膜肺氧合(extracorporeal membrane oxygenation,ECMO)。由于患者经济条件不能支撑及其家属的意见,当病情进展时拒绝使用 ECMO 治疗,不能维持有效氧合,同时并发严重的耐药菌感染,虽积极使用超广谱抗生素仍然控制不佳,最终病情进行性加重,导致死亡。

**H7N9 病例的诊断标准及重症病例处理原则:**

根据流行病学接触史、临床表现及实验室检查结果,可做出人感染 H7N9 禽流感的诊断。在流行病学史不详的情况下,根据临床表现、辅助检查和实验室检测结果,特别是从患者呼吸道分泌物中分离出 H7N9 禽流感病毒,或 H7N9 禽流感病毒核酸检测阳性,可以诊断。

1. 流行病学史

发病前 1 周内接触禽类及其分泌物、排泄物或者到过活禽市场,或者与人感染 H7N9 禽流感病例有流行病学联系。

2. 诊断标准

(1)疑似病例:符合上述临床表现,甲型流感病毒抗原阳性,或有流行病学史。

(2)确诊病例:符合上述临床表现,或有流行病学接触史,并且呼吸道分泌物标本中分离出 H7N9 禽流感病毒、H7N9 禽流感病毒核酸检测阳性或动态检测双份血清 H7N9 禽流感病毒特异性抗体水平呈 4 倍或以上升高。

（3）重症病例：肺炎合并呼吸功能衰竭或其他器官功能衰竭者为重症病例。

符合下列任一条标准，即可诊断为重症病例：①X线胸片显示为多叶病变或48小时内病灶进展>50%；②呼吸困难，呼吸频率>24次/分；③严重低氧血症，吸氧流量在3～5升/分条件下，患者$SpO_2 \leqslant 92\%$；④出现休克、急性呼吸窘迫综合征（ARDS）或多器官功能障碍综合征（multiple organ dysfunction syndrome, MODS）。

对于确诊病例，治疗上应采用立即隔离、对症治疗，根据缺氧程度可采用鼻导管、开放面罩及储氧面罩氧疗。根据病情需要，给予对症止咳化痰及退热降温治疗。应尽早应用抗流感病毒药物，在使用抗病毒药物之前应留取呼吸道标本，抗病毒药物应尽量在发病48小时内使用，如奥司他韦等。抗病毒中成药可选择血必净、喜炎平等。加强支持治疗和预防并发症，维持内环境稳定，防治继发感染。根据药敏结果及时调整抗生素，并警惕合并真菌感染。

对于重症病例，应采取尽早抗病毒、抗休克、纠正低氧血症、防治MODS和继发感染、维持水电解质平衡等综合措施。对出现呼吸功能障碍者给予其他相应呼吸支持，同时积极治疗并发症。

（1）氧疗。

适应证：①吸入空气时$SpO_2 < 92\%$；②呼吸频率增快（呼吸频率>24次/分），呼吸困难或窘迫。

（2）呼吸功能支持。

机械通气：患者经氧疗2小时，$SpO_2$仍<92%，或呼吸困难、呼吸窘迫改善不明显时，宜进行机械通气治疗。可参照ARDS机械通气的原则进行治疗。ARDS治疗中可发生纵隔气肿、呼吸机相关肺炎等并发症，应引起注意。无创正压通气：出现呼吸窘迫和（或）低氧血症、氧疗效果不佳的患者，可早期尝试使用无创通气，推荐使用口鼻面罩。无创通气治疗1～2小时无改善者，须及早考虑实施有创通气。有创正压通气：运用ARDS保护性通气策略，采用小潮气量、合适的呼气末正压（positive end-expiratory pressure, PEEP）、积极的肺复张，严重时采取俯卧位通气。有条件的可根据病情选择ECMO。因基础疾病或并发症较重，需较长时间住院治疗的患者，待H7N9禽流感病毒核酸检测连续2次阴性后，可转出隔离病房进一步治疗。体温正常，临床症状基本消失，影像学吸收好转，呼吸道标本H7N9禽流感病毒核酸检测连续2次阴性者，可以出院。

病例提供单位：上海市宝山区中西医结合医院

整理：李莉

述评：钱叶长

## 参考文献

[1] ZHOU Y, LI S, BI S, et al. Long-lasting protective immunity against H7N9 infection is induced by intramuscular or CpG-adjuvanted intranasal immunization with the split H7N9 vaccine [J]. Int

Immunopharmacol，2020，78：106013.

[ 2 ] RIJAL P，WANG BB，TAN TK，et al. Broadly inhibiting antineuraminidase monoclonal antibodies induced by trivalent influenza vaccine and H7N9 infection in humans [J]. J Virol, 2020，94（4）：e01182 - 19.

[ 3 ] XU Y，PENG R，ZHANG W，et al. Avian-to-human receptor-binding adaptation of avian H7N9 influenza virus hemagglutinin [J]. Cell Rep，2019，29（8）：2217 - 2228.

[ 4 ] LI J，CHEN C，WEI J，et al. Delayed peak of human infections and ongoing reassortment of H7N9 avian influenza virus in the newly affected western Chinese provinces during Wave Five [J]. Int J Infect Dis，2019，88：80 - 87.

## 病例10 社区获得性耐甲氧西林金黄色葡萄球菌肺炎

### 主诉

发热伴咳嗽、胸痛 8 天。

### 病史摘要

患者，男性，15 岁，学生，因"发热伴咳嗽、胸痛 8 天"于 2012 年 3 月 10 日入院。患者无明显诱因下起病，主要表现为稽留热，最高体温 40.5℃，伴寒战、咽痛、咳嗽、咳痰、痰中带血及胸闷。先后予头孢拉定及阿奇霉素治疗无效，咳嗽加重并出现胸痛。3 月 10 日至我院急诊就诊，血常规提示 WBC $3.51\times10^9$/L，N% 59.5%。动脉血气分析（面罩吸氧，4 L/min）：pH 7.48，$PaCO_2$ 27.1 mmHg，$PaO_2$ 57.3 mmHg，$SaO_2$ 91.7%。胸部 CT 提示两肺多发结节状、小团块状高密度影。以"社区获得性肺炎（双侧，重症）"收入院。病程中患者食欲欠佳，睡眠可，大小便无特殊。患者家庭经济条件差，家庭人均居住面积 7 $m^2$，既往史、个人史和家族史无特殊。

### 入院查体

T 39.6℃，HR 144 次/分，R 50 次/分，BP 127/68 mmHg。精神萎靡，体型肥胖，前额及胸背部可见痤疮，部分充血硬化，红肿伴压痛。浅表淋巴结未触及肿大，口唇及四肢末端轻度发绀。心律齐，心前区未闻及杂音。双肺呼吸音粗，可闻及干、湿啰音。腹部及神经系统无阳性体征，双下肢无水肿。

### 辅助检查

血沉、C 反应蛋白明显升高；凝血酶原时间、部分凝血酶原时间及纤维蛋白原轻度升高，D-二聚体 7.49 mg/L；生化常规中 Alb 28 g/L，BNP 177 pg/ml（正常值<100 pg/ml）；心肌酶谱中肌红蛋白、肌酸激酶、乳酸脱氢酶和天冬氨酸氨基转移酶明显升高。HIV 抗体、甲肝抗体、丙肝抗体、乙肝"两对半"、PPD 试验、结核 DNA、肺炎支原体抗体、内毒素鲎定量测定、真菌 D-葡聚糖检查结果均正常。心脏超声和腹部彩色超声未见明显异常。入院后 2 小时

内抽取静脉血送血培养,并留取痰液送微生物学检查。

### 初步诊断

社区获得性肺炎(双侧,重症,Ⅰ型呼吸衰竭),低蛋白血症,心肌炎伴心功能不全。

### 治疗及转归

收入重症加强护理病房(intensive care unit,ICU),予心电监护、面罩吸氧、多索茶碱平喘、亚胺培南西司他丁抗感染,并予营养支持治疗及水化碱化治疗。3月12日起患者气促进行性加重,出现阵发性房颤伴快速心室率,血压升高至200/100 mmHg,考虑心肌炎及低氧血症累及心脏正常节律,心功能不全加重,加用乌拉地尔降压,呋塞米、螺内酯利尿,西地兰强心,曲美他嗪营养心肌治疗。

2012年3月14日起胸部CT提示双肺多发病变(实变、空洞、磨玻璃样影)较前进展,双侧胸腔并发脓气胸(图10-1)。分别于右侧腋前线第2肋间、右侧腋前线第5肋间以及左侧锁骨中线第3肋间行胸腔穿刺加闭式引流术,引流出金黄色混浊液体,结合入院时所送血培养结果:金黄色葡萄球菌,对环丙沙星、利福平、万古霉素、左氧氟沙星、喹努普汀、利奈唑胺、莫西沙星和替加环素敏感,对苯唑西林、青霉素、克林霉素和红霉素耐药,证实致病菌为社区获得性耐甲氧西林金黄色葡萄球菌(Community-acquired Methicillin-resistant Staphylococcus aureus,CA-MRSA),故停用亚胺培南,换用利奈唑胺治疗,同时维持胸腔闭式引流及负压吸引,雾化吸入支气管舒张剂+黏液裂解剂,静脉应用丙种免疫球蛋白。3月16日起患者体温下降,气促好转,心率减慢,房颤发作减少,指脉氧饱和度监测95%～99%(鼻导管吸氧)。

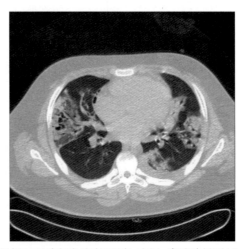

图10-1　胸部CT提示双肺多发病变(实变、空洞、磨玻璃样影)(2012年3月12日)

3月18日床边胸片复查提示双侧气胸及中等量胸腔积液(图10-2)。3月23日因右肺复张不佳,且水封瓶液平波动与呼吸同步,考虑存在支气管胸膜瘘可能,故向患侧胸腔内注入少许亚甲蓝液,片刻后咳出蓝色痰液,明确诊断。在加强负压吸引的同时,向胸腔内注射甲硝唑及生理盐水。

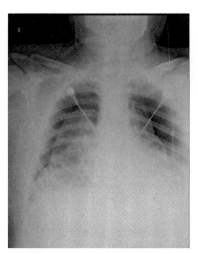

**图 10-2　床边胸片提示双侧气胸及中等量胸腔积液(3 月 18 日)**

4 月 6 日起,患者体温恢复正常,咳嗽及气促症状减轻,气胸及胸腔积液好转(图 10-3),BNP 及心肌酶谱恢复正常,血压下降,复查血培养阴性。为了减少花费,将利奈唑胺换为万古霉素。4 月 11 日至 5 月 3 日相继拔除左侧、右上及右下胸腔引流管。5 月 13 日复查胸部 CT 提示双肺实变大部分吸收,停用万古霉素。出院后随访至今肺部病变进一步好转(图 10-4)。

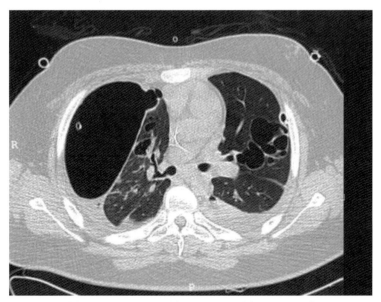

**图 10-3　胸部 CT 提示肺部实变较前吸收,左肺气胸趋于包裹(4 月 5 日)**

**●最后诊断**

社区获得性耐甲氧西林金黄色葡萄球菌肺炎(双侧,重症,Ⅰ型呼吸衰竭)伴血流感染、脓气胸、支气管胸膜瘘、低蛋白血症、心肌炎伴心功能不全。

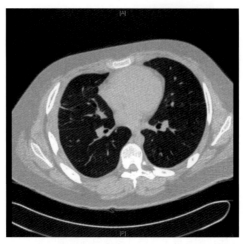

图 10-4　胸部 CT 提示双肺实变基本吸收,局限性肺大泡缩小(7 月 6 日)

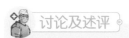 讨论及述评

　　耐甲氧西林金黄色葡萄球菌(methicillin-resistant Staphylococcus aureus, MRSA)是导致院内感染的重要病原体之一,多发生于具有严重基础疾病、年老体弱、静脉药物成瘾以及频繁使用抗生素的住院患者。但近年来研究发现,MRSA 也可以出现在社区感染中,感染者以平时身体健康的青少年为主。本例患者为年轻男性,住院 48 h 内的送检标本中分离出 MRSA,且过去无 MRSA 感染或定植史,感染前 1 年内无住院、托儿所、护理院、收容所接触史,未接受过透析、手术、留置导管或人工医疗装置,可以视为 CA-MRSA 感染。CA-MRSA 感染的危险因素尚未完全明确,存在密切身体接触、环境过度拥挤、接触或饲养动物、皮肤和软组织感染(skin and soft tissue infections, SSTIs)以及近期抗生素应用史,可能会使 CA-MRSA 感染风险增加。结合病史及查体,考虑本例患者感染 CA-MRSA 的危险因素可能是居住环境拥挤以及反复发作的痤疮感染。

　　SSTIs 在 CA-MRSA 感染患者中较为常见,如毛囊炎、疖、痈、蜂窝织炎、脓肿、脓疱病、脓性肌炎等。坏死性肺炎多发生于年轻人,起病急骤,常伴有流感样前驱症状,病情进展快,可以出现严重呼吸困难、咯血、高热和血压升高,病死率高达 75%。辅助检查可以发现白细胞下降。肺部影像学检查常常提示多小叶渗出、空洞和胸腔积液,极易发生融合性支气管肺炎和多发性小脓肿,并常向胸膜腔穿破而引起脓胸、气胸或脓气胸,甚至纵隔气肿、皮下气肿。此外,CA-MRSA 引起的 SSTIs 和坏死性肺炎常常伴随血流感染,出现持续发热,菌群通过局部扩散或远端散播引起并发感染,重者危及生命。

　　该患者急性起病,进行性加重,主要表现为高热、寒战、咳嗽、咳痰、痰中带血及进行性呼吸困难,体格检查提示痤疮感染,血常规提示白细胞下降,肺部影像学提示双侧多小叶渗出、空洞伴脓气胸,血培养提示 MRSA 感染,为典型 CA-MRSA 感染的临床表现。对于诊断明确的 CA-MRSA 相关性重症肺炎,应第一时间入住 ICU,治疗选择万古霉素(1 g 静脉滴注,每 12 小时 1 次)或利奈唑胺(600 mg 静脉滴注,每 12 小时 1 次)。利奈唑胺是一种唑酮类药物,为革兰氏阳性菌的广谱抗菌药。在 MRSA 感染所致肺炎的治疗中,利奈唑胺的抗菌效果等同于万古霉素。此外,研究发现,万古霉素在肺组织中的浓度低于利奈唑胺,杀菌速率缓慢,且药物敏感检测显示,其最小抑菌浓度(minimum inhibitory concentration, MIC)逐年上升,形成"MIC 漂移现象"。因此该患者的治疗中,病程早期作者选用了利奈唑胺,利奈唑胺治疗 48 h 后患者体温即下降,咳嗽及呼吸困难好转。利奈唑胺及万古霉素的治疗总疗程为 2 个月,可有效避免感染复发。此外,该患者还接受了静脉用免疫球蛋白,消除 PVL 的膜孔效应,不过确切机制目前尚不清楚。患者病程中出现了双侧脓气胸、支气管胸膜瘘,除治疗原发病外我们还采用多位点胸腔穿刺、闭式引流及负压吸引,同时注入少量抗生素,以利于瘘口关闭。后期临床随访证实,患者气胸及支气管胸膜瘘愈合良好,积极及时的药物及穿刺引流治疗最大限度地保护了患者肺功能及其他重要器官功能。

不过,在本病例中,由于缺乏与检验科室的有效沟通,我们没有及时保留菌株,没有对 CA - MRSA 和医院获得性 MRSA(hospital associated methicillin-resistant staphylococcus aureus, HA - MRSA)的严格界定所需分子生物学特点进行鉴别,因此无法明确菌株克隆来源。目前认为,CA - MRSA 的分子标识包括葡萄球菌 mec 染色体基因盒(SCCmec)Ⅳ~Ⅷ型和杀白细胞素(panton valentine, PVL)基因元件。SCCmec 可将 mecA 基因通过位点特异性重组作用整合到菌株的染色体上,产生一种独特性高分子量青霉素结合蛋白 2a(penicillin binding protein 2a, PBP2a),降低对 β-内酰胺类抗生素的亲和力,从而使菌株对 β-内酰胺类抗生素产生耐药性。PVL 具有八聚体 β 环孔通道,可以通过透膜效应使细胞发生溶解,介导炎症反应,引起感染进一步扩散。SCCmec 分型、多位点基因序列分型(multilocus-sequence typing, MLST)以及脉冲场凝胶电泳(pulse field gel electrophoresis, PFGE)分型有助于深化对 CA - MRSA 感染机制的理解,我们在后续临床工作中将进一步关注。

病例提供单位:上海交通大学医学院附属第一人民医院

整理:张国清

述评:包婺平

## 参考文献

[1] 包婺平,郭海英,陈宇清,等. 社区获得性耐甲氧西林金黄色葡萄球菌坏死性肺炎伴血流感染一例[J]. 中国呼吸与危重监护杂志,2013,12(1):89-91.

[2] SKOV R, CHRISTIANSEN K, DANCER SJ, et al. Update on the prevention and control of community-acquired methicillin-resistant Staphylococcus aureus(CA - MRSA)[J]. Int J Antimicrob Agents, 2012,39(3):193-200.

[3] 章锐锋,万欢英. 社区获得性 MRSA 感染与定植的危险因素分析[J]. 中华医院感染学杂志,2008,18(7):938-940,948.

[4] LEONARD SN, CHEUNG CM, RYBAK MJ. Activities of ceftobiprole, linezolid, vancomycin,

and daptomycin against community-associated and hospital-associated methicillin-resistant Staphylococcus aureus [J]. Antimicrob Agents Chemother，2008，52(8)：2974 - 2976.

[5] 马越，陈鸿波，姚蕾，等. 耐甲氧西林金黄色葡萄球菌对万古霉素敏感性的变迁[J]. 中华内科杂志，2002，41(1)：31 - 33.

[6] OTTER JA，FRENCH GL. Community-associated meticillin-resistant Staphylococcus aureus：the case for a genotypic definition [J]. J Hosp Infect，2012，81(3)：143 - 148.

## 病例 11　难治性侵袭性肺曲霉病合并肺肉瘤

### 主诉

咳嗽、咳痰、气促 2 个月余。

### 病史摘要

患者，男，67 岁，因"咳嗽、咳痰、气促 2 个月余"于 2017 年 10 月 25 日入住我科。2017 年 8 月初患者无明显诱因出现咳嗽、咳黄色脓痰，无发热，自行服用"感冒药、消炎药"后症状好转，但仍有间断咳嗽、咳痰，8 月中旬开始出现活动后气促，休息后缓解，8 月 28 日出现阵发性左侧胸痛，无胸闷、气促、大汗淋漓，无胸前区紧绷感，可自行缓解。于当地医院就诊，CT 发现左上肺肿物(图 11 - 1)，未予以治疗。8 月 30 日胸痛加剧，不能自行缓解，就诊某省级三甲医院，测血压 179/94 mmHg，经皮血氧饱和度($SpO_2$)78%，查心肌酶、D-二聚体未见异常，予以对症治疗后胸痛缓解，患者要求回当地医院治疗，于 9 月 1 日入住当地医院行支气管镜示左主支气管新生物(图 11 - 2)，病理活检示真菌感染，遂至当地市中心医院检查，G 试验、GM 试验阴性，予以"头孢"抗感染治疗，氟康唑(具体用法、剂量不详)抗真菌治疗。患者自觉病情加重，回当地人民医院于 9 月 22 日行第二次纤支镜示新生物生长迅速，隆突被覆盖未窥、左主支气管见一暗黑色新生物完全堵塞(图 11 - 3)，病理活检示：红染，无结构组织及部分菌丝样改变。10 月 16 日复查 CT(图 11 - 4)示：气管下段及左主支气管占位性病变，病灶短时间内增大，左侧大量胸腔积液。外院病理及我院会诊意见为：左主支气管黏膜见成团菌丝及孢子，伴大片坏死，符合侵袭性曲霉菌病。为求进一步治疗，我院门诊以"①肺部侵袭性曲霉菌感染，②肺癌?"收入我科，患者自起病以来精神、食欲、睡眠一般，小便量多，大便干结，5~6 天一次，体重下降 7~8 kg。患者职业为泥工，近半年接触大量潮湿泥土。个人史、既往史无特殊。

### 入院查体

T 36.5℃，P 72 次/分，R 22 次/分，BP 136/85 mmHg，神志清楚，桶状胸，左侧呼吸活动度减弱，左侧语音震颤减弱，左肺叩诊实音，左肺未闻及呼吸音。右肺呼吸动度正常，右肺语颤正常，右肺叩诊清音，右肺呼吸音清晰，未闻及干、湿啰音和胸膜摩擦音；余查体未见明显异常。

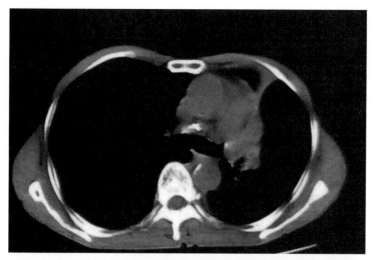

图 11-1 2017 年 8 月 30 日肺部 CT:左上肺肿物,左主支气管通畅

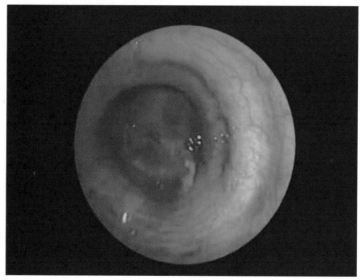

图 11-2 2017 年 9 月 4 日外院支气管镜:左侧主支气管距隆突 2 cm
处可见一红色新生物基本堵塞,新生物表面不光滑,周围管壁未见异常

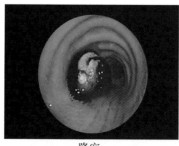

隆突

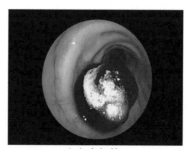

左主支气管

图 11-3 2017 年 9 月 22 日外院支气管镜:隆突及左主支气管开口因新生物覆盖
未窥及,新生物表面粗糙不平,可见白色坏死物

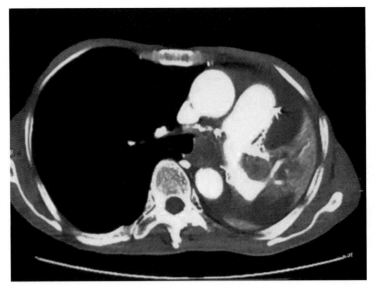

图 11-4　10 月 16 日肺部 CT 示：气管下段及左主支气管占位性病变，病灶短时间内增大，左侧大量胸腔积液

### 辅助检查

（1）入院时：WBC $9.65 \times 10^9$/L，N％ 79.80％，Hb 102 g/L。二便常规、肝功能、肾功能未见异常；LDH 260.7 U/L；ESR 45 mm/h，CRP 33 mg/L，PCT 0.10 ng/ml。1-3-β-D 葡聚糖试验 118.0 pg/ml，血清半乳甘露聚糖试验及新型隐球菌抗原阴性；血结核全套：结明试验阳性（弱）；肿瘤标志物、免疫球蛋白、T 淋巴细胞亚群分析阴性。多次痰涂片、痰培养均未见真菌孢子及菌丝。左侧胸腔穿刺抽出少量黄色胸腔积液，胸腔积液常规：黄色，透明度浑浊，李凡他试验阳性（＋），细胞总数 $42 \times 10^6$/L，单个核细胞，73.8％；胸腔积液生化：TP 31.1 g/L，LDH 110.9 U/L，腺苷脱氨酶（adenosine deaminase，ADA）5.2 U/L。胸腔积液癌胚抗原（carcinoembryonic antigen，CEA）4.450 ng/ml，胸腔积液抗酸染色（－）；胸腔积液细胞学：少量淋巴细胞及间皮细胞，未见明显异型。我院 10 月 27 日肺部 CT（图 11-5）：气管隆突偏左侧、左支气管内占位性病变（隆突累及），气道三维重建示（图 11-5）：气管隆突处偏侧狭窄，左主支气管及远端分支闭塞。腹部 CT 及全身骨扫描均未见异常。

（2）支气管镜检查及镜下治疗：10 月 31 日我院第一次纤维支气管镜（图 11-6）见隆突被主支气管开口新生物覆盖，行支气管镜下新生物电切术及冷冻术，暴露左主支气管及左下叶开口，见新生物为左上叶来源，与周边组织边界不清。送检新生物及左上叶肺组织病理 A/P 查霉菌（－），多切片未见癌；组织送检真菌培养：烟曲霉，对伊曲康唑、伏立康唑、卡泊芬净、两性霉素 B 均敏感。2 天后复查肺部 CT 示（图 11-7）左主支气管腔内新生物较前缩小，左下肺部分复张。11 月 3 日我院第二次支气管镜（图 11-8）新生物生长迅速，左主支气管下段及左上下叶开口被新生物堵塞，抽吸清理后见左下叶开口缝隙样狭窄。第二次支气管镜送检标本组织病理仍未见癌。11 月 6 日我院第三次行支气管镜检查（图 11-9）：左主支气管下段管腔内仍见新生物堵塞管腔，左上叶无法窥及。予以冻切清理部分，暴露左上叶开口后，于左上叶行组织活检；并予以生理盐水＋两性霉素 B 25 mg 于左上叶注药保留。11 月

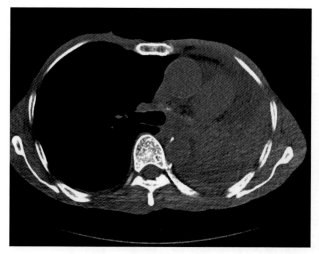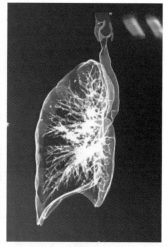

图 11‑5 2019 年 10 月 27 日肺部 CT、气管支气管三维重建:气管下段及左主支气管新生物阻塞,左主支气管完全闭塞,左侧大量胸腔积液

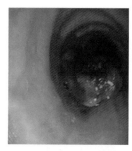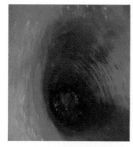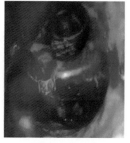

图 11‑6 2017 年 10 月 31 日我院第一次支气管镜检:左主支气管开口见坏死物,坏死物质地较软,棉絮质样,多次高频电套扎及冷冻清理后暴露左主支气管及左下叶

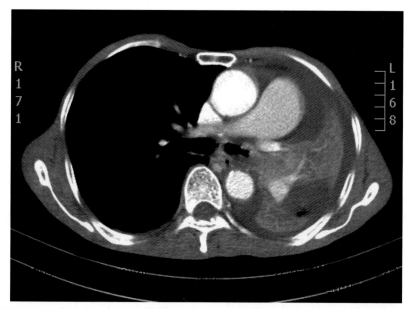

图 11‑7 2017 年 11 月 2 日肺部 CT:新生物清理后可见部分左主支气管管腔暴露

13日行第四次支气管镜检查:左主支气管下段管腔内见新生物堵塞管腔,上下叶开口再次无法窥及,继续予以冷冻清理部分。11月6日我院第3次纤支镜病理结果回报(图11-10):左上叶活检支持多形性未分化肉瘤。

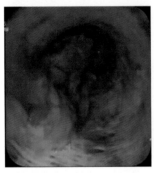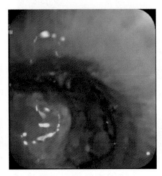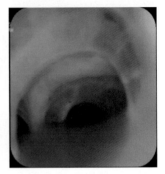

图11-8 2017年11月3日复查支气管镜:左主支气管下段及左上下叶开口新生物生长迅速,再次堵塞管腔,冷冻及电刀清理后见左下叶开口缝隙样狭窄,勉强通过后见其内有较多陈旧性血性分泌物,分泌物极黏稠,左下叶结构难以窥及,左上叶开口几乎完全堵塞

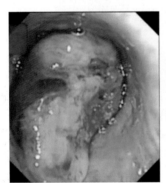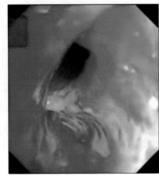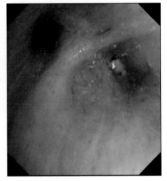

图11-9 2017年11月6日复查支气管镜:左主支气管下段管腔内见坏死物堵塞管腔,予以冻切清理部分,治疗后管腔较前稍扩大,内径挤入后见左下叶开口稍肿胀、狭窄,钳夹左上叶组织

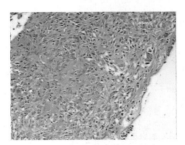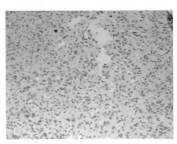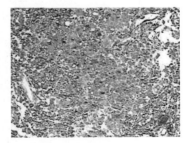

图11-10 第3次支气管镜下肺活检病理:(左上叶活检)碎组织,米粒大小,镜下见肺泡内灶性水肿,组织边缘两小团肿瘤组织,细胞多形性,侵及周边肺组织,集合免疫组化支持多形性未分化肉瘤。免疫组化:CK(-),CD68(++),CR(-),CD34(-),VIM(++),S100(±),HMB45(-),SMA(±),Desmin(-),ALK(-),Ki-67(70%),WT-1(-),MC(-),EMA(-),Syn(-),LCA(-),TTF-1(-),CK7(-),Bcl-2(±)

**初步诊断**

①肺肉瘤,②侵袭性肺曲霉病。

**治疗及转归**

入院即予以静脉伏立康唑 6 mg/kg、q12 h 首日,4 mg/kg、q12 h 维持。考虑患者伏立康唑单药曲霉菌治疗疗效欠佳,11 月 4 日起加用两性霉素 B 脂质体 5 mg qd 静脉滴注,每日递增加 5 mg,加至 25 mg 时患者出现全身皮肤瘙痒,外用药无法缓解,遂以 20 mg 维持治疗。镜下治疗及全身治疗患者疗效欠佳,放弃治疗半年后去世。

**最后诊断**

①肺肉瘤;②侵袭性肺曲霉病。

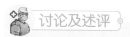 **讨论及述评**

曲霉是一种广泛存在于土壤、腐烂的植被和空气中的真菌,曲霉菌包括 132 个种和 18 个变种,其中有 34 种对人体有致病性。临床上常见的有烟曲霉、黄曲霉、黑曲霉等。肺曲霉病通常被认为发生在免疫功能紊乱或免疫功能受损的个体。其高危人群包括全身疾病患者如血液系统恶性肿瘤、接收化疗、HIV 感染等,以及肺局部结构损坏患者如支气管扩张、囊性纤维化、慢阻肺等。根据病程及临床特点,肺曲霉病可分为:侵袭性肺曲霉病(invasive pulmonary aspergillosis, IPA)、慢性坏死性肺曲霉病、慢性肺曲霉病、过敏性肺曲霉病、重叠综合征。

本例患者多次气道新生物病理活检发现曲霉孢子及菌丝提示曲霉感染,组织培养见曲霉生长,支气管黏膜见大片坏死符合 IPA 表现,诊断 IPA 并不困难。但该患者无任何基础疾病,且先后予以伏立康唑及两性霉素 B 脂质体抗曲霉治疗,甚至支气管镜下局部治疗,均效果欠佳,新生物生长迅速,使我们不得不考虑是否存在其他潜在疾病,为进一步确诊合并隐匿性实体肿瘤提供了机会。最终经前后 5 次组织病理活检后确诊为多形性未分化肉瘤。

IPA 合并实体肿瘤可表现为难治性气道侵袭性曲霉病,其支气管镜下表现以支气管新生物或坏死物阻塞气道最常见,主要发生在主支气管或叶支气管的中心。据文献报道,患者先后行过 1~6 次的支气管镜下组织活检最终确诊,表明有时肿瘤的诊断是困难的,初步的支气管镜检查结果可能带来误导,真菌的纤维蛋白及坏死组织碎片掩盖肿瘤组织,使得我们只对围绕在肿瘤坏死组织周围的曲霉菌丝进行活检,而不是肿瘤本身。但肿瘤的生长导致临床上认为抗真菌治疗无效,进而反复进行支气管下物理清除坏死组织及气道阻塞物,使得原本隐匿的肿瘤组织有暴露机会,而获得肿瘤病理活检可能。

原发性肺肉瘤是一种极少见的肺恶性肿瘤,肿瘤细胞多起源于肺间质、支气管壁、支气管软骨、血管壁等间叶组织。现有研究报道其发病率占原发性肺恶性肿瘤的 0.1%~0.5%,可发生于任何年龄,但好发人群的年龄一般较原发性支气管肺癌早,男性多于女性。肺肉瘤易误诊、漏诊，最终诊断主要依靠病理细胞形态以及免疫组化，并需要排除全身其他部位肉瘤转移。本例患者最终确诊即通过病理活检，PET/CT是排除全身其他部位肉瘤可能性的最佳手段之一，但因为经济原因，本例患者选择腹部增强CT及全身骨扫描检查。近年研究报道了30例原发性肺肉瘤患者，1年生存率40%，5年生存率10%，现有化疗方案可参照非小细胞肺癌方案，但放化疗及手术疗效均欠佳，易发生转移。

IPA合并实体肿瘤可表现为难治性气道侵袭性曲霉病，临床表现及影像学缺乏特异性，诊断主要依据反复多次支气管镜病理活检确诊。IPA通常在肿瘤确诊之前发现，因此大部分患者先进行了抗真菌治疗及支气管镜下物理治疗，但可能治疗效果欠佳。若在没有强烈潜在危险因素的患者中发现难治性IPA，则临床医生应警惕恶性肿瘤的可能。

病例提供单位：中南大学湘雅二医院

整理：曾慧卉

述评：陈燕

## 参考文献

[1] 张静，瞿介明.肺曲霉病病谱及其诊断策略[J].中华结核和呼吸杂志,2015,38:11-13.

[2] JIANG S, JIANG L, SHAN F, et al. Two cases of endobronchial aspergilloma with lung cancer: a review the literature of endobronchial aspergilloma with underlying malignant lesions of the lung [J]. Intern J Clin Experi Med, 2015,8:17015.

[3] MA JE, YUN EY, KIM YE, et al, Endobronchial aspergilloma: report of 10 cases and literature review [J]. Yonsei Med J, 2011,52:787-792.

[4] HAM HS, LEE SJ, CHO YJ, et al. A case of lung cancer obscured by endobronchial aspergilloma [J]. Tuberculosis Respir Dis, 2006,61:157-161.

[5] ZHOU XM, LI P, ZHAO L, et al. Lung carcinosarcoma masked by tracheobronchial aspergillosis [J]. Intern Med, 2015,54:1905-1907.

[6] WU T, LI P, WANG M, et al. Pulmonary solid tumor with coexisting pulmonary aspergillosis: case reports and literature review [J]. Clin Respir J, 2017,11:3-12.

[7] 于正伦，黄静，徐红亮，等.原发性肺肉瘤30例临床分析[J].中国呼吸与危重监护杂志,2016,15:412-414.

[8] FRAZIER AA, FRANKS TJ, PUGATCH RD, et al. Pleuropulmonary synovial sarcoma [J]. Radiographics, 2006,26:923-940.

[9] ETIENNE-MASTROIANNI B, FALCHERO L, CHALABREYSSE L, et al. Primary sarcomas of the lung: a clinicopathologic study of 12 cases [J]. Lung Cancer, 2002,38:283-289.

# 第二章

# 肺部肿瘤性疾病

## 病例12 新发肺癌患者反复出现呼吸困难

### 主诉

咳嗽19天,胸痛15天,加重伴呼吸困难5天。

### 病史摘要

患者,男性,62岁,主因"咳嗽19天,胸痛15天,加重伴呼吸困难5天"入院。患者19天前无明显诱因出现咳嗽,咳少量白色黏痰,无发热,无痰中带血,自行口服复方氨酚烷胺片(感康),症状无改善,到当地医院行胸部CT检查提示:左肺占位、左侧少量胸腔积液、少量心包积液。给予抗感染治疗(具体用药不详)效果不佳。15天前开始出现左侧胸痛,为钝痛,深吸气加重,复查胸部CT示左下肺占位较前增大,左侧胸腔积液及心包积液较前减少。于我院门诊行电子支气管镜检查,镜下于主气道中上段前壁见一息肉样病变凸起管腔,余气管支气管及分支管腔通畅,导向鞘(GS)超声下于左肺下叶背段探及异常回声。故于主气道中上段前壁行黏膜活检,左肺下叶背段行经支气管肺活检(TBLB)术,并于左肺下叶背段及左肺下叶外后基底段灌洗查脱落细胞及抗酸杆菌。病理结果回报:(左肺下叶背段及左肺下叶外后基底段灌洗液)送检标本内见极少量异型细胞。(主气道中上段)送检组织呈息肉样,表面被覆假复层纤毛柱状上皮,间质纤维组织有玻璃样变性。(左肺下叶背段)送检支气管黏膜上皮下见少量挤压的异型细胞巢,结合形态学特征及免疫组化染色结果支持腺癌。免疫组化染色结果:TTF-1(+)、Napsin A(+)、CK7(+)、CgA(-)、Syn(-)、P40(-)、Ki-67(阳性率60%)、CD56(-)。灌洗液抗酸杆菌阴性。5天前无明显诱因下患者出现呼吸困难,不能平卧,伴夜间憋醒,为求进一步诊治入院。病程中无意识障碍,无头晕、头痛,无咯血,无心悸、气短,无恶心、呕吐,无腹痛、腹泻,无尿急、尿频、尿痛。饮食及睡眠差,小便量少,大便正常,近期体重无明显变化。否认其他特殊病史、个人史及家族史。

### 入院查体

T 36.5℃,P 109次/分,R 25次/分,BP 130/76 mmHg,神志清楚,端坐呼吸,腹式呼吸正常,胸廓无畸形,呼吸运动对称,右下肺语颤减弱,双下肺叩诊浊音,听诊双下肺呼吸音减弱,双肺可闻及散在干、湿啰音,右下肺语音震颤减弱,未闻及胸膜摩擦音。HR 109次/分,节律规整,心音低钝,各瓣膜听诊区未闻及杂音及心包摩擦音。腹部查体未及异常。脊柱、四肢无畸形,关节无红肿,双下肢无水肿。

**辅助检查**

2019年10月23日胸部CT示左下肺占位,左侧少量胸腔积液,心包少量积液(图12-1)。2019年10月28日胸部CT示左下肺占位较前增大,但左侧胸腔积液及心包积液较前减少(图12-2)。支气管镜及病理检查结果见病史部分。

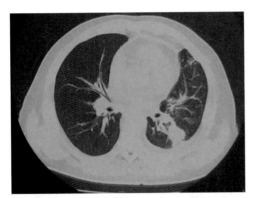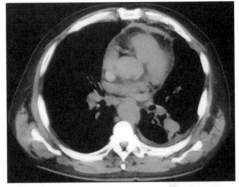

图12-1 2019年10月23日胸部CT提示左下肺占位,左侧少量胸腔积液,心包少量积液

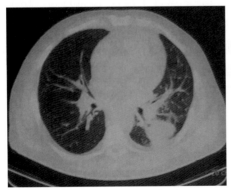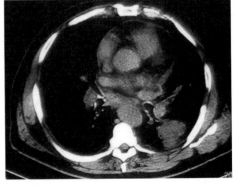

图12-2 2019年10月28日胸部CT提示左下肺占位较前增大,左侧胸腔积液及心包积液较前减少

分析该患者临床特点:①中老年男性,病史较短;②主诉症状为咳嗽19天,胸痛15天,加重伴呼吸困难5天,结合支气管镜病理,左下肺腺癌诊断明确,目前主要症状为干咳、呼吸困难,不能平卧,伴夜间憋醒;③否认其他特殊病史;④体征:右下肺语颤减弱,双下肺叩诊浊音,听诊双下肺呼吸音减弱,双肺可闻及散在干、湿啰音,右下肺语音震颤减弱,心音低钝。⑤胸部CT示左下肺占位,10月23日出现左侧少量胸腔积液、心包积液,5天后复查积液减少但肿块增大。综上考虑患者咳嗽呼吸困难原因需鉴别下列疾病:①肺癌合并肺部感染;②肺不张;③胸腔积液及心包积液增加;④肺栓塞;⑤缺血性心脏病、左心功能不全。完善相关辅助检查。

　　入院后急检动脉血气分析：pH 7.40，$PaCO_2$ 35 mmHg，$PaO_2$ 52 mmHg。血常规：WBC $11.3×10^9$/L，N％ 78.4％，L％ 8.6％，单核细胞百分比 12.8％。凝血常规：凝血酶原时间 16.7 s，凝血酶原国际正常比值 1.45，凝血酶原活动度 57％，D-二聚体 3.83 μg/ml，纤维蛋白（原）降解产物 14.6 μg/ml。BNP 27 pg/ml。血生化：TP 62.7 g/L，Alb 38.6 g/L，GGT 125 U/L，前白蛋白 169 mg/L，素氮 11.64 mmol/L，尿酸 529 μmol/L。餐后随机血糖 8.99 mmol/L。ESR 11 mm/h。尿便常规、免疫常规（传染病筛查）、心肌损伤标志物、PCT、真菌 D 葡聚糖均未见异常。心脏彩超示射血分数（ejection fractions，EF）55％，各心腔及大血管内径正常，瓣膜形态、活动、回声未见异常。心包积液：右室前壁前探及约 12 mm 液性暗区，左室后壁后探及约 14 mm 液性暗区，心尖部探及约 24 mm 液性暗区。床头心电图（心内科）：心室率 109 bpm，PR 间期 144 ms，QRS 持续时间 144 ms，QT/QTc 384/517 ms；诊断提示：窦性心动过速，不正常心电图，心电轴左偏，Ⅰ、Ⅱ、V3～V5 导联 T 波倒置。2019 年 11 月 11 日胸部 CT 示左肺下叶占位，大小较 2019 年 10 月 28 日胸部 CT 变化不大，右肺中叶实变，右肺下叶受压体积缩小，右侧大量胸腔积液，左侧少量胸腔积液，大量心包积液。双下肢深静脉彩超未见异常（图 12-3）。

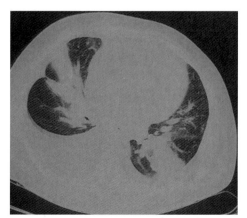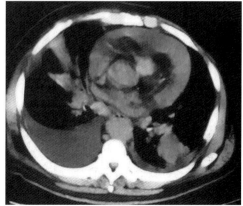

图 12-3　2019 年 11 月 11 日胸部 CT 检查

**初步诊断**

　　左肺恶性肿瘤（腺癌），双侧肺炎，双侧胸腔积液，心包积液，Ⅰ型呼吸衰竭。

**治疗及转归**

　　（1）第一阶段。明确诊断后，立即给予持续低流量吸氧、抗感染、祛痰、平喘、改善循环治疗。患者有左肺腺癌，结合新增长的大量胸腔积液及心包积液，考虑肺腺癌转移所致可能性大，反复与患者及家属沟通、交代相关获益及风险、取得知情同意后于 2019 年 11 月 13 日早晨于超声室行彩超引导下右侧胸腔穿刺置管引流及心包穿刺置管引流，胸腔积液及心包积液脱落细胞均查到腺癌细胞。当日上午右侧胸腔置管排黄色积液 600 ml，心包置管排血性积液 300 ml。考虑患者为中老年男性无吸烟史，Ⅳ期肺腺癌，一般状态较差，美国东部肿瘤协作组体力状况（Eastern Cooperative Oncology Group，ECOG）评分 4 分，不适于手术治疗及化疗,故建议行分子靶向治疗,并行肿瘤基因突变检测。肺癌肿瘤基因突变检测在准确性方面组织标本优于胸腔积液标本,胸腔积液标本优于外周血标本。肿瘤患者接受治疗(放化疗或分子靶向治疗后)调整治疗方案需重新行基因突变检测。因患者近期已行支气管镜活检获得肺癌组织,未行抗肿瘤治疗,故建议行支气管镜获得组织的基因突变检测。同时PIONEER研究表明,EGFR基因突变的频率在亚裔女性(61.1%)和从不吸烟者(60.7%)中很高,在男性(44%)、偶尔吸烟者(51.6%)和有吸烟史的人群(43.2%)中也是常见的。我国学者的研究也获得相似研究结果。结合该患者肿瘤进展较快,亟待抗肿瘤治疗。因其从不吸烟,更可能在EGFR-酪氨酸激酶抑制剂(tyrosine kinase inhibitor, TKI)药物治疗中受益,因此在提检肺组织基因突变检测同时于2019年11月13日给予吉非替尼250 mg每日1次口服。同时患者为男性活动性肿瘤患者,存在呼吸困难症状,HR 109次/分,D-二聚体显著增高,故行肺栓塞评估,简化Wells评分为3分,修订版Geneva评分3分,考虑肺栓塞为中度可能,虽然间接指标心肌损伤标志物、心脏彩超及双下肢深静脉彩超均未见提示肺栓塞的改变,但也不能完全除外肺栓塞,但患者一般状态差,呼吸困难、端坐呼吸,不适于行肺动脉CT或核素显像确诊/排除肺栓塞。而患者出血风险较低,故给予低分子肝素4100 IU bid皮下注射预防血栓形成。

但是经过上述治疗,患者病情未见好转,于2019年11月13日18:35出现呼吸困难加重,端坐呼吸,大汗,呼吸窘迫。查体:叩诊双下肺实音,听诊双下肺呼吸音弱,可闻及散在湿性啰音,心音低钝。腹部查体未见异常,双下肢无水肿。多功能监护示:鼻导管主动气道湿化高流量氧疗(吸入氧浓度90%、流量45 L/min、温度34℃)指脉氧80%,HR 151次/分,R 30次/分,BP 180/112 mmHg。给予二羟丙茶碱0.25 g、托拉塞米10 mg、去乙酰毛花苷0.2 mg、地塞米松10 mg静注后症状仍未见好转。

(2)第二阶段。再次分析该患临床特点:①中老年男性,左肺腺癌诊断明确,右侧大量胸腔积液及大量心包积液置管引流后突发端坐呼吸加重,伴大汗、心率加快、呼吸窘迫、血压增高。②体征:双下肺叩诊浊音,听诊双下肺呼吸音减弱,双肺可闻及散在湿性啰音,心音低钝。③高流量吸氧、强心、利尿、平喘治疗不缓解。

综合以上临床资料,考虑患者呼吸困难表现为胸腔心包置管引流后急性左心衰或心包压塞症状,需鉴别下列疾病:①急性冠脉综合征;②肺栓塞;③胸腔积液及心包积液增加;④胸腔穿刺后气胸;⑤ARDS。再次行右侧胸腔排液500 ml,心包排液200 ml。同时完善相关检查。

复查心电图较前无变化。血气分析(FiO$_2$ 95%):pH 7.49,PaCO$_2$ 34 mmHg,PaO$_2$ 48 mmHg,Na$^+$ 136 mmol/L,K$^+$ 3.6 mmol/L,Ca$^{2+}$ 1.11 mmol/L,Glu 7.9 mmol/L,HCO$_3^-$ 25.9 mmol/L,碱剩余(base excess,BE)3.0 mmol/L。血常规:Hb 155 g/L,Hct 50%,WBC 14.1×10$^9$/L,N% 87.2%,L% 7.1%。凝血常规:D-二聚体7.27 μg/ml,纤维蛋白(原)降解产物23.0 μg/ml。心肌酶:AST 56 U/L,LDH 464 U/L,α-羟丁酸脱氢酶306 U/L。血生化:ALT 64 U/L,AST 55 U/L,TP 62.1 g/L,Alb 39.0 g/L,直接胆红素10.00 μmol/L,谷氨酰转肽酶140.0 U/L,前白蛋白135 mg/L,纤维结合蛋白439 mg/L,淀粉酶13 U/L。BNP 57 pg/ml。心肌损伤标志物:肌钙蛋白0.034 ng/ml。复查床头心脏彩超示EF 60%,各心腔、大血管、瓣膜形态正常,心包积液:右室前壁前探及约8 mm液性暗区,心尖部探及约7 mm液性暗区。腹部彩超提示脂肪肝。胸腔积液彩超:右侧胸腔腋后

线第 5～9 肋间探及液性暗区,较深处位于第 6 肋间,深 8.7 cm;左侧胸腔腋后线第 4～9 肋间探及液性暗区,其内可见细密点状回声,较深处位于第 6 肋间,深 11.5 cm。坐位床头胸片示双肺斑片影,气管及纵隔右偏,左下肺可见大片状密度增高影,呈外高内低的反抛物线征,左上肺透光度减低(图 12 - 4)。

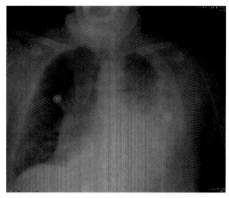

图 12 - 4　床头坐位胸部 X 线检查。提示双肺斑片影,气管及纵隔右偏,左下肺可见大片状密度增高影,呈外高内低的反抛物线征,左上肺透光度减低

综合以上临床资料,考虑急性冠脉综合征、气胸、ARDS 可能性小。左侧突然出现大量胸腔积液,压迫引起纵隔右偏可能是呼吸困难加重的罪魁祸首,立即行超声引导下左侧胸腔穿刺置管引流。因出现纵隔移位,不敢快速大量排液,以免引起纵隔摆动加重症状或引起猝死,予间断少量排液,每隔 2 小时排液 300 ml。同时患者活动后呼吸困难加重,D-二聚体在 1 天内由 3.83 μg/ml 增高到 7.27 μg/ml,仍应高度警惕肺栓塞。目前患者状态不适于行肺动脉 CT 血管成像或核素显像确诊,但出血风险低,将低分子肝素加量至治疗剂量 7 500 IU bid 皮下注射。

患者左侧胸腔张力较高,排液速度极快,需控制排液速度。左侧排血性积液 300 ml 后患者呼吸窘迫症状明显缓解,仍端坐呼吸,但无大汗。排液 600 ml 后患者可半卧位睡眠,无呼吸困难,血压恢复正常,心率下降至 120 次/分。排液 1 800 ml 后患者仍有呼吸困难,翻身或坐起等活动后明显,静息状态呼吸困难消失,可半卧位,仍不能平卧,鼻导管中流量吸氧指脉氧 97%,HR 96 次/分,R 20 次/分,BP 126/84 mmHg。

5 日后患者右侧胸腔积液、心包积液排净且不再产生,左侧胸腔积液明显减少,吉非替尼(易瑞沙)治疗有效。生命体征平稳,呼吸困难缓解,但活动后仍有气短,咳嗽减轻,可平卧,改为鼻导管低流量吸氧。

(3) 第三阶段。患者病情明显缓解,诊断正确、治疗有效。患者出院后应怎样巩固治疗呢?经过治疗患者病情缓解,抗感染、祛痰平喘药可停用,吉非替尼需持续应用直至肿块进展,定期复查,如出现胸腔积液增多或脑转移,可行胸腔排液局部治疗及脑放疗。给予足量低分子肝素抗凝治疗后,患者呼吸困难症状缓解,但是出院后抗凝药物应如何使用? 首先,从病情方面考虑:患者基础心肺功能较好,除左下肺占位外余肺功能较好,排净胸腔积液及心包积液,肿瘤得到控制后,氧合应完全恢复正常,不需要吸氧;但患者的实际情况是活动后仍有气短,虽然吸入氧浓度下调,氧需求下降,但仍离不开氧气,仍存在 I 型呼吸衰竭,除外肺通气障碍、换气障碍、氧输送障碍及组织利用氧障碍后,仍考虑通气血流比例失调,需高度怀疑肺栓塞。其次,从治疗角度看,我们需要明确患者是否合并肺栓塞,如果没有肺栓塞,患者可以自行活动,不存在制动情况,胸腔积液、心包积液不再产生,说明应用吉非替尼后肺癌得到控制,那么出院后吉非替尼单药维持治疗就足够;如果患者已经合并肺栓塞,且不合并下肢深静脉血栓,栓子来源不明,存在肺癌,那么可能需要应用足量低分子肝素长期进行抗凝治疗,如患者长期应用低分子肝素存在困难,可给予新型口服抗凝药长期维持治疗,并警惕药物不良反应,如出血、肝素诱导的血小板减少症等。因此我们需完善肺栓塞相关检查。

故于 2019 年 11 月 18 日行肺动脉 CT 血管造影（CT angiography，CTA）检查，结果示双肺动脉栓塞(图 12 - 5)。

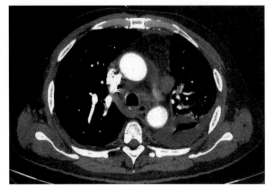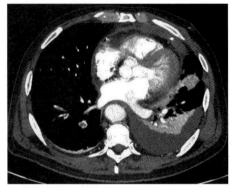

图 12 - 5  2019 年 11 月 18 日 CTA 检查提示双肺动脉栓塞

（4）第四阶段。10 日后基因突变结果示 21 号外显子 L858R 点位突变，支持现有诊断及治疗方案，继续应用吉非替尼治疗。肺栓塞诊断明确，需继续规律抗凝治疗。患者双侧胸腔积液排净，且不再产生，拔出胸腔引流管及心包引流管。患者出院，建议回家后持续低流量吸氧，口服吉非替尼 250 mg qd，低分子肝素 7 500 IU bid 皮下注射。1 周后患者不能坚持低分子肝素治疗，改为利伐沙班 15 mg bid 口服 4 天，然后利伐沙班 20 mg qd 口服长期维持治疗。1 个月后患者停止吸氧，偶有干咳，无活动后呼吸困难，复查胸部 CT 示左下肺肿块减小，胸腔积液及心包积液无增长(图 12 - 6)。目前仍在随访中。

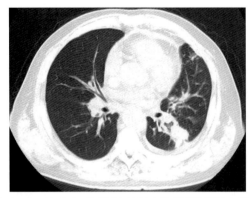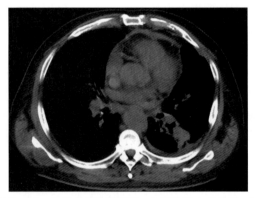

图 12 - 6  2019 年 12 月 23 日复查胸部 CT 提示左肺肿块减小，左侧少量胸腔积液，左下肺散在斑片影，心包少量积液

**最后诊断** ▶▶▶

左肺恶性肿瘤（腺癌），肺动脉栓塞，双侧肺炎，双侧胸腔积液，心包积液，Ⅰ型呼吸衰竭。

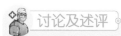

**讨论及述评**

　　肺癌合并癌性胸腔积液是临床中较为常见的疾病。胸腔积液多缓慢增加,大量胸腔积液可引起胸闷、呼吸困难症状,但引起呼吸窘迫、大汗、端坐呼吸者少见,尤其是在短短2天内出现大量胸腔积液引起纵隔移位、心包压塞症状者极少见。此病例提示广大医生,当肺癌患者突发呼吸困难、呼吸窘迫时,在考虑其他疾病的同时也应注意突然发生的大量胸腔积液,坐位床头胸片、床头彩超很容易就能证实,但平卧位床头胸片表现不特异,可能表现为左肺弥漫性透光度减低、肋膈角变钝,故不太建议。

　　同时肺栓塞也是临床较为棘手的问题。曾经认为这是一个少见病,但近年来随着广大医生认知水平及诊断水平的提高,人们发现肺栓塞也是一种临床常见病。目前国家仍在大力推广肺栓塞的诊治及预防工作。肺癌是肺栓塞的独立危险因素,但由于肺癌患者多合并多种疾病,可引起咯血、呼吸困难,也可引起多种影像学改变,而肺栓塞症状往往不特异,故从临床表现上鉴别肺癌是否合并肺栓塞往往比较困难。D-二聚体对于肺栓塞的鉴别有一定价值,但由于肺癌也可引起D-二聚体增高,故其鉴别诊断价值被削弱。因此,对于可疑患者行肺动脉CTA或核素通气灌注显像检查常常是必要的,而肺癌合并肺栓塞的治疗可参照相关指南进行。

病例提供:吉林大学第二医院

整理:苏振中

述评:张捷

## 参考文献

［1］SHI Y, AU JS, THONGPRASERT S, et al. A prospective, molecular epidemiology study of EGFR mutations in Asian patients with advanced non-small-cell lung cancer of adenocarcinoma histology (PIONEER)［J］. J Thorac Oncol, 2014, 9:154－162.

［2］魏丹凤,郭元彪,王战豪,等. 四川地区非小细胞肺癌患者EGFR基因突变分型与临床病理特征的相关性分析［J］. 临床肿瘤学杂志,2018,23(10):915－919.

［3］杨宏,韩震,何敏,等. 非小细胞肺癌EGFR突变与临床特性的相关性分析［J］. 内蒙古医科大学学报,2017,39(4):341－345.

［4］中华医学会呼吸病学分会肺栓塞与肺血管病学组. 肺血栓栓塞症诊治与预防指南［J］. 中华医学杂志,2018,98(14):1060－1087.

## 病例13　肿块型原发性肺黏液腺癌

**主诉**

　　体检发现左肺占位1天。

### 病史摘要

患者,女性,26 岁,因"体检发现左肺占位 1 天"于 2019 年 9 月 18 日入院。1 天前患者至当地医院行健康体检,胸部 CT 提示左肺上叶占位性病变,患者无胸闷、气急,无胸痛、咯血,无畏寒、发热等不适,为求进一步诊治遂收治入我科。患者自发病以来,神志清楚,精神可,食欲可,睡眠欠安,大小便正常,自诉近 1 个月来因"节食"体重下降约 5 kg。既往体健,否认吸烟史,配偶长期大量吸烟,无疫水、疫区及家禽密切接触史,否认肿瘤相关家族遗传史。

### 入院查体

T 37.3℃,P 79 次/分,R 20 次/分,BP 112/83 mmHg。神志清,精神可,口唇无明显发绀,全身浅表淋巴结未及肿大,颈静脉无充盈,肝颈静脉反流征(一),气管居中,两肺呼吸音清,未闻及干、湿啰音。HR 79 次/分,心律齐,各瓣膜听诊区未及病理性杂音。腹平软,全腹无压痛及反跳痛,肝脾肋下未及,双肾区无叩痛,双下肢无凹陷性水肿,双下肢肌力 5 级,病理反射征(一)。

### 辅助检查

(1) 入院时:WBC 7.77×10⁹/L,N% 62.6%,L% 29%,Hb 141 g/L,RBC 4.63×10¹²/L,PLT 266×10⁹/L,CRP<3.11 mg/L。肿瘤标志物:CEA 6.63 ng/ml(0～4 ng/ml),NSE 9.42 ng/ml(0～16.3 ng/ml),细胞角蛋白 19 片段(cytokeratin-19-fragment,CYFRA21-1) 1.92 ng/ml(0～3.3 ng/ml),胃泌素释放肽前体 33.99 pg/ml(0～68.3 pg/ml),鳞状细胞癌抗原(squamous cell carcinoma antigen,SCC) 0.90 ng/ml(0～1.5 ng/ml)。生化、电解质、凝血功能、HIV 抗体、梅毒螺旋体抗体、乙肝病毒抗原、丙肝病毒抗原、尿常规、粪常规、心电图均正常。

(2) 胸部增强 CT(图 13-1):左肺上叶舌段见一不规则肿块影,长径约 4.7 cm,可见分叶,支气管充气征;纵隔窗未见明显肿大淋巴结。增强可见肿块动脉期强化不显著,而同一部位静脉期显著强化。

(3) 支气管镜检查(图 13-2):各支气管黏膜稍充血水肿,左肺上叶支气管黏膜表面覆有少许白色分泌物;各支气管管腔通畅,无狭窄,未见新生物。于左肺下舌段行经支气管肺活检(transbronchial lung biopsy,TBLB),并于左肺舌段支气管刷检及支气管肺泡灌洗。

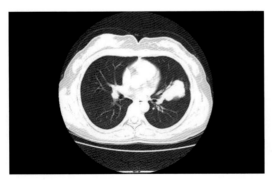
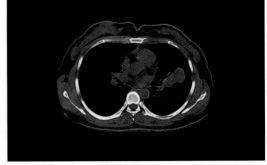

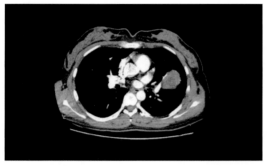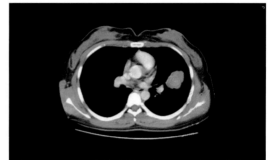

图 13‑1　胸部增强 CT

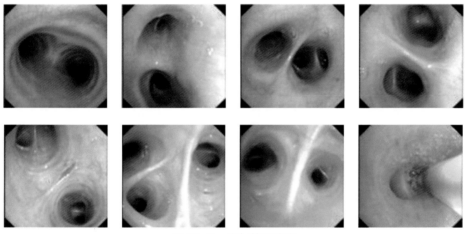

图 13‑2　支气管镜检查

（4）支气管镜病理结果及肺穿刺病理：支气管镜活检、灌洗液及刷检病理见少许游离黏膜上皮及纤维结缔组织伴散在炎细胞，未见恶性肿瘤细胞；肺穿刺活检病理见小颗组织，提示黏液腺癌。

（5）PET/CT：左肺上叶后段不规则软组织肿块影，氟代脱氧葡萄糖（fluorodeoxy-glucose，FDG）代谢增高。余器官 FDG 代谢未见异常。

（6）胸外科手术后病理及免疫组化（图 13‑3）：患者于 2019 年 10 月 8 日于我院胸外科行"胸腔镜下左肺上叶切除＋淋巴结清扫术"。术后病理：左肺上叶周围型低分化黏液腺癌。

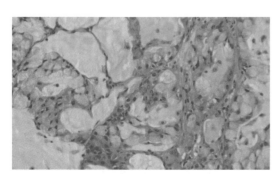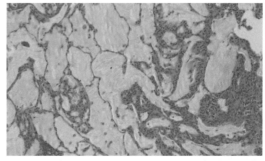

图 13‑3　患者术后常规病理 HE 染色：肺泡腔内充满淡染黏液，柱状细胞以钉突样方式沿着肺泡间隔生长

(7) 基因检测结果：ALK(Exon19)-EML4(Exon21)，突变丰度 9.98%。

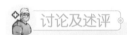

初步诊断

原发性肺黏液腺癌，$sT_3N_2M_0$，ⅢB 期。

治疗及转归

患者肿瘤分期属ⅢB 期，为局部晚期，因经济问题，拒绝靶向治疗，遂予培美曲塞＋卡铂联合方案行化疗 4 周期，并定期随访至今，未复发。

最终诊断

原发性肺黏液腺癌，$sT_3N_2M_0$，ⅢB 期。

讨论及述评

原发性肺黏液腺癌(primary pulmonary mucinousadenocarcinoma，PPMA)是一种少见的特殊类型的肺腺癌，仅占肺腺癌患者的 0.14%。PPMA 常常以肺炎样的方式广泛浸润肺段或肺叶，肺泡腔内充满黏液，因为肺泡实质与浸润的黏液固化区域紧密相连，往往使得肿瘤的边界难以确定，病灶呈现皱缩样瘢痕样外观；组织学特征：柱状细胞以钉突样方式沿着肺泡间隔生长，肺泡间隔无明显纤维性增厚。影像学表现呈多样性，在 CT 形态学上可分为孤立病变型和弥漫型。Hata 等总结了 18 例 PPMA 的影像学表现，发现主要有两种表现，一种是病变分布在肺野周围、边界不清的实性结节，此类型多见；另一部分表现为伴支气管充气征或磨玻璃密度影的实变影，类似于炎症表现，此类型少见些。文献报道，PPMA 的好发年龄为 50～70 岁。该患者年仅 26 岁，属于发病罕见年龄段，也无肿瘤相关家族史。追溯其病史，得知其数年前曾遭受创伤应激事件，且其丈夫有大量吸烟史，推测长期不良情绪及吸入二手烟为该患者致病的可能危险因素。

本病临床表现无特殊性，主要表现为咳嗽、咳痰、乏力、消瘦、胸闷气短等常见肺部疾病表现，偶见痰中带血，早期易被误诊为肺炎、慢性阻塞性肺病等，尤其易误诊为普通肺炎，部分患者常因为抗结核、抗感染治疗无效后，经支气管镜、经皮肺穿刺或术后病理确诊为 PPMA。本例患者因体检入院，无明显呼吸道症状，影像学虽见较大体积占位伴分叶征，但肿块内见明显支气管充气征，与常见恶性肿瘤膨胀性生长导致受累支气管受压狭窄，相应肺叶、肺段不张的特征不符，且增强 CT 见肿块动脉期强化不显著，提示该病灶动脉血供不丰富，不同于一般恶性肿瘤多由动脉供血的特点，结合该患者年龄较轻，易误诊为"肺部感染""炎性假瘤"等。有关年轻发病的 PPMA 报道罕见，我们还曾经遇到一例 24 岁年轻女性 PPMA 患者，也是因体检发现右肺一混杂密度结节影，术后病理证实为 PPMA(图 13-4)。可见年轻人的 PPAM 发病情况值得警惕。

根据 2019 版《CSCO 肺癌诊疗指南》，根治性外科手术是针对ⅡA、ⅡB 期非小细胞肺癌的首选治疗手段，标准术式为解剖性肺叶切除术＋肺门纵隔淋巴结清扫术。可手术的ⅢA 或ⅢB 期 NSCLC 患者，术后推荐辅以含铂双药方案化疗。该患者术前胸部 CT 未报纵隔内明显肿大淋巴结，PET/CT 未见其他部位 FDG 高代谢，结合患者肿块最

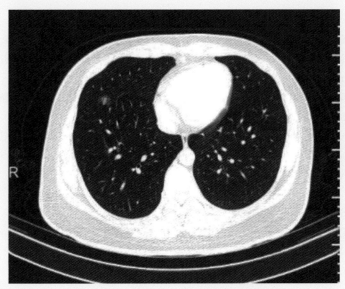

图 13-4　CT 显示右肺混杂密度结节影

大径约 4.7 cm，术前临床分期为 $T_{2b}N_0M_0$，ⅡA 期，采取了解剖性左肺上叶切除术及淋巴结清扫术。术前 PET/CT 未见隆突下淋巴结异常放射性浓聚，术后病理证实该处转移，提示 PET/CT 存在其局限性，临床工作中不可盲目依赖，以免误判肿瘤分期，从而造成无手术指针性手术或延误手术切除时机。患者术后分期为 $T_3N_2M_0$，ⅢB 期，属局部晚期，辅以术后培美曲塞＋卡铂含铂双药方案化疗。

对于术后发现驱动基因阳性的患者，可行术后辅助靶向治疗。ALK 重组、k-ras 和 EGFR 基因突变将有助于诊断和预测治疗效果。一项 73 例的 PPMA 的回顾性研究中，探讨了 ALK 重组、k-ras 和 EGFR 基因突变在 PPMA 中临床及病理的意义。ALK 重排出现在 34.2% 的患者，该突变更频繁地出现在病灶位于中上叶Ⅲ～Ⅳ期及非吸烟患者。且 ALK 重排在病理表现以黏液为主伴实性，印戒细胞、筛状，微乳头为主中的比例最高。23.3% 的患者出现 k-ras 突变，该突变更易出现在浸润性黏液腺癌和病灶位于下叶的患者中。该患者基因检测提示 ALK 基因融合 EML4 基因，属于最常见的 ALK 融合突变，阿来替尼对于此类突变属于首选治疗，但该患者因为经济原因拒绝靶向药物治疗，故予含铂双药化疗方案治疗。

总之，在临床工作中，对于有咳嗽、咳痰，但无炎症表现，尤其是经抗感染治疗无效的患者，或对于有类似影像学表现的，需考虑 PPMA，及时行支气管镜、肺穿刺活检检查以明确诊断。而本例患者的诊治提醒我们，即使是无咳嗽咳痰、体检发现肺部异常的年轻患者，仍需考虑 PPMA，应尽早明确诊断，及时治疗，改善预后。由于 PPMA 在肺癌组织学分型中所占的比例很低，缺乏大样本的研究，其基因突变类型、治疗模式尚需进一步探讨。

病例提供单位：温州医科大学附属第二医院

整理：冷哲枫

述评：戴元荣

## 参考文献

[1] ROSSI G, MURER B, CAVAZZA A. Primary mucinous (so-called colloid) carcinomas of the lung: A clinicopathologic and immunohistochemical study with special reference to CDX - 2 homeobox gene and MUC2 expression [J]. Am J Surg Pathol, 2004, 28:442 - 452.

[2] 英天舒, 张晓晔. 31例原发性肺黏液腺癌的CT表现与病理特点分析[J]. 实用癌症杂志, 2016, 31 (4):567 - 568,571.

[3] HATA A, KATAKAMI N, FUJITA S, et al. Frequency of EGFR and KRAS mutations in Japanese patients with lung adenocarcinoma with features of the mucinous subtype of bronchioloalveolar carcinoma [J]. J Thorac Oncol, 2010, 5(8):1197 - 1200.

[4] 谭小妹, 邓东, 韦艳静. 原发性肺浸润型黏液腺癌的多层螺旋CT征象分析[J]. 微创医学, 2019, 14 (2):153 - 156.

[5] CRINO L, KIM D, RIELY GJ. Initial phase II results with crizotinib in advanced ALK-positive non-small cell lung cancer (NSCLC): PROFILE 1005 [J]. J Clin Oncol, 2011, 29 (suppl): abstract 7514.

## 病例14 酷似肺炎的原发肺黏液腺癌

### 主诉

咳嗽、咳痰2个月余。

### 病史摘要

患者, 女性, 75岁, 农民。2个月前无明显诱因下出现咳嗽、咳痰, 为白色黏痰, 无发热、胸闷、气喘等不适, 当地医院查胸部CT提示两肺多发感染, 予以哌拉西林舒巴坦、左氧氟沙星等治疗后咳嗽、咳痰较前稍有好转, 但间断出现发热, 体温最高38℃。后于外院就诊, 查PET/CT提示: 两肺炎性改变; 气管镜: 双侧支气管炎性改变; 灌洗液未找到恶性细胞, 未找到抗酸杆菌、耶氏肺孢子菌、酵母菌。现为行进一步治疗收入我科。

### 入院查体

T 36.6℃, P 78次/分, R 26次/分, BP 124/77 mmHg, 神志清, 精神可, 消瘦体型。全身皮肤黏膜未见黄染、瘀斑、瘀点、苍白, 浅表淋巴结未触及肿大。口唇无绀, 咽部未见充血。双侧甲状腺未触及肿大。双肺呼吸音粗, 可闻及少量啰音。HR 78次/分, 律齐, 各瓣膜听诊区未闻及病理性杂音。腹部无异常, 肝、脾肋下未触及。

### 辅助检查

(1) 入院时: 血常规WBC $3.52 \times 10^9 / L \downarrow$, N% 66.10%, 嗜酸性粒细胞(eosinophil, E) 百分比(E%) 3.4%, L% 19.3% ↓, 单核细胞(monocyte, M)百分比(M%) 11.0% ↑, RBC

$4.27 \times 10^{12}/L$，Hb 114.00 g/L，PLT $163.00 \times 10^9/L$；ESR 65.00 mm/h↑；IL-6 24.14 pg/ml↑；CRP 39.3 mg/L↑；PCT 0.043 ng/ml。尿常规:镜检红细胞 2～4/HP,比重 1.013,尿酸碱度 7.0,尿隐血(＋)↑,尿酮体(＋)↑。血气分析:pH 7.42,$PaO_2$ 84.00 mmHg,$PaCO_2$ 35.00 mmHg,$SaO_2$ 96.0%。肿瘤指标:糖类抗原(carbohydrate antigen，CA)125 25.37 U/ml；CYFRA21-1 9.70 ng/ml↑；CA199 994.60 U/ml↑；CEA 3.56 ng/ml；CA153 31.73 U/ml↑；甲胎蛋白(alpha-fetoprotein，AFP)1.57 μg/L，NSE 9.95 ng/ml；SCC 3.30 ng/ml↑。真菌 D-葡聚糖 35.0 pg/ml；T-spot 阴性。抗结核菌抗体 IgG、IgM 阴性;真菌涂片检查(一);肺炎支原体抗体检测:阴性<1:80;副流感病毒抗体 IgM 弱阳性;浓缩集菌抗酸检测(一);痰培养(一);RF 19.38 IU/ml↑;ANA＋ENA＋ANCA:阴性。甲状腺功能常规:正常。乙肝、梅毒、HIV:阴性。

（2）影像学改变见图 14-1～图 14-3。

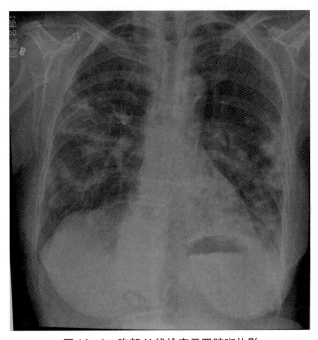

图 14-1　胸部 X 线检查示双肺斑片影

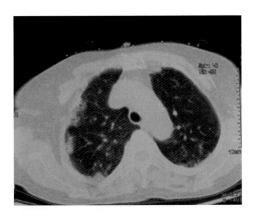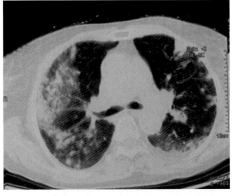

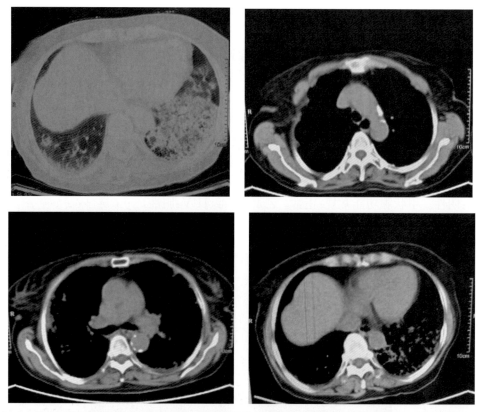

图 14-2 胸部 CT(2016 年 5 月 31 日):提示两肺考虑炎症性病变可能性大,部分密度较实,纵隔内淋巴结肿大

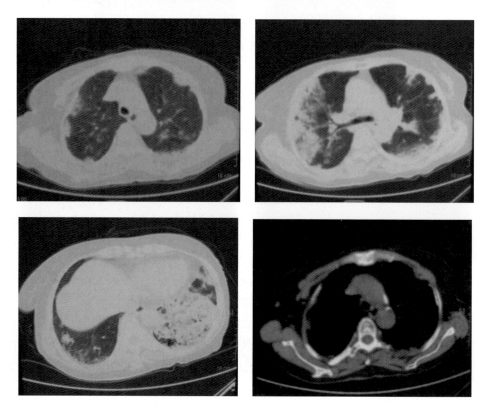

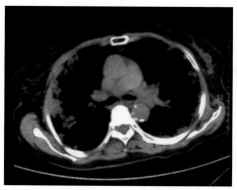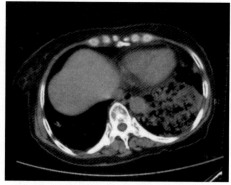

**图14-3 胸部CT(2016年7月13日)提示双肺炎症未有吸收,斑片渗出较前致密**

(3) PET/CT:①两肺炎性改变,最大标准摄取值(SUV$_{max}$)=8.4;②肝囊肿;③左肾囊肿;④脊柱退行性变;⑤宫内节育环残留,建议妇科检查;⑥两侧基底节区腔隙灶,脑白质变性。

### 初步诊断

社区获得性肺炎,双侧,重症。

### 治疗及转归

患者入院后完善相关检查,拟诊双侧重症肺炎,予莫西沙星抗感染、多索茶碱平喘以及化痰支持治疗,患者仍有胸闷乏力、咳嗽、咳白痰,并出现发热,体温最高38.5℃。遂行CT引导下经皮肺穿刺术。

活检肺组织病理提示:黏液腺癌,排除转移后可考虑为原发。免疫组化结果:CK5/6(-),CK7(+),CK20(+),TTF-1(-),Ki-67(+50%),CEA(+),CDX-2(+),P40(-)。特殊染色结果:AB-PAS(+),抗酸染色(-),消化PAS(-),PAS(-)。

### 最后诊断

肺黏液腺癌。

 **讨论及述评**

肺黏液腺癌是2011年肺腺癌国际多学科分类中一个新的术语,为腺癌的一种特殊类型,相当于原分类中的黏液性细支气管肺泡癌。黏液腺癌在所有分化良好的腺癌中占30%,且较其他类型肺癌的5年生存率更长。

对肺黏液腺癌的认识和定义经历一个不断变化和深入的过程。1960年,Liebow首次使用了细支气管肺泡癌(bronchioloalveolar carcinoma, BAC)这一术语,描述其为肿瘤细胞沿肺泡壁生长的分化良好的腺癌。1999年WHO正式定义纯BAC为鳞屑样生长的病变且无间质、血管及胸膜的浸润,并分为3种亚型,即黏液型BAC、非黏液型BAC及混合型BAC。因此严格意义上细支气管肺泡癌应为一种原位癌。2011年肺腺癌的国际多学科分类标准中取消了细支气管肺泡癌这一概念,对于小的孤立性结节新增了原位腺癌(adenocarcinoma in situ, AIS)及微浸润腺癌(minimally invasive adenocarcinoma, MIA)两种术语。原细支气管肺泡癌中的黏液型更名为浸润性黏液腺癌,作为浸润性腺癌变异型的一种。在 AIS 及 MIA 中主要为非黏液腺癌,黏液腺癌十分罕见。

黏液型与非黏液型细支气管肺泡癌的区别:黏液型细支气管肺泡癌起源于柱状上皮细胞或杯状细胞,可分泌大量黏液导致肺泡内黏液增多,易发生 KRAS 突变,非黏液型细支气管肺泡癌起源于 2 型肺泡细胞,易发生 EGFR 突变。分子表型上前者 CK20 多呈阳性,TTF-1 多为阴性,因其起源于杯状细胞故可表达 MUC2-5-6;后者 CK20 多为阴性,TTF-1 多为阳性,无 MUC2-5-6 的表达。从影像学上看,前者多为实性结节、伴支气管充气征,病变可发展为多灶性及多叶性;后者以磨玻璃密度影表现多见。黏液型 AIS 及黏液型 MIA 十分罕见。表现为沿肺泡壁伏壁式生长,均无淋巴管、血管、胸膜浸润或肿瘤内部坏死。黏液 MIA 的浸润范围≤5mm。当病变>3cm、浸润范围>5mm 或表现多发结节时则为浸润性黏液腺癌。显微镜下黏液腺癌为高柱状上皮细胞沿肺泡壁生长,肺泡腔内充满黏液,典型者形成黏液湖。其细胞异型性不显著,但若伴有间质浸润时,肿瘤细胞分泌黏液减少异型性逐渐增加,可见肿瘤细胞悬浮于黏液湖中。肺黏液腺癌的临床表现无特异性且常与影像学表现不相符。临床症状多出现较晚且病程长,黏液腺癌分泌大量黏液导致肺泡内黏液增多,对应临床上可咳出大量白色黏痰及支气管黏液分泌增多(>100 ml/24 h),多在病变晚期出现,但并无特异性。肺黏液腺癌的检查方法同其他类型肺癌,包括胸片、CT、MRI、PET/CT。AIS 及 MIA 在常规胸片上多不能检出,仅能检出一部分浸润性黏液腺癌,但不能定性。临床上主要检查方法为多层螺旋 CT(MSCT)及 MRI。

黏液腺癌在 CT 影像学上可分为孤立型及弥漫型。最常见的表现为肺野周围边界不清的实性结节,或表现为伴支气管充气征或磨玻璃密度影的实变影。与其他类型肺癌相比,更易出现假空洞征或空泡征,若周围有磨玻璃密度影,磨玻璃的边界常不清。肺黏液腺癌较其他类型肺癌更易发展成为弥漫性病变,可为多灶性或肺段/叶的实变影,肺炎样黏液腺癌易沿气道转移而导致肺内播散,预后不佳,5 年生存率约为 26%。由于肿瘤内黏液成分高 CT 上可表现为类似水的密度。随着时间的推移,水分逐渐重吸收而蛋白成分含量升高,在 CT 上浓缩黏蛋白的 CT 值高于 20 Hu,甚至可达到 100 Hu 以上。

MRI 的空间分辨力远不及高分辨力 CT,对于磨玻璃密度病变无法显示,对于肺部病变形态学的显示 MRI 没有优势。但对于肺炎样黏液腺癌可通过信号强度的变化而间接做出诊断。支气管黏液由 95%~98% 的水和 2%~5% 的糖蛋白组成。在 MRI 上有较长的弛豫时间(T1 和 T2 影像),信号强度与人体静止体液如脑脊液、胆汁、尿液类似,重 T2 上病变区表现为明显高信号。表现为"白肺征"(white lung sign),白肺征是由于肿瘤内黏液成分高形成的,此征象对黏液腺癌的诊断有特异性。

根据肿瘤的组织学类型及侵袭性的不同 SUV 摄取值也有差别。细支气管肺泡癌较其他类型肺癌摄取值低。FDG-PET 诊断黏液腺癌的敏感度仅为 59%,有 41% 的假阴性。孤立型黏液性腺癌摄取值低的部分原因可能为：①生长缓慢的肿瘤代谢水平普遍较低；②黏液多、代谢旺盛的肿瘤细胞相对少；③核异型性及坏死等恶性征象不明显、促纤维结缔组织形成作用弱。因此，PET只能作为参考，定性诊断需结合CT等其他检查。

孤立型黏液腺癌主要与良性病变及其他类型肺癌相鉴别，若具有一般肺癌的分叶、毛刺等征象可初步诊断为肺癌。若为实性或部分实性结节伴空泡、充气支气管征或血管造影征等可进一步提示为黏液腺癌。非黏液型腺癌主要表现为纯磨玻璃密度，是与黏液腺癌鉴别的重要征象。分泌黏液的其他腺癌包括胶样腺癌、"印戒"细胞癌、黏液性囊腺癌等，其中黏液性囊腺癌为胶样腺癌的一种特殊表现，这类肿瘤由于富含黏液，增强后强化不明显或呈轻中度强化。胶样腺癌黏液更加丰富，在CT上以囊性或囊实性密度为主，多有分叶，但绝无毛刺，病灶内部无出血及坏死。显微镜下黏液腺癌与胶样腺癌均可见肿瘤细胞沿肺泡壁生长，但胶样腺癌覆盖面积不超过肺泡壁的1/3。Cdx2在所有胶样腺癌中均表达，而在黏液腺癌中表达0～10%不等。此外，黏液腺癌TTF-1多为阴性，胶样腺癌多为阳性。

黏液腺癌是唯一在影像学上可以表现为实变的肺癌，此类型可经气道播散，预后不佳，主要与大叶性肺炎等感染性病变鉴别。影像学鉴别方法主要为CT及MRI，CT主要观察实变中含气支气管形态的改变，肿瘤细胞沿肺泡壁生长逐渐充满肺泡间隙、浸润肺泡间隔及支气管壁导致支气管的狭窄、扭曲、僵硬，而管腔扩张及黏液嵌塞更多见于炎症。有些患者中可见到叶间胸膜的膨隆，可能为肿瘤内充满的黏液导致肺叶膨胀所致。CT增强后部分可见到边缘强化，此为脏层胸膜强化或边缘残存肺组织的小叶不张。边缘强化也可见于坏死性肺炎且出现率低。相比之下，MRI上的白肺征对鉴别黏液腺癌与肺炎有高度的特异性及敏感性，白肺征也可见于阻塞性肺炎，可通过发现中央气道内肿块予以鉴别。

病例提供单位：上海交通大学医学院附属第一人民医院

整理：张国清

述评：包婺平

## 参考文献

[1] KERR KM. Pulmonary adenocarcinomas: classification and reporting [J]. Histopathology, 2009, 54:12-27.

[2] TRAVIS WD, BRAMBILLA E, NOGUCHI M, et al. International Association for the Study of Lung Cancer/American Thoracic Society/European Respiratory Society International Multidisciplinary Classification of Lung Adenocarcinoma [J]. J Thorac Oncol, 2011, 6(2):244-285.

[3] 王迪, 于红. 肺黏液腺癌的影像学与病理学研究进展[J]. 国际医学放射学杂志, 2012, 35(5):426-429

## 病例 15　肺炎型肺癌

### 主诉

反复咳嗽、咳痰 6 个月余。

### 病史摘要

患者,女性,47 岁。患者于 6 个月前开始无明显诱因下反复出现咳嗽、咳痰,白天发作为主,咳嗽不剧烈,咳少至中等量白色清痰,偶有黏痰,无咯血痰及脓臭痰。病程中亦无畏寒、发热、寒战、盗汗、乏力、食欲缺乏、消瘦、胸痛、胸闷、呼吸困难等。发病初,患者自服中草药治疗(具体不详),症状可有所好转,但仍有反复发作。患者于 2018 年 5 月 23 日至当地医院就诊,行胸部 CT 检查提示:右肺下叶外基底段结节灶。血肿瘤标记物 CEA 11.82 ng/ml,建议患者至上级医院进一步明确诊治。

患者于 2018 年 6 月 13 日来本院住院治疗。入院后复查 CEA 9.44 ng/ml;胃肠镜检查提示十二指肠溃疡;胸部增强 CT 检查提示肺部恶性肿瘤待排;进一步行 PET/CT 检查提示:右肺下叶多发实变影伴局部可疑结节,右肺门及纵隔多发淋巴结,葡萄糖代谢均轻度增高,考虑感染性病变可能大;右肺下叶支气管壁普遍稍增厚,考虑炎症;右肺下叶间质水肿;右肺上叶磨玻璃密度小结节;建议治疗后随访。当时诊断考虑为:右下肺阴影,恶性肿瘤不能除外。予以莫西沙星注射液 0.4 g qd 静脉滴注抗感染治疗。患者症状好转后出院,嘱其短期随访复诊。

患者出院后仍有咳嗽、咳痰,晨起时明显,无胸痛、咯血、气促,无心悸、发热、痰中带血。2018 年 8 月 27 日为求进一步诊治,再次来我院住院治疗,拟诊"肺部感染;肺恶性肿瘤待排"收住院进一步诊治。

患者自发病以来,精神可,睡眠可,食欲可,二便正常,近期体重未见明显变化。

既往有"慢性浅表性胃炎,十二指肠球部溃疡"病史,时有上腹部隐痛,伴反酸、嗳气、腹胀不适,无呕血、黑便。发现"血压升高"史 5 年,血压最高达 160/95 mmHg,未曾服药治疗。2 年前因"子宫肌瘤"在杭州某医院行腹腔镜手术治疗。十余年前因"双侧鼓膜穿孔"在专科医院行手术治愈,现听力可。既往额面部外伤史,现遗留面部瘢痕。

### 入院查体

T 36.8℃,P 80 次/分,R 20 次/分,BP 134/68 mmHg。神志清楚,全身浅表淋巴结无肿大。未见皮下出血点,未见皮疹。胸廓无畸形,未见局限性隆起或凹陷,双下肺叩诊浊音,未闻及干、湿啰音。心脏及腹部查体未及异常。脊柱四肢无畸形,关节无红肿,双下肢无水肿。

### 辅助检查

(1) 入院前:外院检查。2017 年 4 月 18 日胃镜:慢性浅表性胃炎伴糜烂,十二指肠球部溃疡(S2)。2018年5月18日血CEA 11.82 ng/ml。腹部、妇科B超：脂肪肝倾向。右肝低回声结节，子宫小肌瘤。腹部增强CT：符合子宫肌瘤，右侧附件囊肿。胃窦小弯侧胃壁可疑偏厚，请结合临床考虑，必要时胃镜检查。肝脏未见明显异常强化。右肺下叶外基底段结节灶。

本院检查。2018年6月5日胸部CT：右肺下叶多发实变影(图15-1)。肠胃镜：结肠直肠黏膜未见异常。慢性浅表—萎缩性胃炎伴幽门前区糜烂。PET/CT：①右肺下叶多发实变影伴局部可疑结节，右肺门及纵隔多发淋巴结，葡萄糖代谢均轻度增高，考虑感染性病变可能大；右肺下叶支气管壁普遍稍增厚，考虑炎症；右肺下叶间质水肿；右肺上叶磨玻璃密度小结节；建议治疗后随访。②左基底节区腔隙灶。鼻咽部黏膜及右颈深上小淋巴结葡萄糖代谢轻度增高，均考虑炎症。③贲门区胃壁葡萄糖代谢轻度增高，考虑炎症或生理性摄取。脂肪肝。子宫肌瘤。④L4/5椎间盘膨出，脊柱退行性变(图15-2)。

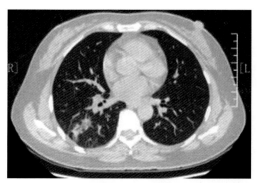

图15-1　2018年6月5日胸部CT：右肺下叶多发实变影

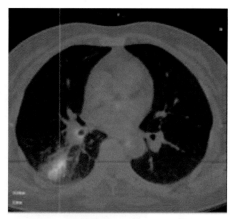

图15-2　2018年6月20日PET/CT：右肺下叶多发实变影伴局部可疑结节，右肺门及纵隔多发淋巴结，葡萄糖代谢均轻度增高，考虑感染性病变可能大

（2）入院后：血常规WBC 7.06×10⁹/L，N％62.70％，Hb 116 g/L，PLT 230×10⁹/L。超敏C反应蛋白、生化正常。肿瘤标记物：CYFRA21-1 2.17 ng/ml，AFP 1.67 μg/L；CA153 3.95 U/ml；CEA 7.90 ng/ml↑；CA199 8.08 U/ml；CA-125 10.48 U/ml；NSE 9.63 ng/ml；SCC 0.80 ng/ml；血清铁蛋白29.1 μg/L；ESR 40.00 mm/h↑；PCT 0.029 ng/ml；内毒素鲎定量0.075 Eu/ml↑；真菌D-葡聚糖91.2 pg/ml；结核感染T细胞(T-SPOT)阴性；支气管肺泡灌洗液(BALF)细胞学：肺泡巨噬细胞18％↓，L％20％↑，性状微浊，纤毛柱状上皮细胞25％↑，颜色浅白，有核细胞计数190×10⁶/L，N％37％↑；肺泡灌洗液抗酸杆菌涂片：阴性。

影像学改变(图15-1～图15-3)。

（3）支气管镜检查：各管腔通畅，未见新生物。采用超声探头于右肺下叶后基底支气管探及病灶，行活检数次(图15-4)。病理提示：提示恶性肿瘤。免疫组化结果：CK5/6(—)，

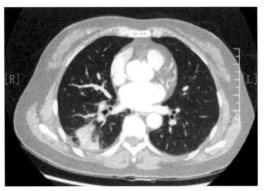

图 15-3 2018 年 8 月 31 日胸部 CT:提示右肺下叶实变影,较 2018 年 6 月 5 日未见吸收,范围增大

P40(一),P63(一),Ki-67(约 10%+),P53(部分+),CK7(+),TTF-1(+),Napsin-A(+),CgA(一),Syn(一),免疫组化结果提示腺癌。

分子检测:EGFR EXON-20 L858R 突变。

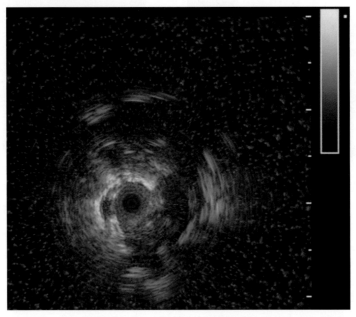

图 15-4 支气管超声引导的经鞘管支气管肺活检(EBUS-GS-TBLB)

**初步诊断** ≫≫≫

右肺下叶腺癌($T_2N_2M_0$,ⅢA 期);高血压,十二指肠球部溃疡,慢性浅表性胃炎,子宫肌瘤术后。

**治疗及转归** ≫≫≫

患者明确诊断后,依据肺癌指南治疗原则,先后予以手术治疗、辅助化疗和靶向治疗。

目前患者一般情况可,我科随访中。

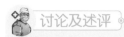

右肺下叶腺癌($T_2N_2M_0$,ⅢA期),高血压,十二指肠球部溃疡,慢性浅表性胃炎,子宫肌瘤术后。

## 讨论及述评

肺癌是目前发病率和病死率最高的恶性肿瘤之一。非小细胞肺癌(non-small cell lung cancer,NSCLC)占肺癌总数的 $80\%\sim85\%$,其中肺腺癌已成为最常见的病理类型。肺炎型肺癌(pneumonic-type of adenocarcinoma)的临床表现为非特异性呼吸道症状,胸部影像学表现为斑片状、大片状或磨玻璃样阴影,肺结构和容积则较少改变,支气管阻塞的征象不明显,与肺炎非常相似,容易误诊和漏诊。既往认为肺炎型肺癌是一种以贴壁生长(lepidic growth)为主的混合性细支气管肺泡癌(mixed bronchioloalveolar carcinoma,BAC),按其分布特点又称为弥漫性BAC(diffuse pneumonic BAC),与其他类型的BAC相比,预后更差。2011年国际肺癌研究协会/美国胸科学会/欧洲呼吸学会(IASLC/ATS/ERS)联合公布的肺腺癌的国际多学科分类标准和2015年WHO肺腺癌病理分型取消了BAC的命名,削弱了临床对磨玻璃/贴壁(ground glass/lepidic,GG/L)成分的过分关注,对肺炎型肺癌中侵袭成分的评估更为细致,肺炎型肺癌属于浸润性腺癌。肺炎型肺癌的侵袭性和恶性程度被重视。

由于缺乏统一的定义和分类标准,肺炎型肺癌的人口学资料十分有限。美国国家癌症研究所监测流行病学数据库显示,1973—2002年所有类型BAC患者的平均年龄为66.99岁。肺炎型肺癌发病似乎更年轻,平均年龄在41~66岁。女性和不吸烟者在BAC中占有相当一部分比例。

肺炎型肺癌相比于其他肺癌,在临床表现上无明显特异性,主要为咳嗽、咳痰、发热、呼吸困难等呼吸道症状,可伴或不伴有肺炎类似表现,部分患者无明显症状,而因例行体检才发现。该类型的肺癌发病缓慢,病程长,实验室检查多无特异性。误诊为肺炎的患者,抗感染或抗结核治疗多无法缓解,因此对于诊断性治疗2~3周无效甚至病情加重的患者应高度怀疑肺炎型肺癌。肺炎型肺癌的影像学表现缺乏特异性,常见征象包括:局部肺纹理增多增重,斑片及斑点影散在分布,密度不均且界限不清,有些可融合成大片状影。FDG-PET检查对于部分肺炎型肺癌(尤其是肺腺癌)的诊断分期有益,但可能有假阴性结果,对有些FDG低摄取的肿瘤仍无法识别,最终患者仍依赖病理确诊。

本例患者临床表现无特异性,影像学表现一直提示感染性疾病,但经过系统抗感染治疗后病灶仍在进展,经过半年之久才经由病理确诊。此类肺癌患者并不罕见,且极易误诊。对于长时间不能吸收的肺部浸润阴影应积极行病理学检查明确诊断。

与其他类型的肺癌一样,肺炎型肺癌的治疗应根据其临床分期和病理类型选择综合性个体化的治疗方案,临床分期和是否有条件接受根治性手术是决定肺癌预后的重要因素。肺炎型肺癌因肿瘤范围广常常被认为无手术指征而接受内科治疗。该患者由于及时获得了明确诊断,已行外科手术治疗,术后给予了辅助化疗和靶向治疗,目前随访中,预后良好。

病例提供:上海交通大学医学院附属第一人民医院

整理:祝青腾

述评:张鹏宇

### 参考文献

[1] 陈佳怡,梁宗安.基于肺癌分类标准演变对肺炎型肺癌的新认识[J].中国呼吸与危重监护杂志,2018,17(6):633-638.

[2] 刘铖,刘春芳,陈智鸿.肺炎型肺癌的临床、病理与分子诊断相关研究进展[J].中华肺部疾病杂志(电子版),2018,11(3):359-361.

[3] 陈山,左敏,李志浩.肺炎型肺癌的 MSCT 影像特征及其与病理类型的关系[J].癌症进展,2019,17(3):325-327.

## 病例16 原发性肺肠型腺癌

### 主诉

咳嗽、咳痰1年余。

### 病史摘要

患者,男性,55岁,因"咳嗽、咳痰1年余"于2018年11月7日入院。患者2017年11月无明显诱因出现咳嗽,咳少量黄痰,无发热、咯血、胸闷、胸痛、气促,外院查肺部CT平扫示双下肺斑片状影(图16-1),予以头孢替安抗感染治疗,患者自觉症状有所缓解后出院,出院后患者仍有间断咳嗽、咳痰,于2018年8月30日再次就诊于该院门诊,肺部CT示双下肺斑片、实变影(图16-2)。先后给予左氧氟沙星、硫酸依替米星抗感染治疗,仍有阵发性咳嗽、咳痰,为求进一步诊治,遂于2018年11月1日就诊于我院门诊,查结核全套阴性,ESR 23 mm/h;γ-干扰素释放试验阴性,为进一步明确诊断收入我科。既往史:有"痛风"病史20年。家族史:父亲因"肺癌"去世。

### 入院查体

T 36.8℃,P 99次/分,R 18次/分,BP 143/86 mmHg,双肺叩诊清音,呼吸音清晰,未闻及干、湿啰音。心脏及腹部查体未见明显异常,双下肢无水肿。

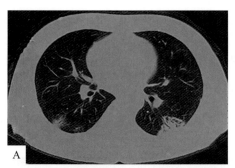
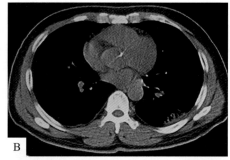

图 16－1　2017 年 12 月 20 日肺部 CT 示双下肺斑片、实变影

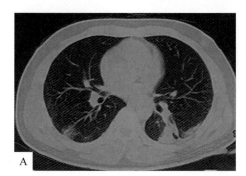
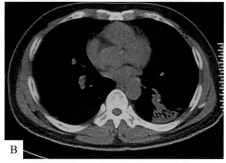

图 16－2　2018 年 8 月 30 日肺部 CT 示双下肺病变较前稍增加

**辅助检查**

血气分析、血常规、尿常规大致正常;大便常规＋OB:黄色,软便,隐血试验阳性;后复查大便 OB 阴性,ESR 27 mm/h,肝功能:Alb 39.9 g/L↓,余正常;肾功能:尿酸 428.6 $\mu$mol/L↑,余正常;肺部肿瘤标志物五项:非小细胞肺癌相关抗原 5.12 ng/ml↑,余正常;CRP、PCT、D-二聚体、N 末端 BNP 前体(NT-proBNP)、凝血功能、HIV、梅毒、肝炎全套、自身免疫性肝炎全套、ENA、类风湿因子全套、血管炎全套、G 试验、GM 均正常;痰培养:未见异常。肺部增强 CT(图 16-3):①双肺斑片及实变影基本同前,机化性肺炎? 不典型肿瘤? ②双下肺部分支气管轻度扩张同前。上腹部增强 CT:肝 S8 段低密度灶,考虑囊肿。右肾多发囊肿。于 11 月 12 日在 CT 引导下行经皮肺穿刺活检术后病检结果(图 16-4):(左下肺)穿刺组织 1 条,长 0.8 cm,直径 0.1 cm;分化好的腺癌,免疫组化支持肺高分化腺癌(肠型)。免疫组化:CK7(＋),CK20(＋),Villin(＋),CDX-2(＋),Napsin-A(－),TTF-1(－)。后外院进一步行 PET/CT 检查提示:左下肺病变,代谢增高,右下肺多发斑片影,代谢增高,局部恶性改变待排,左侧肾上腺联合部代谢增高,良性增生? 左下肺小钙化灶,双肺门多发淋巴结钙化,主动脉及冠状动脉硬化,肝右叶囊肿,肝左内叶包膜下血管瘤/韧带附着,右肾多发囊肿,左侧肱骨头骨岛,椎体轻度病变。胃肠镜无明显异常。2018 年 12 月 6 日在全麻下行胸腔镜下右下肺背段楔形切除术＋右下肺近斜裂楔形切除术＋左下肺切除术,镜下见右下肺背段可见一 1.5 cm×1.0 cm×1.0 cm 大小结节,边界不清,累及脏层胸膜,切面鱼肉样,右下肺外侧近斜裂处可见一直径 1 cm 结节,边界不清,未累及胸膜,左下肺叶近外周处可见一约 5 cm×4 cm×3 cm 大小占位,累及脏层胸膜,边界不清,质地硬,肿块切面鱼肉样,术后病

理提示(图 16-4):右下肺背段肿块及右下肺近斜裂旁肿块均符合中分化腺癌,侵犯脏层胸膜,未见明显脉管及神经侵犯,肺切缘切片未见癌,肿瘤累及细支气管,个别脉管内见癌栓。免疫组化:CK7(+),CK20(部分+),CDX-2(灶性+),TTF-1(小灶+),PD-L1(-),Napsin-A(小灶+),Ki-67(热点区 70%+),Syn(-),CD56(-),Villin(+++),P53(70%+),ALK(-)。微卫星检测:MLH1(+),MLH2(+),MLH6(+),PMS2(+)。基因检测:ERBB2 突变。

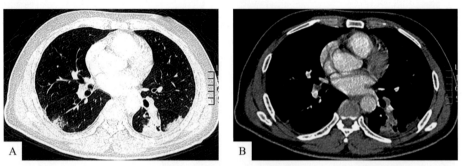

图 16-3　2018 年 11 月 9 日肺部 CT 示双下肺多发斑片、实变影基本同前

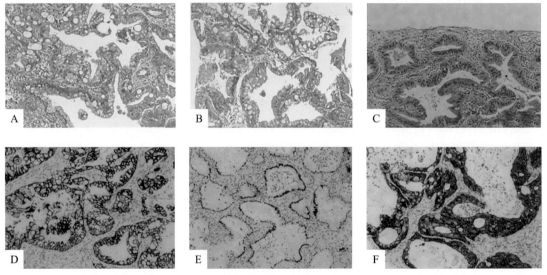

图 16-4　组织病理学和免疫组织化学结果提示肠型腺癌,CK20(部分+),CDX-2(灶性+),Villin(+++)

### 初步诊断

双侧原发性肺肠型腺癌,$T_3N_0M_0$,痛风。

### 治疗及转归

术后患者返当地行化疗(培美曲塞联合卡铂),电话随访患者,二周期化疗后评估疾病稳定。

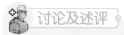

**最后诊断**

双侧原发性肺肠型腺癌，$T_3N_0M_0$，痛风。

**讨论及述评**

肠型腺癌是非小细胞肺癌的一种少见病理类型，是指少数在形态上和免疫组织化学上与结直肠癌类似，出现肠型分化或肠型形态的原发性肺腺癌，当这种成分超过肿瘤的50%，同时排除消化道来源的腺癌，可诊断为肠型腺癌。Tsao 和 Fraser 于1991年首次提出了肺的原发性肠型腺癌的诊断，国际肺癌研究协会、美国胸科学会和欧洲呼吸学会提出了2011年国际多学科肺腺癌分类，肠型腺癌作为浸润型腺癌被独立分出。

原发性肺肠型腺癌的临床症状无特异性，症状包括咳嗽、咳痰、咯血、胸闷、发热、盗汗、咽部不适、头痛、疲乏。影像学方面，既往病例报道肠型腺癌影像学上一般表现为周围型、肿块型病变，近来有病例报道原发性肺肠型腺癌影像学亦可表现为斑片、实变或磨玻璃影。Prokobkit 等人报道了一例以大咯血起病的原发性肺肠型腺癌的患者，其影像学表现为多发斑片及磨玻璃病变。本例患者主要临床症状为慢性咳嗽咳痰，而影像学表现为双下肺斑片及实变，易误诊为肺炎，抗感染治疗无效，最终穿刺及手术活检确诊为肺肠型腺癌。综上，原发性肺肠型腺癌从临床表现及影像学特征可表现为多种多样，无特异性，因此对于该病的诊断依赖于病理形态学及免疫表型。

肠型腺癌病理特点主要为腺管样或乳头状结构，被覆的肿瘤细胞多为假覆层高柱状。免疫组化方面，结肠癌特异的免疫组化如 CDX2、CD20 和 Villin 可呈阳性表达，部分患者针对肺癌的相对特异免疫组化 CK7、TTF-1 和 Napsin-A 表达阳性。CDX-2 是肠型腺癌敏感性与特异性较好的标记物，尽管有报道在原发性肺腺癌中可以表现为阳性。CK7 在乳腺、子宫内膜、胰腺、胆道和肺部均可表达，而胃肠道一般不表达。原发性肺腺癌 TTF-1 呈阳性表达，肺转移性胃肠道腺癌则表达阴性。文献报道也有存在肺癌特异免疫表型全阴性的肠型腺癌病例。

原发性肺肠型腺癌的驱动基因阳性率亦与肺腺癌不同。文献报道在肺肠型腺癌中，驱动基因 EGFR 突变阳性率为4.7%，而 KRAS 突变阳性率为46.6%。有文献指出，在 CK20 和 CDX-2 阳性的原发性肺肠型腺癌中出现 KRAS 突变的概率较大。KRAS 基因是一种原癌基因，编码 G 蛋白，在调控细胞周期中起调控作用。晚期 KRAS 基因突变患者可尝试靶向治疗，但目前靶向治疗的有效性尚需要大规模研究结果的支持。

综上所述，肠型腺癌是一类罕见的肺腺癌独立亚型，其表现多种多样，其诊断依赖组织学特征及免疫表型，即使病例提示该病，也需要积极排除胃肠道来源疾病。现关于肺肠型腺癌多为个案报道和小规模回顾性研究，因此关于肠型腺癌的预后还需要对大规模的样本量进行分析，提高临床医生对于此病的认识，并探寻积极有效的治疗方案。

病例提供单位：中南大学湘雅二医院

整理：龙颖姣

述评：陈燕

## 参考文献

［1］ TRAVIS WD，BRAMBILLA E，NOGUCHI M，et al. International Association for the Study of Lung Cancer/American Thoracic Society/European Respiratory Society：International multidisciplinary classification of lung adenocarcinoma：Executive summary［J］. Proc Am Thorac Soc，2011，8（5）：381 - 385.

［2］ TSAO MS，FRASER RS. Primary pulmonary adenocarcinoma with enteric differentiation ［J］. Cancer，1991，68：1754 - 1757.

［3］ PRAKOBKIT R，CHURK-NAM AUYEUNG W，XU L，et al. Pulmonary adenocarcinoma with enteric differentiation presenting with bronchorrhea［J］. J Thorac Oncol，2017，12（8）：e120 - e123.

［4］ NOTTEGAR A，TABBÒ F，LUCHINI C，et al. Pulmonary adenocarcinoma with enteic differentiation：Immunohistochemistry and molecular morphology［J］. Appl Immunohistochem Mol Morphol，2018，26（6）：383 - 387.

［5］ MATSUSHIMA J，YAZAWA T，SUZUKI M，et al. Clinicopathological，immunohistochemical，and mutational analyses of pulmonary enteric adenocarcinoma：usefulness of SATB2 and beta-catenin immunostaining for differentiation from metastatic colorectal carcinoma［J］. Hum Pathol，2017，64：179 - 185.

## 病例17 原发性肺肠型腺癌和胃腺癌肺转移的鉴别

### 主诉

咳嗽、咳痰伴左胸背部疼痛1个月。

### 病史摘要

患者，男性，61岁，退休装卸工人，因"咳嗽、咳痰伴左胸背部疼痛1个月"，于2019年1月30日入院。患者于2018年12月底出现咳嗽，咳少量白色黏液痰，伴左胸背部胸痛，无放射，伴轻度胸闷，活动后稍加重，无发热、寒战，无咯血，无恶心、呕吐，无腹痛、腹泻，遂至我院就诊，行胸部CT检查（2019年1月11日）示：右肺下叶团片状实变，肺气肿，双肺下叶间质性改变，前纵隔小结节状影，淋巴结？主动脉和冠状动脉硬化。门诊拟"右肺部阴影"收治入院。患者自发病以来，饮食可，大小便正常，精神、睡眠可，体重未见明显增减。既往体健，有高血压病史多年，未规律治疗。否认糖尿病、冠心病等；2018年4月曾因"右下肺炎"在急诊输液治疗，建议治疗后复查胸部CT，未复查。吸烟40年，每天20支。无肝炎、结核等传染病史。无疫水、疫区及家禽密切接触史。家族中无传染病及遗传病病史。

### 入院查体

T 36.4℃，P 90次/分，R 20次/分，BP 116/74 mmHg，神清，全身浅表淋巴结无肿大，

双肺呼吸音稍粗,未闻及干、湿啰音,心、肺、腹查体无特殊。脊柱、四肢无畸形,关节无红肿,双下肢无水肿。

辅助检查

(1) 入院时:WBC $10.20 \times 10^9$/L,N﹪ 57.40﹪,PLT $239 \times 10^9$/L,Hb 134.10 g/L。尿/粪常规、PCT、CRP、IL-6、内毒素鲎、真菌 D-葡聚糖、D-二聚体、肝肾功能、凝血常规、心肌损伤标志物均无明显异常,ESR 24.00 mm/h。痰细菌培养:阴性。呼吸道病原体三联:乙型流感病毒 IgM 弱阳性。真菌培养(痰):白色假丝酵母菌。T-SPOT:ESAT-6 抗原 39;CFP 10 抗原 28。抗酸杆菌涂片检查:浓缩涂片未找到抗酸杆菌。血肿瘤标志物:CEA 6.01 ng/ml;CYFRA21-1 6.48 ng/ml;NSE 26.46 ng/ml;SCC 7.60 ng/ml。心电图:窦性心律,房性早搏;QRS 电轴左偏。心超:二尖瓣后叶瓣尖脱垂(腱索断裂)伴中度反流;左心轻度增大伴左室舒张功能降低;主动脉瓣钙化;主动脉窦部增宽。肺功能:轻度阻塞性肺通气功能障碍。小气道功能障碍。F-V 曲线呼气下降支各段峰值下降。弥散功能轻度减退。残气及残气总比值正常。IOS 检测:共振频率右移。气道总阻抗、气道中心及周围阻力均增加。支气管舒张实验:第 1 秒用力呼气容积($FEV_1$)改善>200 ml,$FEV_1$﹪改善 11﹪,支气管舒张试验阳性可能。呼出气一氧化氮检测:27 μg/L。

影像学改变见图 17-1~图 17-2。

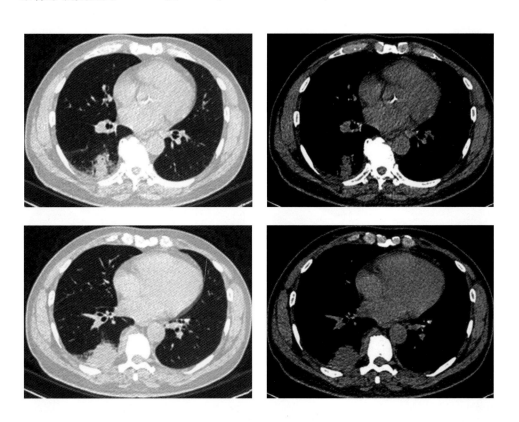

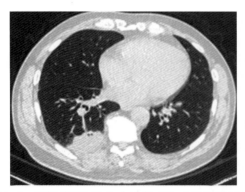
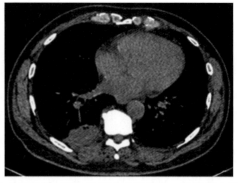

图 17-1　胸部 CT(2018 年 4 月 13 日)：右肺下叶团片状实变影,建议抗炎治疗后复查。前纵隔小结节状影,淋巴结增大可疑

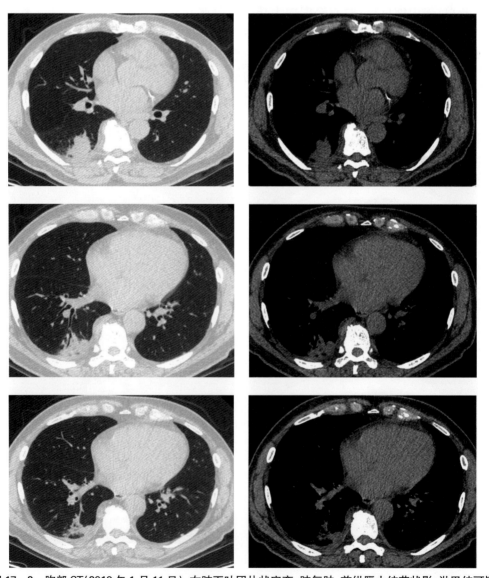

图 17-2　胸部 CT(2019 年 1 月 11 日)：右肺下叶团片状实变,肺气肿,前纵隔小结节状影,淋巴结可疑

（2）支气管镜检查：支气管镜检查未见明显异常，对第7组淋巴结行经支气管针吸活检（transbronchial needle aspiration，TBNA），发现少量核大深染异型细胞，疑为癌（图17-3）。行 EBUS-GS 引导下 TBLB 提示肺间质增生，散在炎症细胞。

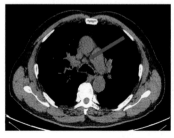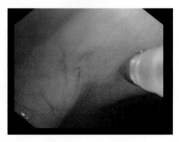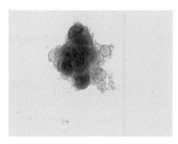

**图17-3 第7组淋巴结 TBNA：病理发现核大深染异型细胞**

（3）经皮肺穿刺活检：HE 染色提示中低分化腺癌（图17-4A）。免疫组化染色提示：TTF-1，SPA 和 Napsin-A 均为阴性（图17-4B～D），CK7、CK20、CDX-2 和 Villin 均为阳性（图17-4E～H），首先考虑为胃肠道恶性肿瘤转移，排除转移后考虑肺肠型腺癌可能。

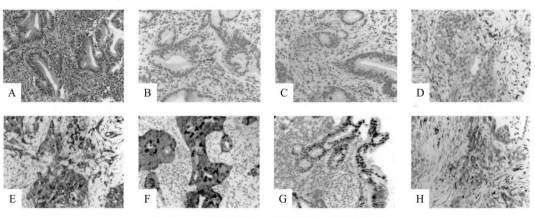

**图17-4 肺穿刺活检病理 HE 及免疫组化染色**

（4）全身 PET/CT：提示右肺下叶肿块，右肺门、纵隔、右颈部及右锁骨上多发淋巴结，双肺多发小结节，全身多发骨病灶。右前下胸壁皮下小结节，葡萄糖代谢均增高，考虑右下肺癌伴多发转移。胃肠道未见明显放射性集聚（图17-5）。

（5）胃肠镜检查：肠镜检查，未见明显异常；行胃镜检查发现胃息肉，予活检后病理发现固有膜深层少许腺癌组织（图17-6），故诊断为原发性胃癌伴肺转移。

（6）免疫及基因靶向检测：PD-L1 呈阳性表达（图17-7），胰蛋白酶（TPS）20%；基因靶向检测发现 *KRAS* 和 *TP*53 突变。

**最后诊断**

胃癌伴肺、骨、多发淋巴结转移，高血压病，二尖瓣后叶瓣尖脱垂（腱索断裂）伴中度反流，房性早搏。

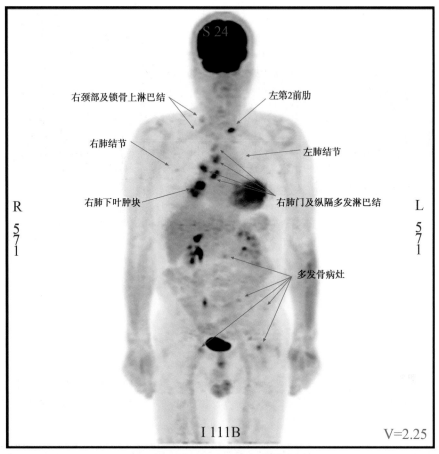

图 17‑5　PET/CT 提示右下肺癌伴多发转移，胃肠道未见明显放射性集聚

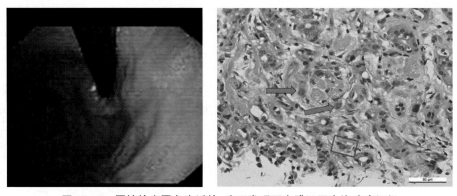

图 17‑6　胃镜检查胃息肉活检：病理发现固有膜深层少许腺癌组织

**治疗及转归**

　　明确诊断后，考虑到患者心脏功能受损，遂予奥沙利铂联合卡培他滨治疗，随访病情稳定。

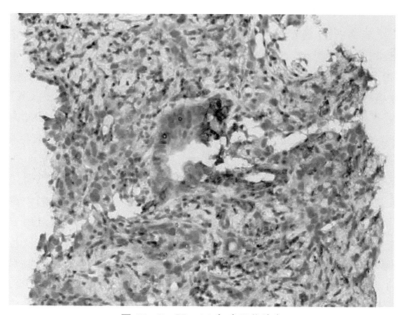

图 17 - 7　PD - L1 免疫组化染色

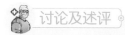讨论及述评

肺肠型腺癌(pulmonary enteric adenocarcinoma，PEAC)是非小细胞肺癌中的一种罕见病理类型，WHO 将其定义为组织学上与胃肠道腺癌类似的一类原发性肺腺癌。当肺部腺癌组织中有超过 50% 肠型分化或肠型形态成分，并排除消化道来源的腺癌，即可诊断 PEAC。文献报道 PEAC 好发于中老年男性，以 50~70 岁居多，好发部位为右肺，特别是右肺上叶，少数为多肺叶分布。PEAC 临床表现无特异性，多以咳嗽、胸痛、胸闷、痰中带血、声嘶等肺部症状就诊，若发生脑转移或骨转移，常伴有头痛或骨痛，也有部分患者无症状，因体检发现肺部占位就诊。

病理形态和免疫表型是诊断 PEAC 的主要依据。PEAC 组织形态与胃肠道腺癌类似，呈腺管状、筛孔状或乳头状结构，低分化时则呈实性巢状，腔内可见细胞碎片，被覆细胞呈假复层高柱状排列，胞质嗜酸性，胞核柱状或卵圆形，深染或空泡状，核仁明显，易见核分裂象。PEAC 作为肺腺癌的一员既可表达 CK7、TTF - 1、Napsin-A 等肺腺癌特异性免疫蛋白，也可表达 Villin、CK20、CDX2、MUC2 等肠型分化特异性免疫蛋白。国外文献分析认为，形态学分析结合 CK7 和 CDX2 表达阳性对于诊断 PEAC 有重要意义。

在临床诊断时，PEAC 常需与如下肿瘤鉴别。

(1) 经典肺腺癌。经典肺腺癌和肺肠型腺癌均为肺腺癌病理类型，可表达 CK7、TTF - 1、Napsin-A 等特异性免疫蛋白，但在形态学上经典肺腺癌很少呈高柱状、假复层排列，同时免疫表型上较少表达 CDX2、Villin、CK20、MUC2 等肠型分化免疫蛋白。

(2) 胃肠道腺癌肺转移。胃肠道腺癌肺转移与 PEAC 均呈胃肠道腺癌形态，但前者组织学上更加单一,除肠型形态外无其他组织形态,肺的病灶境界清楚,不累及癌旁的正常肺组织;免疫表型上,两者都可表达 CDX2、Villin、CK20、MUC2 等肠型分化免疫蛋白,但 PEAC 还会表达 CK7、TTF-1、Napsin-A 等肺腺癌特异性免疫蛋白,而胃肠道腺癌肺转移一般不表达这些蛋白,但仍有少数胃肠道腺癌可表达 CK7 或 TTF-1 等,给鉴别带来极大难度。因此,如若患者既往有胃肠道腺癌病史,且肺部病灶呈现肠型形态学表现,首先应该考虑胃肠道腺癌肺转移,只有通过详尽的临床和辅助检查排除转移后,方可诊断 PEAC。

本例患者为 61 岁男性,因咳嗽、咳痰、胸闷就诊,基本符合 PEAC 的流行病学特征和临床表现,肺穿刺活检病理结果提示腺癌,免疫组化染色后首先考虑转移性腺癌,尤其是胃来源,排除胃肠道腺癌转移后才可考虑 PEAC 可能。随后的 PET/CT 提示病灶多发转移,但并未发现胃肠道有明显放射性集聚。最后通过胃镜检查发现胃息肉,活检后病理发现固有膜深层有少量腺癌组织,才确定诊断为胃腺癌肺转移。本病例确诊的曲折也再次说明:PEAC 的确定诊断一定要结合既往病史、临床表现、病理学形态和相关免疫组化检查等,并排除其他类型的原发性肺腺癌和胃肠道腺癌肺转移。

关于 PEAC 的治疗,目前尚未有特别报道,PEAC 从属于原发性肺腺癌,根据分期不同可采取以手术或放化疗为主的综合治疗,或靶向治疗。值得一提的是 PEAC 的驱动基因与经典肺腺癌的驱动基因有很大不同,文献报道近半数的 PEAC 存在 KRAS 基因突变,而在肺腺癌中常见的 EGFR 基因突变在 PEAC 中的阳性率则较低,提示 PEAC 的基因特征可能不同于经典肺腺癌。本例患者基因检测发现存在 KRAS 突变,因最后确诊为胃腺癌肺转移,结合分期遂给予常规化疗治疗。

病例提供单位:上海交通大学医学院附属第一人民医院

整理:潘亦林,郭海英

述评:包爱华,张旻

## 参考文献

[1]李美玲,戎冬冬.肺肠型腺癌影像学表现并文献复习[J].国际呼吸杂志,2019,39(17):1319-1322.

[2]谷雷,赖国祥,文文,等.原发性肺肠型腺癌一例[J].中华结核和呼吸杂志,2019,42(1):53-57.

[3]NOTTEGAR A, TABBÒ F, LUCHINI C, et al. Pulmonary adenocarcinoma with enteric differentiation:immunohistochemistry and molecular morphology [J]. Appl Immunohistochem Mol Morphol, 2018,26(6):383-387.

[4]徐玫芳,郑巧灵,冯昌银,等.肺肠型腺癌 15 例临床病理分析[J].中国卫生标准管理,2018,9(24):112-115.

[5]TRAVIS WD, ELISABETH B, BURKE AP, et al. WHO classification of tumours of the lung, pleura, thymus and heart [M]. 4th ed. Lyon:IARC Press,2015.

## 病例18 肺转移性黑色素瘤致红皮病继发皮肤软组织感染

### 主诉

发现肺部结节进行性增大6个月,发热伴皮肤红肿、溃破1个月。

### 病史摘要

患者,男性,68岁,因"发现肺部结节进行性增大6个月,发热伴皮肤红肿、溃破1个月",于2017年5月27日入院。患者于2016年10月体检发现右上肺结节,建议随访,当时未进一步治疗。于2017年4月复查胸部CT,右上肺结节较前明显增大,大小约19 mm×16 mm。同时出现全身皮肤发红、肿胀,伴疼痛、脱屑,外院临床诊断为红皮病,予以激素(甲泼尼龙40 mg/d)、丙球治疗,5月初出院,甲泼尼龙24 mg/d口服序贯,每3天减1粒,至5月18日停药,其间皮疹有反复加重。5月23日再度出现发热,体温达到38℃,同时出现咳嗽、咳痰。为进一步诊治入住我科。患者自发病以来,食欲尚可,大小便正常,精神、睡眠可,体重近1个月来增加5 kg。

2009年曾诊断为鼻咽部黑色素瘤,全身评估未见异常,于五官科医院行鼻腔内恶性肿瘤切除术+放疗,2010年局部复发。1989年因胆囊炎行胆囊切除术。有反流性食管炎8年,间歇服用铝碳酸镁咀嚼片控制症状。患者的母亲有恶性黑色素瘤病史,父亲有胃癌病史,姨妈有红斑狼疮病史,舅舅有肺癌病史。

### 入院查体

T 38.5℃,P 121次/分,R 24次/分,BP 152/76 mmHg。神清,头面部、躯干、四肢弥漫性潮红,水肿性红斑,四肢见靶形红斑并融合,伴水疱形成。全身浅表淋巴结未及肿大。胸廓无畸形,双侧呼吸运动对称,未见三凹征。触觉语颤未见增强或减弱,未及胸膜摩擦感。叩诊清音。双肺呼吸音粗,可闻及少量湿性啰音。心脏及腹部查体未及异常。脊柱、四肢无畸形,四肢肌力正常,神经系统检查未见异常。

入院时患者皮肤表现(图18-1)。

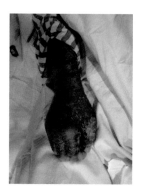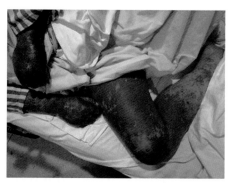

图18-1 全身皮肤弥漫性潮红,水肿性红斑,四肢见靶形红斑并融合,伴水疱形成

**辅助检查**

（1）入院时：WBC 15.68×10⁹/L，N％ 50.9％，Hb 120 g/L，PLT 146×10⁹/L。尿、粪常规正常，心电图正常，D-二聚体 2.89 mg/L，葡萄糖 6.21 mmol/L，前白蛋白 39 mg/L，TP 54 g/L，Alb 19 g/L，钠 129 mmol/L，钙 1.83 mmol/L，余正常。心肌蛋白 6 项：肌红蛋白定量 129.5 ng/ml，余正常。ESR 44 mm/h，痰培养：鲍曼不动杆菌（+），创面培养：光滑假丝酵母菌。呼吸道病毒 9 联检阴性。血 $\beta_2$ 微球蛋白正常。抗"O"、类风湿因子、抗核抗体均正常。肿瘤标志物均正常。心脏彩超正常。

（2）胸部 CT 平扫＋增强：右肺上叶尖段占位，拟恶性肿瘤可能大，两肺野散在多发微小结节，右肺中、下叶及左肺舌段、下叶及左肺上叶舌段、下叶多发渗出性改变，双肺下叶为著，局部膨胀不全；纵隔内、双侧腋下、双侧锁骨上多发淋巴结显示，双侧胸腔积液。

胸腔积液 B 超：右侧最大深度 20 mm，左侧最大深度 30 mm。

2016 年 10 月和本次入院前影像学对比见图 18-2～图 18-3。

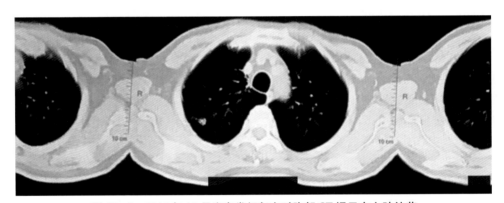

图 18-2　2016 年 10 月患者常规复查时胸部 CT 提示右上肺结节

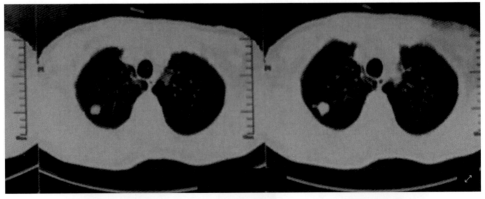

图 18-3　2017 年 4 月本次入院前复查胸部 CT，右上肺结节明显增大

（3）经皮肺穿刺检查病理（2017 年 5 月 6 日）：病理明确黑色素瘤肺转移（图 18-4）。

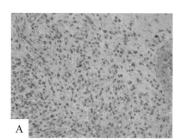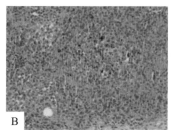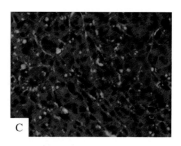

**图 18 - 4　病理免疫组化染色显示 S100(＋),提示恶性黑色素瘤**

### 初步诊断

红皮病伴皮肤软组织感染,脓毒血症,恶性黑色素瘤肺转移。

### 治疗及转归

患者入院后考虑红皮病继发皮肤软组织感染诊断明确,经验性予万古霉素联合亚胺培南-西司他丁抗感染治疗,并根据皮肤科会诊意见,加用全身糖皮质激素甲泼尼龙协助抗炎治疗。由于周围静脉严重水肿,予以留置中央静脉导管以方便静脉给药,经上述治疗患者病情逐渐好转。考虑肺病结节性质待定,待病情稳定后于 CT 定位下行右上肺结节经皮肺穿刺活检。细胞病理学结果分析提示腺癌。考虑腺癌导致副癌综合征可能,故逐步减少全身激素的用量,为外科手术做准备。然而,在开始逐渐减少全身糖皮质激素及停用抗生素一个星期后,患者再度出现发热。复查血培养,结果提示念珠菌血症和泛耐药肺炎克雷伯菌阳性,对替加环素中介,遂改用氟康唑和替加环素治疗,同时辅以对症支持治疗,2 周后患者病情稳定。此时,最终病理报告证实其病理及免疫组化分析结果为 S - 100 阳性,提示病变为转移性黑素瘤。建议患者手术切除肺转移病灶,患者暂时不考虑。

### 最后诊断

红皮病伴皮肤软组织感染,脓毒血症,恶性黑色素瘤肺转移。

### 讨论及述评

对于肺部单发结节的诊断,动态随访和必要的活组织检查是诊断必不可少的。尤其对于既往有恶性肿瘤病史的患者,要更为密切地关注肺部情况。三分之一的黑色素瘤患者会出现转移病灶,最常见的远处器官是肺。大约 80% 的患者最初只有一个转移点。肺转移性黑素瘤患者的总体生存率很低,1 年、2 年和 5 年的生存率分别为 34%、14% 和 6%。单发转移性病灶和及时切除转移病灶是改善预后的最相关因素。本例患者未及时规范地对黑色素瘤进行随访,出现肺部结节未引起重视是导致疾病进展及并发后续皮肤相关病症的主要原因。

红皮病是一种较严重的皮肤病变,病灶可累及超过 90% 的总体表。红皮病可继发于各种病因,包括自身免疫性疾病、感染、药物反应、银屑病和恶性肿瘤。其中恶性肿瘤相关红皮病的比例可能高达20％。因此,在确诊红皮病时,应该对患者的既往病史进行详细询问,以避免漏诊以红皮病为表现的恶性肿瘤相关的副肿瘤风湿综合征。副肿瘤风湿综合征(paraneoplastic rheumatic syndromes, PRS)是指由原发肿瘤的产物或其产生的免疫反应等引起的以风湿样症状为首发临床表现的疾病总称,其症状可以与肿瘤浸润和转移无关。最常见的副肿瘤风湿综合征为皮肌炎和寻常天疱疮,因此对于新发的上述皮肤病变有必要进行恶性肿瘤的排查。据文献报道其患者占肿瘤患者总数的2.65％,但早期误诊率高达95.2％。

与黑色素瘤相关的皮肤表现少见,其潜在机制尚不清楚。但红皮病继发皮肤软组织和全身感染的概率较大。单纯的皮肤疾病常规使用全身糖皮质激素治疗,皮肤病变损害皮肤的完整性,从而导致皮肤感染甚至脓毒血症和败血症的出现。在抗感染的过程中,要注意覆盖耐药的金黄色葡萄球菌和表皮葡萄球菌的感染可能性,正如本病例中患者的发病情况。由于红皮病的治疗过程中必须使用全身糖皮质激素,而长期使用激素又导致患者抗感染免疫功能下降,形成恶性循环。早期识别副肿瘤综合征,给予切除病灶可最大限度地避免类似情况发生。

病例提供:上海交通大学医学院附属瑞金医院

整理:周灵

述评:汤葳

## 参考文献

[1] BOTTONI U, PAOLINO G, AMBRIFI M, et al. Association between autoimmune disease and cutaneous melanoma with regard to melanoma prognosis [J]. Clin Exp Dermatol, 2015,40(3): 254 – 259.

[2] TOGNETTI L, NAMI N, FIMIANI M, et al. Grover's disease and cutaneous melanoma: a fortuitous association or a paraneoplastic case [J]. G Ital Dermatol Venereol, 2015,150(6):756 – 758.

[3] VYAS R, SELPH J, GERSTENBLITH MR. Cutaneous manifestations associated with melanoma [J]. Semin Oncol, 2016,43(3):384 – 389.

## 病例19 以肺部多发结节空洞为表现的类癌

### 主诉

发现肺部多发结节空洞1个月余。

### 病史摘要

男性,33岁。因"肾绞痛"拟行手术治疗,术前常规胸片检查发现右肺多发团片影,两肺纹理增多。病程中无咳嗽、咳痰，无胸闷、气促，无胸痛、痰血，无畏寒、发热，无头痛、骨痛，无乏力、盗汗等不适主诉。遂于 2018 年 8 月 10 日至我科就诊并收入病房。追问病史，患者生长于上海，父母从事水产生意。16 岁时曾因体检发现右肺占位，就诊于外院，行纤维支气管镜检查未见异常，其后未予重视，未规律随访。此次发病来神清，精神可，二便正常，睡眠、食欲可，体重未见改变。既往有右肾结石史近 1 年，否认烟、酒嗜好，否认家族史。

**体格检查**

T 36.5℃，P 80 次/分，R 20 次/分，BP 120/76 mmHg。神清，精神可，皮肤、巩膜无黄染，无皮疹结节，浅表未及肿大淋巴结。胸廓对称无畸形，腹式呼吸为主，节律正常。气管居中，两肺触觉语颤对称，呼吸活动度对称，未及胸膜摩擦感。叩诊两肺清音，听诊两肺呼吸音清，未闻及干、湿啰音。HR 80 次/分，律齐、无杂音。腹软无压痛反跳痛，右侧肾区轻度叩击痛。脊柱、四肢无畸形，关节无红肿，双下肢无水肿。

**辅助检查**

(1) 实验室检查：WBC $5.72 \times 10^9$/L，N $3.90 \times 10^9$/L，L $1.36 \times 10^9$/L，RBC $3.78 \times 10^{12}$/L↓，Hb 123 g/L↓，Hct 0.374↓，PLT $223 \times 10^9$/L。肝肾功能、电解质、LDH 正常，呼吸道病毒 15 联检结果阴性。ANA、ENA、ANCA、CD 细胞绝对计数、免疫球蛋白均正常，寄生虫抗体阴性，CPR、ESR、PCT 均正常，DIC 检测正常，G 实验、乳胶凝集试验、曲霉特异性 IgE 检测均阴性。血清 GM 实验 0.155，肺泡灌洗液 GM 实验 0.172。

(2) 胸片。2019 年 8 月 8 号双肺可见多发类圆形阴影，部分伴有空洞(图 19 - 1)。

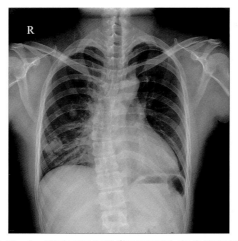

**图 19 - 1　双肺可见多发类圆形阴影，部分伴有空洞**

(3) 胸部 CT。右肺中叶类圆形含气囊腔，边界清楚，最大直径约 37 mm×35 mm，壁厚内见分隔、结节状软组织密度，增强后轻度强化，右肺上中叶散在多发大小不等的结节影(图 19 - 2)。

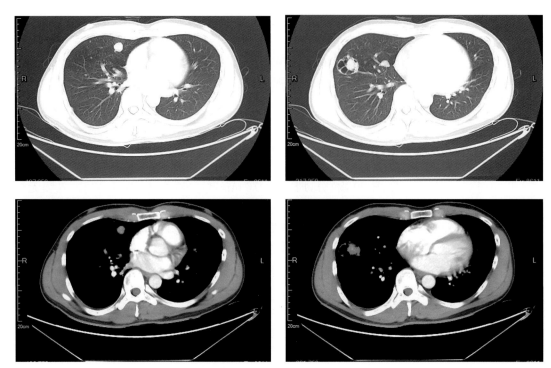

图 19-2　胸部 CT　右肺中叶类圆形含气囊腔,右肺上中叶散在多发大小不等的结节影

（4）气管镜检查:镜下未见异常,径向超声探查右肺中叶未见病灶,局部予以刷检及灌洗（图 19-3）。刷检涂片未找到细菌真菌、未找到抗酸杆菌、未找到脱落细胞;灌洗液细胞分类纤毛柱状上皮细胞 85%,中性粒细胞 10%,淋巴细胞 5%,灌洗液未培养出细菌、真菌及抗酸杆菌,未找到脱落细胞。

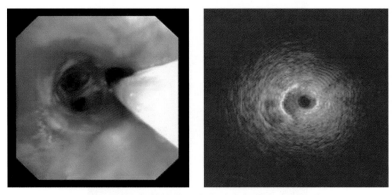

图 19-3　支气管镜检查右中叶支气管内未见异常

（5）CT 定位下经皮肺穿刺:涂片见少量异型细胞,倾向低分化癌。

（6）头颅 MRI:未见异常强化灶。

（7）PET/CT:右肺中叶结节 37 mm×26 mm,内可见含气囊性分隔,$SUV_{max}$ 8.6,右肺多发结节,直径 9~28 mm, $SUV_{max}$ 6.5~9.4。

（8）病理检查:梭形细胞增生性病变,CK(+), TTF-1(+), CgA(+), SYN(+),

CD56（＋），Ki-67（约5％＋），P63（－），P40（－），CK5/6（－），Napsin-A（－），Inhibin（－），Melan-A（－），Vimentin（－），CD34（－），S-100（－），STAT6（－），Desmin（－），SMA（－）。结合免疫组化考虑类癌，具体类型需待肿块完整切除后进一步评价（图19-4）。

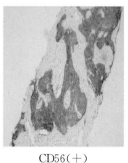 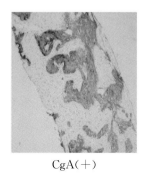 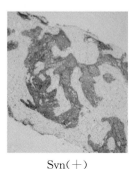 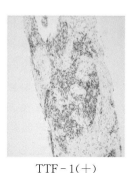

CD56（＋）　　　　CgA（＋）　　　　Syn（＋）　　　　TTF-1（＋）

**图 19-4　病理 HE 染色及免疫组化染色图片(HE,×400)**

**初步诊断**

右肺类癌 $T_4N_0M_0$，功能状态评分(PS)0 分，右肾结石。

**治疗及转归**

至外院全麻下行右肺上叶切除术＋中叶切除术＋纵隔淋巴结清扫术。术后病理类癌，淋巴结未见癌转移。

**最后诊断**

右肺类癌 $T_4N_0M_0$，PS 0 分,右肾结石。

 **讨论及述评**

　　肺部空洞是病变组织坏死、液化后经支气管排出并引入空气而形成,是肺部疾病常见的影像学表现。很多疾病在发展过程中均可形成空洞,不同疾病空洞的病因及形态各有特点。空洞根据其数目分为单发和多发空洞,按形态可分为厚壁(洞壁厚≥3 mm)和薄壁空洞(洞壁厚＜3 mm)。病因需从感染性疾病(如肺结核、肺脓肿、肺真菌感染、肺寄生虫感染)及非感染性疾病(如肺肿瘤、淋巴瘤、肺非感染性肉芽肿性病变)等方面考虑。

　　肺内空洞性病变需根据空洞的大小、洞壁的厚度、空洞内外缘的表现、空洞部位数量、洞内及周围的异常形态以及伴随胸膜改变、淋巴结肿大等进行鉴别。

　　(1)空洞病变的大小:2 cm 以下结节发生空洞以肺结核多见,4 cm 以上的肿块发生空洞多见于肺癌。有的肺结核空洞如纤维厚壁空洞和纤维干酪空洞也可以较大,与肺癌鉴别较困难,需要结合临床及实验室检查。

（2）空洞壁的厚度：厚壁空洞多见于肺癌、肺结核的纤维干酪空洞，干酪空洞和纤维厚壁空洞，以及急慢性肺脓肿。薄壁空洞可见于肺结核的浸润干酪灶空洞和纤维薄壁空洞。空洞壁厚薄不均见于肺癌和肺结核，厚度明显不均匀使空洞为偏心或特殊形态。肺癌空洞的壁一般在肺门侧较厚，空洞多偏于外侧；结核球在引流支气管开口处的干酪病灶最先软化，因此空洞腔开始多位于病变的肺门侧，即与引流支气管相连处。真菌引起的空洞根据病原种类的不同可分为厚壁、薄壁或厚薄不均。

（3）空洞的内缘：内缘光滑见于肺脓肿、肺结核纤维空洞；内缘毛糙见于肺脓肿、肺结核的纤维干酪空洞；空洞内缘凹凸不平见于肺癌和肺结核纤维干酪空洞；空洞内缘的壁结节主要发生在肺癌，肺结核纤维干酪空洞内的未液化干酪物质也可形成壁结节。

（4）空洞的外缘：空洞外缘清楚者见于肺结核纤维干酪空洞、慢性肺脓肿，有的肺癌空洞的外缘也很光滑、清楚。外缘有毛刺及"放射冠"影像者见于肺结核的纤维厚壁空洞和肺癌。外缘有分叶者多见于肺癌。

（5）空洞周围：卫星灶见于肺结核的各种空洞。空洞周围有片状浸润影像者为急性肺脓肿、浸润干酪灶空洞，慢性肺脓肿附近有的可见局限的片状影像。空洞周围有明显的肺气肿和纤维索条影者多见于尘肺。

（6）空洞腔内容物：气液平面主要见于急性肺脓肿。空洞内的固体成分为肿瘤结节、干酪坏死物、凝血块和曲菌球等，在空洞内气体的衬托下使空洞表现为不同的形态。曲菌球发生于肺癌、肺结核及慢性肺脓肿空洞，或支气管扩张、肺囊肿内，为类圆形可移动的结节，多位于坠积部位。新月形空洞为弓形的气体影，总是位于曲菌球的上方。若空洞内容物与空洞壁附着，如肺癌、肺结核空洞，新月形的气体影可位于空洞的侧方或下方。

（7）CT增强表现：一般用于2~3cm大小的厚壁空洞病变的鉴别诊断。肺结核的纤维干酪空洞的洞壁不规则强化或外周薄层强化，肺癌空洞的洞壁大部分强化。

（8）多发空洞：主要见于肺结核、肺转移瘤和肺脓肿。肺结核空洞大小不均，可为薄壁或厚壁，病变多位于两肺尖后段和下叶背段，病灶周围有卫星灶，空洞偏向肺门侧有引流支气管。转移瘤的空洞多合并存在肺内多发结节，分布于胸膜下、支气管血管束周围，病灶大小不一但密度较为均一。血源性多发性肺脓肿，多由金黄色葡萄球菌感染引起，空洞大小均匀或不均匀，洞壁多较厚，洞内可有液平，肺内合并有多发斑片和模糊的结节灶。其他还需考虑真菌感染（主要见于隐球菌和曲霉菌）、寄生虫病（主要见于肺吸虫）、非感染性肉芽肿（韦格纳氏肉芽肿、结节病及嗜酸性肉芽肿）、淋巴瘤等。

本例患者为青年男性，无免疫力低下等基础疾病，慢性病程，此处因非肺部疾病临床症状就诊，胸部CT表现为右肺中叶直径3.5cm空腔样病灶，偏心空洞，同侧肺内多发大小不等类圆形结节，沿血管束分布。结合上述空洞影像特点及患者其他临床资料，鉴别诊断从以下几方面考虑：

非感染性疾病：①肺癌伴肺内转移，偏心空洞，同侧肺内沿血管分布的大小不等的结节病灶，PET/CT提示病灶SUV值显著升高，但患者病程较长，若为肺癌多为恶性程度较低的病理类型；②肉芽肿性病变，但患者ANCA检测为阴性。

感染性疾病方面需考虑毒力较低引起亚急性感染的病原体：①Ⅲ型肺结核，但缺乏结核低热盗汗等临床表现,病变非结核好发部位;②曲霉感染,可表现为新月形空洞,空洞内曲菌球会随体位改变而发生变化,本患者无免疫低下基础,但其父母常年从事水产生意,有发生真菌感染的风险,但患者俯卧位胸部 CT 空洞无改变;③寄生虫感染,患者父母常年从事水产生意,有感染风险,但患者寄生虫相应抗体均阴性。

肺类癌(pulmonary carcinoid, PC)是起源于支气管黏膜下嗜银细胞(Kulchitsky cell)的神经内分泌肿瘤,区别于同样是原发于肺的神经内分泌肿瘤-小细胞肺癌和大细胞神经内分泌癌,其生长相对缓慢、侵袭性低、预后较好,可分为低度恶性的典型类癌(typical carcinoid, TC)和中度恶性的不典型类癌(atypical carcinoid, AC)两类。肺类癌为少见的肺恶性肿瘤,占所有肺癌的 1%~2%,占全身类癌总数的 25%~30%,近年来发病率不断升高。PC 患者的临床症状与肿瘤的部位有关。周围型 PC 通常不伴有明显症状,而中央型 PC 患者可能会表现为咳嗽、咯血、呼吸困难和胸痛等非特异性症状。因此临床上 30%~50% 的 PC 患者为偶然发现的,由于缺乏准确和及时的诊断,PC 的治疗难度增大,发生远处转移的概率增加。

PC 根据核分裂象的数目、是否存在坏死以及 Ki-67 表达区分。TC 的特点是肿瘤活性区域<2 个核分裂象/2 mm$^2$,无坏死和 Ki-67 表达≤5%;而 AC 表现为肿瘤活性区域 2~10 个核分裂象/2 mm$^2$,不伴有或伴有点状坏死,Ki-67 表达≤20%。

胸部 CT 是评估 PC 最常用的检测手段,但缺乏特异性,MRI 多用于肝脏和骨转移的评估。PC 的确诊主要依靠经支气管镜或肺穿刺的组织活检,免疫组化显示神经内分泌标志物阳性,包括嗜铬粒蛋白 A(CgA)、CD56、突触素(Syn),其中 Syn 被认为是神经内分泌分化最特异的标志物。

PC 无独立的分期标准,多数采用 NSCLC 分期方法。早期局限型 PC 的首选治疗方法是手术切除,其目的是在尽可能保留正常肺组织的基础上彻底清除病变组织,同时需要进行淋巴结清扫术。PC 术后的辅助治疗并无大量的证据支持,美国国立综合癌症网络(National Comprehensive Cancer Network, NCCN)指南推荐对于Ⅱ、Ⅲ期 AC 患者进行辅助化疗和(或)放疗,欧洲神经内分泌肿瘤学会(European Neuroendocrine Tumor Society, ENETS)推荐辅助治疗仅用于淋巴结转移的 AC 患者。最近一项基于美国国家癌症数据库的回顾性分析指出术后辅助化疗并不能使 AC 患者的生存获益,即使患者术后病理确诊有淋巴结转移。对于肿瘤位于气管腔内或身体情况不能耐受手术的 PC 患者,可采用经支气管镜介入治疗。

不可手术切除或晚期 PC 患者,系统治疗的目的为控制症状和肿瘤生长,改善生活质量并延长生存期。目前的治疗经验多为基于少量随机或安慰剂对照试验的既往研究,治疗选择包括常规化疗、生物类和抗血管药物、生长抑素类似物(somatostatin analogs, SSAs)、靶向治疗以及肽受体介导的放射性核素治疗等。但都缺乏推荐的一线和后续方案的共识。

(1)化疗:与小细胞肺癌相反,化疗在 PC 治疗中的结果均较差。对于晚期转移性进展的 PC 患者,NCCN 指南仅在无其他治疗选择可用的情况下才推荐细胞毒性药物化疗,并推荐顺铂和依托泊苷为首选方案。而 ENETS 指南推荐在一定条件下行全身化疗,如其他治疗失败和(或)生长抑素受体阴性、Ki-67>15% 的进展性 AC 患者。

（2）生物类和抗血管药物：神经内分泌肿瘤血运丰富，可以高表达多种血管相关因子，包括 VEGF、VEGFR、PDGF、PDGFR、IGF-1、IGFR 等。因此抗血管治疗也可作为 PC 的一种方法。尼舒替尼、帕唑替尼、替莫唑胺联合贝伐珠单抗、干扰素等在多项小规模的临床实验中效果得到证实，但都缺乏高质量的临床治疗数据支持，被部分指南认为可用于 PC 的治疗。

（3）SSAs 治疗：约 1/3 的进展期 PC 患者伴有类癌综合征，表现为腹泻、面色潮红、腹痛、低血压以及血管痉挛等，与患者生长抑素受体过度表达相关。SSAs 作用于生长抑素受体，阻断其释放多肽类和有机胺，从而减轻患者的症状。目前指南推荐的有奥曲肽。

（4）靶向治疗：尽管一些 PC 高表达 c-kit、PDGFR-A-B 和 EGFR 等，但并不能从伊马替尼或厄罗替尼的治疗中获益。mTOR 信号通路在大多数 PC 中高表达，已有研究验证了依维莫司作为 mTOR 通路抑制剂，治疗包括肺部在内的任何部位晚期神经内分泌肿瘤的可行性。依维莫司目前是唯一经美国食品药品监督管理局（FDA）批准治疗 PC 的药物，被 ENETS 推荐作为一线药物。

（5）肽受体介导的放射性核素治疗（peptide receptor radionuclide therapy，PRRT）：有研究显示对于晚期高表达生长抑素受体的神经内分泌肿瘤采用 PRRT 治疗有效，能改善患者症状，并改善患者的生活质量，但尚缺乏 PC 的前瞻性临床数据。

本例患者术前评估诊断为右肺类癌（$T_4N_0M_0$，ⅢA 期，PS 0 分），因存在右肺不同叶的转移结节，我院呼吸与危重症医学科、医学影像科、胸外科、病理科进行多学科讨论，最终建议患者切除主病灶所在肺叶，随后定期随访。患者最终至外院行右肺上叶切除术＋中叶切除术＋纵隔淋巴结清扫术。截至本文撰写时患者尚未进行术后随访。

对于早期 PC 的随访，部分学者推荐 TC 患者术后 3 个月和 6 个月进行影像学检查，随后每年随访；AC 患者则需进行更严密的监测，术后 3 个月和 6 个月进行影像学检查后，仍需每 6 个月进行常规复查。对于进展期 PC 患者来说尚无统一标准，个体差异较大，主要根据患者初始的基线特征、新发症状以及初治方案制订。

PC 为相对少见的肺部肿瘤，恶性程度较低，由于缺乏大样本的临床数据，多学科联合诊治十分必要。未来亟需开展大样本的临床研究，研发新的临床治疗策略和方法，延缓 PC 患者的疾病进展，从而改善预后。

病例提供单位：上海交通大学医学院附属瑞金医院

整理：包志瑶

述评：汤葳

### 参考文献

[1] HENDIFAR AE, MARCHEVSKY AM, TULI R. Neuroendocrine tumors of the lung: current challenges and advances in the diagnosis and management of well-differentiated disease [J]. J Thorac Oncol, 2017, 12(3): 425-436.

[2] CAPLIN ME，BAUDIN E，FEROLLA P，et al. Pulmonary neuroendocrine (carcinoid) tumors：European Neuroendocrine Tumor Society expert consensus and recommendations for best practice for typical and atypical pulmonary carcinoids [J]. Ann Oncol，2015，26(8)：1604－1620.

[3] WOLIN EM. Challenges in the diagnosis and management of well-differentiated neuroendocrine tumors of the lung（typical and atypical carcinoid）：current status and future considerations [J]. Oncologist，2015，20(10)：1123－1131.

## 病例20 原发性肺动脉肉瘤误诊为肺动脉栓塞

### 主诉

左侧胸痛 2 天。

### 病史摘要

患者，男性，64 岁，因"左侧胸痛 2 天"，于 2018 年 9 月 6 日收入院。患者于入院前 2 天无明显诱因下突然出现左侧胸部疼痛，为持续性胀痛，深吸气时疼痛加重，针扎样，大汗，伴头晕、乏力、活动后胸闷气促，有少许咳嗽，少量白黏痰。否认晕厥；否认发热、咯血；否认双下肢肿胀、疼痛。为进一步诊治收入我科。追问病史，患者于入院前 2 年余，即开始出现反复左侧胸部隐痛、胀痛不适，休息可好转，未予重视。患者自发病以来，食欲可，二便基本正常，无体重下降，夜眠欠佳。既往体健，否认糖尿病、高血压、冠心病等慢性基础疾病；否认结核、肝炎等传染病史；否认手术、输血史；否认药物过敏史；否认家族遗传疾病史。出租车司机，吸烟史 75 包/年，未戒烟，否认酗酒史。已婚，育有 1 女。

### 入院查体

T 36.5℃，P 77 次/分，R 27 次/分，BP 130/70 mmHg，神清，气平，步入病房，口唇无发绀，浅表淋巴结未及肿大，颈静脉无充盈，肝颈反流（－），胸廓无畸形，双侧呼吸运动和语颤正常，叩诊清音，两肺未闻及干、湿啰音。心界无扩大，HR 77 次/分，律齐，各瓣膜区未闻及病理性杂音。腹软，无压痛，肝、脾肋下未触及。轻度杵状指，指端无发绀，双下肢无水肿，足背动脉搏动正常。

### 辅助检查

（1）实验室检查。血常规 WBC $9.68\times10^9$/L，N％ 66.4％，Hb 165 g/L，PLT $222\times10^9$/L；CRP 3.6 mg/L。生化：Cre 79.4 $\mu$mol/L，ALT 31 U/L，LDH 165 U/L，钾 3.96 mmol/L，D－二聚体 0.34 mg/L，BNP 16.24 pg/ml。动脉血气：pH 7.407，$PaCO_2$ 38.6 mmHg，$PaO_2$ 77.2 mmHg。心梗指标未见异常，肿瘤标志物、甲状腺功能均正常，自身抗体全套阴性。

（2）影像学检查。2018 年 9 月 6 日胸部 CT 平扫：两肺少许炎症，右肺中叶结节，肺气肿,左肺动脉内低密度灶,建议胸部增强扫描。2018年9月6日CT肺动脉造影(CTPA):左肺动脉主干及分支栓塞。

（3）超声 UCG:主动脉窦部增宽,双下肢静脉超声未见血栓形成。

**初步诊断**

肺动脉栓塞。

**治疗及转归**

患者入院诊断为急性肺动脉栓塞,予以低分子肝素抗凝,每日2次皮下注射,继予华法林口服,国际标准化比值(international normalized ratio,INR)达标后于2018年9月21日出院,出院后继续华法林抗凝治疗。2018年10月22日门诊复查肺动脉CTA报告:左肺动脉主干及分支栓塞,较前变化不明显。2018年10月24日患者晨起出现咯血,暗红色,于2018年11月5日再次就诊我科,入院后暂停华法林,给予依诺肝素抗凝。患者后自诉出血来自鼻腔,完善鼻咽镜检查,未发现异常。对比抗凝治疗前后肺动脉CTA,左肺主干完全栓塞,较前无动态变化,仔细阅片发现肺动脉内低密度影与平时所见肺栓塞的充盈缺损有所不同,其边缘饱满、隆起,考虑占位病变不除外(图20-1、图20-2),即予胸部MRI增强检查,结果提示左肺主干占位性病变,考虑肺动脉内皮肉瘤可能(图20-3)。

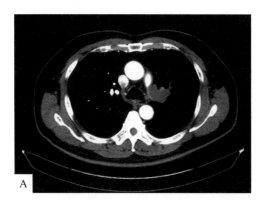
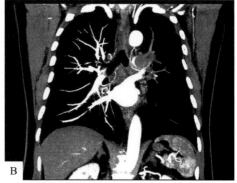

图 20-1 首次就诊 CTPA(2018 年 9 月 6 日)

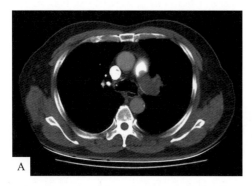
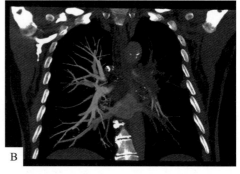

图 20-2 抗凝 1 个月余后复查(2018 年 10 月 22 日)

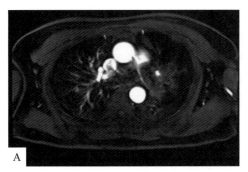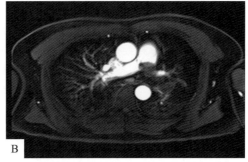

图 20 - 3 胸部 MRI 增强(2018 年 11 月 1 日)

2018 年 11 月 14 日于心外科行肺动脉切开肿瘤切除＋肺动脉内膜剥脱＋肺动脉成形术,术中探查见一巨大质硬肿块,侵犯部分肺动脉主干,几乎完全阻塞左侧肺动脉主干及远端分支,侵犯肺动脉内膜,沿肺动脉内膜外钝性剥脱,将左肺动脉及近端分支处内膜完整剥脱,拔出肿瘤,见肿瘤完整,剖开肿瘤切面呈鱼肉状,局部可见坏死。病理结果为肺动脉内膜肉瘤,肿瘤细胞呈未分化肉瘤形态(高级别),伴坏死。免疫组化:Vimentin(＋),CD56(＋),MDM - 2(＋),Desmin(局部＋),Ki - 67(热点区约 50％＋),CD34(－),AE1/AE3(－),CD31(－),S - 100(－),ERG(－),SOX - 10(－),MyoD1(－),h - caldesom(－),HMB45(－),Melan - A(－),STAT - 6(－),Myogenin(－),MSA(－),ALK - 1(－)。患者术后未行进一步化疗,后肿瘤复发,于 2019 年 5 月 18 日死亡。

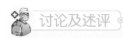

肺动脉内膜肉瘤,未分化,高级别。

### 讨论及述评

肺动脉肉瘤(pulmonary arterial sarcoma, PAS)是一种临床上极其罕见的肺血管系统的恶性肿瘤,1923 年由 Mandelstamm 报道首例,至今国内外文献仅有 300 余例报道,且绝大多数为个案。因临床症状缺乏特异性,国外文献报道大多数病例在尸检前被误诊,国内文献报道几乎所有病例一开始就被误诊,绝大多数被误诊为肺动脉栓塞。肺动脉肉瘤生存率极低,未经手术治疗者诊断后平均生存时间仅 2 个月左右,手术治疗后生存时间可延长至 10～18 个月。85％的肺动脉肉瘤原发于肺动脉主干,向肺动脉近端和远端延伸,可分为内膜肉瘤和壁间肉瘤;临床上内膜肉瘤更多见。本例原发于左肺动脉的内膜。CTPA 中肺动脉壁有被侵蚀的表现,往往形态不规则,可见分叶;D - 二聚体水平往往正常,以上可作为首诊时与肺动脉栓塞相鉴别的重要依据。MRI 因其良好的空间分辨率和组织分辨率,在 PAS 的诊断中具有一定优势。MRI 可以清晰显示肺动脉腔内不规则、息肉状软组织肿块,向其分支连续蔓延,增强后病灶明显强化或不均匀强化。目前认为 PET/CT 在肺动脉肉瘤的诊治中能发挥更重要的作用,在 PET/CT 上提示 SUV 值增高的病灶可成功鉴别肺栓塞,且可对肿瘤进行正确分期、明确肿瘤范围并帮助制订合理手术方案。免疫组化对血管肉瘤的诊断有重要意义,CD31 和Ⅷ因子相关抗原对上皮样血管肉瘤的诊断特异性可达 90％ 以上,Vimentin 对几乎所有上皮样血管肉瘤均强阳性表达。对于疑诊或确诊为肺动脉肉瘤者,均需对其进行手术治疗,手术仍是目前治疗肺动脉肉瘤的主要方式;如无外科干预,平均生存期 1.5～3 个月;术后平均存活时间为 12～19.2 个月;少数报道术后患者在化疗辅助治疗(吉西他滨＋多西他赛,或卡铂＋长春瑞滨化疗),取得了一定的生存获益,但总体缺乏长期随访资料,目前亦无指南。伴有梗阻表现的肺动脉肿瘤患者多存在循环和凝血功能异常,因此一旦将肺动脉肿瘤误诊为肺动脉栓塞,继而实施抗凝或溶栓治疗,将对患者对的生命造成极大威胁,可能导致不可控制的出血和弥漫性血管内凝血等。目前已知新生血管生成是肿瘤发展的核心环节,多种血管生成因子参与其中,有研究对肺动脉肉瘤患者血管内皮生长因子免疫组化分析,结果表明后者与肺动脉肉瘤的生存和预后明确相关,抗血管生成药或可成为关键的内科治疗手段。

本例患者起病隐匿,因胸痛发病,CTPA 提示肺动脉主干充盈缺损,首先考虑肺栓塞可能。但 D-二聚体正常,低氧血症不明显,抗凝治疗无效,均与常见肺栓塞不符,遂于 MRI 检查发现肺动脉软组织占位病变,考虑血管内皮肿瘤可能,及时外科手术治疗。我们报告该例肺动脉肉瘤,最终经手术获得病理后确诊。肺动脉肉瘤是罕见的侵袭性恶性肿瘤,从症状和影像上极易误诊为肺血栓栓塞症,临床医生要提高对该病的认识水平和早期识别能力,早诊断、早治疗对延长生存期具有重要意义。

病例提供单位:上海交通大学医学院附属同仁医院

整理:冯静

述评:金晓燕

### 参考文献

[1] 梁颖,米玉红,高元明,等.肺动脉肉瘤 8 例临床分析[J].中国呼吸与危重医学杂志,2013,12:284－288.

[2] YU L, SHI E, GU T. Primary pulmonary artery endothelial sarcoma [J]. J Card Surg, 2011,26(2):217－218.

[3] EBNER L, HUBER A, OTT D, et al. Pulmonary intimal sarcoma:a rare differential diagnosis for arterial filling defects on a chest CT [J]. Acta Radiol Short Rep, 2014,3(2):2047981613514052.

---

**病例21** 肺原发性腺泡状软组织肉瘤

主诉

咳嗽、咳痰 10 天,发热 5 天。

### 病史摘要

患者,女性,47岁,因"咳嗽、咳痰10天,发热5天"于2019年2月10日入院。自述10天前无明显诱因下出现咳嗽、咳痰,痰量多,为白黏痰;5天前开始出现夜间发热,体温不详,清晨可自行退热。当地医院肺部CT检查示"右肺上叶及中叶占位性病变,邻近支气管狭窄"。为求进一步诊断,遂来我院就诊。患者自发病以来,饮食欠佳,大小便正常,精神、睡眠可,体重无明显变化,体力下降。患者既往体健,无吸烟史,否认药物过敏史,无传染病及遗传病病史。

### 入院查体

T 36.6℃,P 78次/分,R 20次/分,BP 120/80 mmHg,神清。浅表淋巴结未扪及肿大。右肺叩诊浊音,听诊右肺上中肺野呼吸音稍低,双肺未闻及明显干、湿啰音。心脏听诊及腹部触诊均无明显异常。脊柱、四肢无畸形,关节无红肿,双下肢无水肿。

### 辅助检查

(1) 入院时:WBC 9.54×10⁹/L,N% 76.20%。CRP 134.05 mg/L。结核 T-SPOT:阳性,抗原A斑点数10,抗原B斑点数15。"乙丙艾梅"均阴性。巨细胞病毒IgM阴性,柯萨奇病毒B3 IgM、B5 IgM阴性,肠道病毒RNA阴性。D-二聚体1.57 mg/L。胸腔积液Alb 19.5 g/L,LDH 339 U/L,腺苷脱氨酶3 U/L,细胞总数1 200×10⁶/L,WBC 240×10⁶/L。血肿瘤标记物CA125 229.1 U/ml,余未见明显异常。痰脱落细胞、胸腔积液细胞学均未见恶性细胞。胸腔积液病理提示:查见少量淋巴细胞、中性粒细胞、组织细胞及个别间皮细胞。免疫细胞化学染色示:CD68(示组织细胞),Calretinin(−),CEA(−),claudin-4(−),TTF-1(−)。

(2) 肺部CT:右肺上叶前段至右肺中叶区域边界不清的巨大肿块,与不张的中叶肺组织分界不清,强化不均,大小约10.03 cm×11.2 cm×11.06 cm,考虑恶性肿瘤可能性大,右侧胸膜增厚,多发结节,考虑转移(图21-1A~F)。住院后给予胸腔置管引流胸液,虽积极引流胸液患者呼吸困难仍逐渐加剧,遂于住院12天后复查肺部CT(图21-1G~J),结果显示右侧胸腔巨大不规则肿块,占据大部分胸腔,较前明显增大(14.42 cm×12.62 cm×13.34 cm),右侧胸腔积液较前增多,右侧胸膜多发结节,较前增多增大,右侧肺不张,与上述肿块分界不清,较前范围增大,右心膈角、纵隔淋巴结增多、增大,较前增大。

(3) 全身PET/CT:右肺近肺门区结块影,代谢增高;远端肺野致密影,部分代谢增高;纵隔2R区、4R区及右侧膈上多发肿大淋巴结,代谢增高;右侧胸膜代谢增高;胸骨体代谢增高;上述考虑恶性肿瘤病变。右肺近叶间裂多发小结节,部分代谢轻度增高,考虑转移可能。

(4) 支气管镜检查:右上叶黏膜肿胀不光滑,右中叶支气管外压性狭窄,管口几近闭塞(图21-2)。支气管镜刷片未查见恶性细胞及抗酸杆菌,支气管镜冲洗液结核杆菌DNA阴性。

(5) 经皮肺穿刺活检检查:肿瘤组织巢片状,周围被覆血管内皮细胞,肿瘤细胞体积大,胞质红染,透亮,核大深染,核仁突出,核分裂象少见(图21-3A)。免疫组化染色结果如下:Ki-67(LI:20%),Vimentin(+),TFE3(部分+),PCK(−),TTF-1(−),P63(部分弱

＋），CD68（－），CD34（－），Calretinin（－），S－100（－），Syn（－），HMB45（－），SOX10（－），SMA（－），LCA（－），CD30（－），WT－1（－），CD163（－），CK8/18（－），D2－40（部分＋），STAT6（－），ERG（－），Desmin（－），MyoD1（－），ALK（＋），INI－1（＋），CD99（＋），CK5/6（－），P40（－），CgA（－），CD21（－），CD3（－），CD56（－），CD20（－），CD23（－），CD2（－），CD5（－），NSE（－），Calcitonin（－）(图 21－3B)。荧光原位杂交检测提示 *TFE*3 基因重排(图 21－3C)。上述免疫组化标记排除癌、间皮瘤、孤立性纤维性肿瘤、神经内分泌瘤、恶性黑色素瘤、神经源性肿瘤、淋巴造血系统肿瘤、血管肿瘤、平滑肌横纹肌肿瘤。

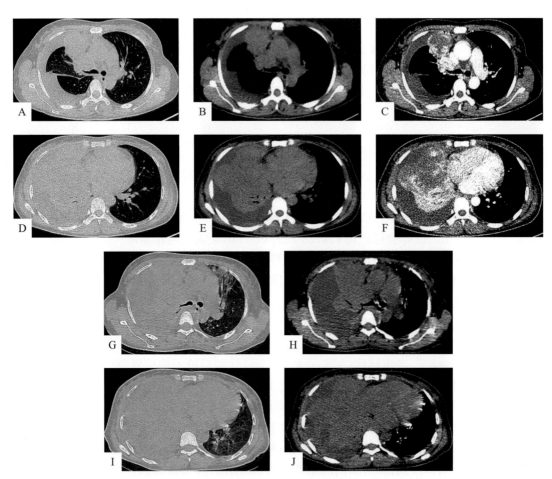

图 21－1　患者胸部 CT 图像。A～F 为首次检查胸部 CT 平扫及增强的图像，其中 A、B、C 为右上叶支气管平面，D、E、F 为心室平面，A、D 为肺窗，B、E 为纵隔窗平扫，C、F 为相同层面增强扫描纵隔窗图像。可见右肺上叶前段-右肺中叶纵隔旁见边界不清的巨大肿块(10.03 cm×11.2 cm×11.06 cm)，平扫实性成分 CT 值为 35～45 Hu，增强 CT(C 及 F)可见不均匀明显强化，CT 值 85～95 Hu，肿块形态不规则，邻近肺组织受压、节段不张，伴右侧胸腔积液，右侧胸膜增厚，右肺门淋巴结增大；G～J 为 12 天后复查胸部 CT 平扫的图像，其中 G、H 为右上叶支气管平面，I、J 为心室平面，G、I 为肺窗，H、J 为纵隔窗平扫。相同层面扫描显示病灶体积较前增大(14.42 cm×12.62 cm×13.34 cm)，形态较前欠规则，向外侧膨胀生长，右肺不张较前明显，右侧胸腔积液较前浑浊、积液量较前增多，右侧胸膜较前增厚，右肺门淋巴结较前增大

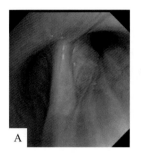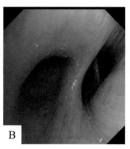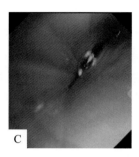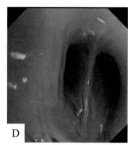

图 21-2　患者电子支气管镜图像。A.右上叶开口处,左为前段口,右为尖后段口,黏膜肿胀不光滑;B.右中下叶开口处,左为中叶口,右为下叶口,右中叶口处黏膜充血肿胀明显,间嵴肿胀增宽;C.右中叶开口处,右中叶支气管呈外压性狭窄表现,管口几近闭塞;D.右下叶开口处,左为基底段口,右为背段口

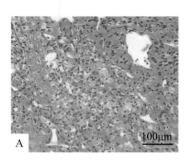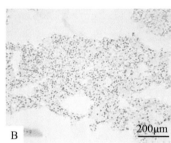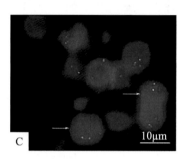

图 21-3　病理结果图片。A.肿瘤呈腺泡状排列(HE,×200);B.肿瘤细胞核 *TFE3* 阳性(免疫组化,×100);C.肿瘤细胞内出现融合信号和红绿色分离信号,提示 *TFE3* 基因重排(免疫荧光原位杂交,×1000)

### 初步诊断

经病理科全科讨论后,认为右肺穿刺活检组织具有丰富血窦的软组织肉瘤,结合影像学、镜下形态、免疫组化标记,诊断为腺泡状软组织肉瘤。

### 治疗及转归

患者住院期间临床表现呈恶性进展,呼吸困难持续不能缓解且逐渐加重,强迫坐位,体力、体重消耗显著,家属考虑病情危重要求转当地医院对症处理,于 2019 年 3 月 18 日自动出院,并于当晚在家中离世。患者从出现临床症状到最终死亡仅历程 46 天。

### 最后诊断

该患者临床表现以肺部症状为主,全身 PET/CT 未提示其他系统受累征象,结合 PET/CT 及病理组织学特征,最终诊断为肺原发性腺泡状软组织肉瘤。

### 讨论及述评

腺泡状软组织肉瘤(alveolar soft part sarcoma,ASPS)是一种罕见的软组织恶性肿瘤,其组织来源未明,占软组织肉瘤(soft tissue sarcoma,STS)的 0.2%~0.9%。本病由 Christopherson 等在 1952 年首先报道。ASPS 通常表现为无痛性缓慢生长的包块,好发于15~35岁人群,成人多位于深部肌肉或筋膜,儿童好发于头部和颈部,尤其是眼眶和舌中;部分患者可发生广泛转移,主要转移至肺、骨、脑、皮下等部位。

原发于肺部的腺泡状软组织肉瘤极为罕见。经检索,目前国内外文献所报道的肺原发性腺泡状软组织肉瘤仅9例。将这9例文献报道的肺原发性ASPS患者及本例肺原发性ASPS的临床特点进行分析总结(见表21-1)。这10例患者的中位年龄42(17~48)岁,高于其他部位ASPS的患者年龄。10例患者中7例为女性;7例无明显呼吸道症状;6例患者TFE3阳性,余4例未检测。治疗上,8例患者接受了手术治疗,其中2例进行了术后化疗;1例患者仅行化疗;1例患者未行手术或化疗治疗。8例接受了手术治疗的患者中,3例未提及其预后,5例预后良好,术后无肿瘤复发及远处转移(随访时间在12~25个月);仅行化疗的患者,1个月后死亡;本例患者疾病进展迅速,首次肺部CT示肿瘤大小约为10.03 cm×11.2 cm×11.06 cm,12天后复查CT,肿瘤明显增大至约14.42 cm×12.62 cm×13.34 cm,导致患者呼吸困难加重,病情急剧恶化,患者未行手术及化疗,从起病至死亡仅历程46天。

表21-1 本例和9例文献报道肺腺泡状软组织肉瘤患者的病史特征表

| 文献 | 性别 | 年龄 | 症状 | 原发部位 | PAS(+) | 免疫组化 | FISH | RT-PCR | 治疗 | 结局 |
|---|---|---|---|---|---|---|---|---|---|---|
| 本例 | 女 | 47 | 咳嗽咳痰 | 右肺 | 未提及 | TFE3(+) | TFE3(+) | 无 | 无 | 起病46天死亡 |
| 2019伍 | 女 | 30 | 咳嗽咯血 | 右肺 | 是 | TFE3(+) | TFE3(+) | 无 | 手术 | 未提及 |
| 2017刘 | 男 | 17 | 体检 | 左肺 | 未提及 | TFE3(弱+) | 无 | 无 | 手术 | 16个月无肿瘤复发及远处转移 |
| 2016崔 | 男 | 17 | 体检 | 左肺 | 是 | TFE3(弱+) | 无 | 无 | 手术 | 未提及 |
| 2015 Zhao | 女 | 48 | 体检 | 左肺 | 未提及 | TFE3(+) | TFE3(+) | ASPL-TFE3融合 | 手术 | 12个月无肿瘤复发及远处转移 |
| 2014詹 | 女 | 39 | 体检 | 右肺 | 是 | TFE3(+) | 无 | 无 | 手术+化疗 | 15个月无肿瘤复发及远处转移 |
| 2011李 | 女 | 48 | 体检 | 右肺 | 是 | 无 | 无 | 无 | 手术 | 未提及 |
| 2007 Kim | 女 | 42 | 体检 | 右肺 | 是 | 无 | 无 | 无 | 手术+化疗 | 25个月无肿瘤复发及远处转移 |
| 2008 Trabelsi | 男 | 49 | 胸痛 | 左肺 | 是 | 无 | 无 | 无 | 化疗 | 1个月后死亡 |
| 1991 Tsutsumi | 女 | 42 | 未提及 | 右肺 | 是 | 无 | 无 | 无 | 手术 | 18个月无肿瘤复发及远处转移 |

ASPS的确诊依赖于病理诊断,包括典型的组织学形态及特征性的免疫组化标记。ASPS典型的组织学特点为"腺泡状"或"器官样"结构,腺泡之间为裂隙状或血窦样毛细血管网,毛细血管网上衬覆单层扁平内皮细胞,核分裂象少见。肿瘤细胞边界清晰,

胞质丰富,嗜酸性,过碘酸希夫(periodic acid-Schiff, PAS)反应抗淀粉酶染色阳性,细胞质内可见菱形或杆状的结晶体。研究发现 ASPS 患者中存在促癌基因 *ASPSCR1 - TFE3*,这一促癌基因的形成是由于染色体易位导致了 X 染色体上转录因子 E3 基因(transcription factor E3 gene, *TFE3*)与 17 号染色体上的腺泡样软组织肉瘤关键区域 1(alveolar soft part sarcoma critical region 1, *ASPSCR1*)基因相融合。根据这一特性,ASPS 的确诊可通过以下手段:①利用免疫组化检测肿瘤细胞中 TFE3 蛋白的表达;②免疫荧光原位杂交(fluorescence in situ hybridization assay, FISH)检测 *TFE3* 基因重排;③反转录聚合酶链反应(reverse transcription-polymerase chain reaction, RT - PCR)检测 *ASPSCR1 - TFE3* 融合转录本。

本例患者的病理表现符合典型 ASPS 特点,包括肿瘤呈腺泡状排列,免疫组化提示肿瘤细胞表达 TFE3 蛋白,荧光原位杂交检测提示 *TFE3* 基因重排,同时患者的全身 PET 结果未提示其他系统受累征象,最终确诊为肺原发性腺泡状软组织肉瘤。

对于 ASPS 的治疗而言,手术是一种重要且有效的方式。在局限性 ASPS 患者中,手术切除组的 5 年生存率为 81%;在伴随远处转移的 ASPS 患者中,手术切除组的 5 年生存率为 41%,未行手术切除组为 10%。而化疗对 ASPS 的治疗效果欠佳。在一项囊括了 29 例 ASPS 患者的研究中(3 例局限性和 26 例远处转移),仅 1 例患者(3%)化疗治疗有效。目前的研究中,放疗对 ASPS 的治疗效果尚存在争议,部分研究表明放疗对 ASPS 患者无效,但也有研究表明放疗在控制 ASPS 局部复发及减缓远处转移方面存在一定的疗效。新型的靶向分子治疗和肿瘤免疫疗法在 ASPS 的治疗中同样发挥作用。研究表明,多种血管生成抑制剂和酪氨酸激酶抑制剂(tyrosine kinase inhibitors, TKI)对 ASPS 治疗有效,例如克唑替尼(crizotinib)、西地尼布(cediranib)等。在一项临床研究中,36 例肉瘤患者接受了 VEGFR 抑制剂阿西替尼(axitinib)和抗 PD - 1 抑制剂派姆单抗(pembrolizumab)联合治疗,其中 12 例 ASPS 患者的中位无进展生存期为 12.4 个月,而其余 24 例非 ASPS 的患者为 3.0 个月。

ASPS 患者总的 5 年生存率为 56%,其中年龄小于 18 岁的患者 5 年生存率为 87.8%。在影响预后的因素中,高龄、肿瘤大小超过 10 cm、确诊时已出现远处转移以及肿瘤原发于躯干是不利因素。

目前关于原发性肺 ASPS 的相关文献较少,所报道的患者临床症状表现不一,其临床特点有待于进一步归纳总结。原发性肺 ASPS 的确诊需病理诊断,包括典型的组织学特征和特征性免疫组化标记。其组织学上的显著特征为肿瘤呈"腺泡状"或"器官样"结构,PAS 抗淀粉酶染色阳性,免疫组化特征性标记 TFE3 阳性,荧光原位杂交检测提示 *TFE3* 基因重排,同时结合全身影像学排除机体其他系统受累,方可获得明确诊断。对于 ASPS 患者而言,手术切除是有效的治疗手段,分子靶向药物和肿瘤免疫疗法是具有前景的治疗选择,而大部分的研究都证实了化疗对其无效。

病例提供单位:华中科技大学同济医学院附属协和医院

整理:周琼

述评:周琼

### 参考文献

[1] JABER OI, KIRBY PA. Alveolar soft part sarcoma [J]. Arch Pathol Lab Med, 2015,139(11): 1459-1462.

[2] CHRISTOPHERSON WM, FOOTE FW JR, STEWART FW. Alveolar soft-part sarcomas: structurally characteristic tumors of uncertain histogenesis [J]. Cancer, 1952,5(1):100-111.

[3] TRABELSI A, BEN ABDELKRIM S, TAHER YACOUBI M, et al. Sarcome alvéolaire primitif du poumon [J]. Rev Mal Respir, 2009,6(3):329-332.

[4] ZHAO M, RAO Q, WU C, et al. Alveolar soft part sarcoma of lung: report of a unique case with emphasis on diagnostic utility of molecular genetic analysis for TFE3 gene rearrangement and immunohistochemistry for TFE3 antigen expression [J]. Diagn Pathol, 2015,10:160.

[5] TSUTSUMI Y, DENG YL. Alveolar soft part sarcoma of the pulmonary vein [J]. Acta Pathol Jpn, 1991,41(10):771-777.

## 病例22 肺原发性支气管相关淋巴组织淋巴瘤

### 主诉

反复咳嗽、咳痰10余年,加重半年。

### 病史摘要

患者,男性,68岁,因"反复咳嗽、咳痰10余年,加重半年"为主诉收治入院。患者反复咳嗽、咳痰10余年,近半年来咳嗽、咳痰加重,痰为白黏痰,较多(200 ml/d),同时伴有胸闷、气促,活动后明显,静息状态下能缓解。患者无咯血、胸痛、发热等。血常规 WBC 6.7×10$^9$/L,N% 70%,CRP 11 mg/L。胸部X线片显示左肺尖模糊片状阴影,右肺中下野内中带大团密度增高影,外缘较清楚,可见支气管充气征,右侧胸腔少量积液,左下肺野心影后团片状影,有空洞样结构形成。应用口服抗生素(头孢丙烯)治疗无效。患者无嗜烟史。

### 入院查体

T、P、R和BP无异常,全身浅表淋巴结未扪及,桶状胸,双肺叩诊呈清音,听诊双肺呼吸音粗,可闻及少许湿啰音,心脏听诊无异常,腹软,肝、脾肋下未及,双下肢无水肿。

### 辅助检查

(1) 入院时:ESR 38 mm/h;血肿瘤标志物正常;D-二聚体5.35 mg/L;免疫固定电泳:IgM λ型;痰培养、痰找抗酸杆菌、痰找脱落细胞均阴性;B超显示肝多发囊肿,胆囊息肉,胰脾肾未见占位;双侧颈部、后腹膜、双侧腋窝、锁骨上、腹股沟未见肿大淋巴结;HIV(-);PPD试验(-);肺功能检查显示轻度限制性通气障碍,弥散功能中度降低。胸腔穿刺胸水检查:提示胸腔积液为渗出液,ADA 20 U/L,LDH 422 U/L;胸腔积液肿瘤标志物:均阴性;胸腔积液涂片：见淋巴细胞、间皮细胞。

　　胸部 CT 检查结果提示：两肺多发病变：左肺上叶尖段、左肺下叶基底段团块状病变，明显支气管充气征，并伴有较大含气腔隙；右肺大块状实变影，以中叶为中心，累及上叶前段和后段的部分、下叶背段和基底段的部分，可见显著的支气管充气征；病变不按叶段解剖结构分布，与正常肺之间界限清楚，增强后病变轻度强化，可见血管造影征；其他肺野散在小灶性数个实变灶，同时显示右侧明显的胸腔积液，但未见纵隔、肺门淋巴结肿大（图 22-1）。

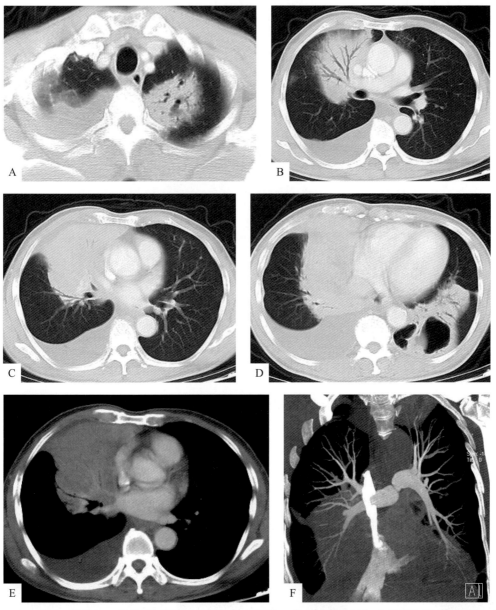

图 22-1　胸部 CT（平扫＋增强）检查结果。胸部 CT 肺窗显示左肺尖团块（A），右肺团块累及上叶（B）、中叶（C）和下叶（D），左肺下叶也有团块伴有较大含气腔隙（D），各病灶边界清楚，不按叶段分布，有显著的支气管充气征，同时右侧胸腔积液。增强纵隔窗（E）和冠状位 MIP（F）显示病灶有血管造影征，支气管血管束分布良好

（2）支气管镜检查：两侧支气管黏膜充血明显，未见新生物，右中叶支气管开口狭窄，黏膜不规则隆起，在此活检数块，术后病理示：右肺中叶开口处黏膜慢性炎症。

（3）骨髓穿刺和外周血基因重排结果。①骨穿：骨髓增生活跃，粒红比例正常；②骨髓活检病理：大部分骨皮质、小灶造血组织增生活跃，粒红比例 2∶1，巨核细胞全片 2 个，淋巴细胞少，散在，CK（－），CD34（－），LCA 少量（＋），MPO（＋）；③外周血基因重排：IgH（－），TCRr（－）。

（4）CT 引导下经皮肺穿刺组织病理及免疫表型如下。

① 组织病理：经皮肺穿刺组织经 HE 染色镜检显示大量淋巴组织增生，淋巴组织以小 B 淋巴细胞为主（图 22－2）。

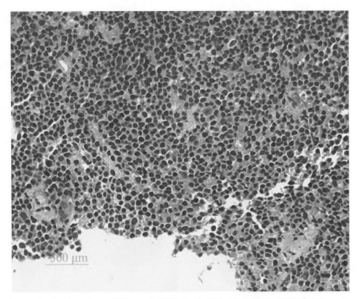

图 22－2　穿刺肺组织镜检见大量弥漫性分布的小 B 淋巴细胞（HE×400）

② 免疫表型：以瘤细胞质和细胞膜出现棕黄色颗粒为阳性。免疫组化显示：CD20（＋）、BCL－2（＋）、BCL－10（＋/－）、PAX－5（＋）、Ki－67 指数为 5%；CD20、CD5、CD10、CD23、CD43、cyclin－D1、TDT 表达均阴性（图 22－3）。病理报告结果：（肺、穿刺组织）黏膜相关淋巴组织结外边缘区淋巴瘤，B 细胞来源。

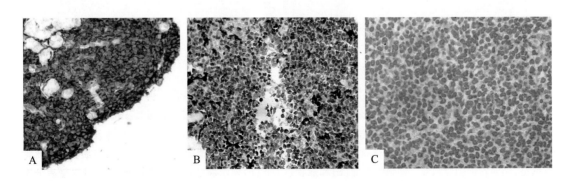

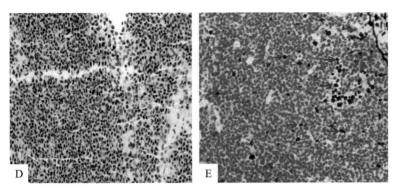

**图 22-3 穿刺肺组织免疫组化图示**

A. CD$_{20}$（＋）；B. BCL-2（＋）；C. BCL-10（＋/－）；D. PAX-5（＋）；E. Ki-67 指数为 5%。
图中箭头所指为阳性表达

**初步诊断**

支气管相关淋巴组织（bronchus associated lymphoid tissues，BALT）淋巴瘤。

**治疗及转归**

明确诊断后，征得患者同意，对症行胸腔引流，全身未给予化疗、放疗等治疗，并定期随访。

**最后诊断**

BALT 淋巴瘤。

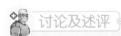 **讨论及述评**

原发性肺淋巴瘤（primary pulmonary lymphoma，PPL）是起源于结外肺淋巴组织的肿瘤，病理上分为肺原发性非霍奇金淋巴瘤和肺原发性霍奇金淋巴瘤两大类，后者极为罕见。肺原发性非霍奇金淋巴瘤又分为以下几种不同的类型：①起源于支气管相关淋巴组织的低度恶性小 B 细胞淋巴瘤；②高度恶性大 B 细胞淋巴瘤；③血管中心性淋巴瘤；④其他罕见类型，如血管内淋巴瘤等。在上述四种类型中，绝大多数肺原发性淋巴瘤为低度恶性小 B 细胞 BALT 淋巴瘤。BALT 淋巴瘤起源于肺内淋巴组织，向周围组织蔓延，形成肿块或片状的浸润性病灶，也可以跨叶裂生长，如沿支气管血管周围、胸膜下间质内的淋巴组织扩散则形成网状结节病变。本病主要沿支气管黏膜下浸润生长，多不引起支气管的阻塞，所以早期临床症状较少。支气管镜检查多不易发现肿瘤，痰细胞学检查往往阴性，经支气管或经皮肺穿刺活检可得到确诊。BALT 淋巴瘤一般发病年龄较晚，通常 50～70 岁。本病起病缓慢，病程长，最长可达 10 年，平均约为 4 年。有 1/2～1/3 的患者无临床症状。有临床症状者可有咳嗽、咳痰、痰中带血、发热、胸痛、胸闷等症状。全身浅表淋巴结或肝、脾多无肿大。

BALT 淋巴瘤的发病机制尚未明确。在其他 MALT 淋巴瘤中,幽门螺杆菌感染、丙型肝炎病毒、伯氏疏螺旋体(*Borrelia burgdorferi*)感染分别与胃 MALT 淋巴瘤、脾边缘带淋巴瘤、皮肤 MALT 淋巴瘤相关联。Inadome 等曾报道一例 BALT 淋巴瘤与结核分枝杆菌慢性感染有关,认为抗原(结核分枝杆菌)激活 T 细胞,后者再通过直接和间接途径促进 B 细胞的增殖而最终发展为淋巴瘤。另外,慢性炎症性疾病(例如风湿性关节炎、干燥综合征、桥本氏甲状腺炎、多发性硬化、慢性过敏性肺炎、弥漫性泛细支气管炎等)以及吸烟所致的慢性炎症也被认为与 BALT 淋巴瘤发病有关。本病例无吸烟史,也无结核病及上述慢性炎症性疾病史,发病原因未明。而有关 BALT 淋巴瘤分子细胞遗传学研究表明,特征性染色体畸变及特殊基因受累与 BALT 淋巴瘤发生、发展密切相关。目前已知的染色体易位有 t(11;18)(q21;q21)、t(14;18)(q32;q21)、t(1;14)(p22;q32)易位以及 3 号染色体三体、18 号染色体三体等染色体异常。其中 t(11;18)(q21;q21)易位形成的 API2 - MALT1 融合基因,t(1;14)(p22;q32)易位形成的 *BCl*10 基因的高表达均可激活 TNF 信号传导中核因子 κB(NF - κB)途径,使细胞凋亡受抑,导致淋巴细胞异常增殖,形成淋巴瘤。最新研究显示 BALT 淋巴瘤中与肿瘤进展有关的 MMP7 基因和 SIGLEC6 基因高表达,它们在 BALT 淋巴瘤中的作用还有待进一步明确。

BALT 淋巴瘤在影像学上常有较特异性的表现:不按叶、段等解剖结构分布的、边界清楚的团块状阴影,典型的支气管充气征和血管造影征,提示背景肺结构常不受破坏,而抗炎治疗无效以区别于炎性实变,肺不张和胸腔积液发生率较低,约为 3%,空洞及肺门淋巴结肿大少见。我们所报道的病例影像学表现显示两肺多发团块状病变或大块状实变影,明显支气管充气征,并伴有较大含气腔隙,病变不按叶段解剖结构分布,与正常肺之间界限清楚,增强后病变轻度强化,可见血管造影征;同时显示右侧明显的胸腔积液,但未见纵隔、肺门淋巴结肿大。

肺活检取得病理诊断是 BALT 淋巴瘤确诊的依据,而活检方法的选择非常重要。开胸肺活检和电视辅助胸腔镜手术活检阳性率高,但手术损伤较大;而相对侵袭性小的 CT 引导下经皮肺穿刺活检和经支气管活组织检查阳性率较低,特别是后者。也有病例报道经细针抽吸活组织检查获得阳性结果。BALT 淋巴瘤的组织学特征是:淋巴瘤滤泡边缘区有滤泡中心细胞样肿瘤细胞增殖是最基本的组织学诊断要点;淋巴瘤细胞浸润于黏膜上皮或腺上皮之间形成淋巴上皮病变;肿瘤性滤泡和反应性淋巴滤泡可同时存在,形成滤泡克隆化;肿瘤细胞有向浆细胞分化的倾向。免疫组化和分子学检测在 MALT 淋巴瘤的诊断、鉴别诊断及发病研究中有重要的意义。我们通过 CT 引导下经皮肺穿刺活检取得肺组织标本,经石蜡切片 HE 染色显示大量小 B 淋巴细胞增生;SP 法免疫组化染色显示:CD20(+)、BCL-2(+)、PAX-5(+)、BCL-10(+/-)、Ki-67 指数 5%,最终病理结果提示:黏膜相关淋巴组织结外边缘区淋巴瘤,B 细胞来源。

关于 BALT 淋巴瘤的治疗目前尚无统一的规范方案,手术切除(局限性病灶)、化疗、放疗、生物治疗等都有应用。由于本病发病率低,要通过大样本的随即临床试验来提供"循证"治疗方法是非常困难的。然而,对于局部的 BALT 淋巴瘤手术切除既有诊断目的又具治疗目的；而对于那些两肺多发的、肺外浸润的、术后有残留的患者，也可采取化疗、化疗联合放疗、化学免疫治疗等方法。BALT 淋巴瘤表达 CD20 抗原，因此抗 CD20 抗体——利妥昔单抗已有报道应用于本病治疗，由于缺乏临床试验，其确切疗效还有待进一步明确。

大多数 BALT 淋巴瘤预后良好，一般没有全身症状，中位生存期超过 10 年。

病例提供单位：上海交通大学医学院附属新华医院

整理：程朋朋

述评：韩锋锋

## 参考文献

［1］ZINZANI PL，POLETTI V，ZOMPATORI M，et al. Bronchus-associated lymphoid tissue lymphomas：an update of a rare extranodal maltoma［J］. Clin Lymphoma Myeloma，2007，7(9)：566－572.

［2］REMSTEIN ED，KURTIN PJ，EINERSON RR，et al. Primary pulmonary MALT lymphomas show frequent and heterogeneous cytogenetic abnormalities，including aneuploidy and translocations involving API2 and MALT1 and IGH and MALT1［J］. Leukemia，2004，18(1)：156－160.

［3］CHNG WJ，REMSTEIN ED，FONSECA R，et al. Gene expression profiling of pulmonary mucosa-associated lymphoid tissue lymphoma identifies new biologic insights with potential diagnostic and therapeutic applications［J］. Blood，2009，113：635－645.

［4］BAE YA，LEE KS，HAN J，et al. Marginal zone B-cell lymphoma of bronchus-associated lymphoid tissue：imaging findings in 21 patients［J］. Chest，2008，133(2)：433－440.

## 病例 23　支气管黏膜 B 细胞淋巴瘤

### 主诉

间断咳嗽 15 个月余，发现右肺阴影 1 年余。

### 病史摘要

患者，女，59 岁，因"间断咳嗽 15 个月余，发现右肺阴影 1 年余"入院。患者 15 个月前受凉后出现咳嗽，多为干咳，无胸闷、胸痛，无发热、畏寒、盗汗等，未正规治疗，间断咳嗽，来我院门诊就诊。2016 年 4 月 13 日胸部 CT 提示：右肺中叶、双肺下叶支气管炎及周围炎，部分伴黏液栓嵌塞。给予"头孢西丁 3.0 g qd 及溴己新 60 mg"输液 15 天，效果不佳，2016 年 4 月 29 日复查胸部 CT：右肺中叶、双肺下叶炎症，部分支气管黏液栓嵌塞，较 2016 年 4 月 13 日吸收不明显，遂收入院治疗。入院后予左氧氟沙星抗感染治疗 1 周。2016 年 5 月 5 日再次复查胸部 CT：右肺中叶、双肺下叶炎症，部分支气管黏液栓嵌塞，较 2016 年 4 月 29 日吸收不明显。2017 年 4 月 25 日复查胸部 CT 示右肺中叶内侧段、双肺下叶支气管壁增厚，可见片状实变影及树芽征。较 2016 年 4 月 29 日右下肺病变增大。再次收入院。发病以来，神志清，精神欠佳，饮食及睡眠尚可，大小便正常，体重无明显变化。既往史：2 年前发现患有甲状腺癌，在长海医院行甲状腺癌切除，术后长期口服左甲状腺素片 125 μg。有青霉素过敏史，出现输液时意识丧失。

**入院查体**

T 36.5℃，P 67 次/分，R 18 次/分，BP 130/80 mmHg，神清。浅表淋巴结未触及。胸廓无畸形，未见局限性隆起或凹陷，双肺未闻及干、湿啰音。心脏及腹部查体未及异常，脊柱四肢无畸形，关节无红肿，双下肢无水肿。

**辅助检查**

（1）入院时：血、尿、粪常规正常；肝肾功能＋电解质、凝血功能＋D-二聚体、ESR、CRP、降钙素原、白介素-6、免疫球蛋白、风湿全套、真菌 D-葡聚糖＋内毒素、血管紧张素转换酶（angiotensin converting enzyme，ACE）、心损标记物、肿瘤标记物、甲状腺功能、三抗、呼吸道病原体、风湿全套、T-SPOT＋抗酸杆菌、痰液＋肺泡灌洗液培养未见明显异常。

腹部＋甲状腺＋浅表淋巴结 B 超：①肝囊肿伴分隔；②脾周实性结节（考虑副脾）；③双侧锁骨上实性结节；④甲状腺右叶实性结节；⑤甲状腺部分切除术后，残留甲状腺实质回声欠均匀（建议甲状腺功能检查）；⑥双侧颈部实性结节（淋巴结）；⑦左侧腋下实性结节（淋巴结）。心电图＋心超未见明显异常。

胸部 CT：示右肺中叶内侧段、双肺下叶支气管壁增厚，可见片状实变影及树芽征。较右下肺病变增大。右肺下叶背段较大病灶穿刺活检（图 23-1）。

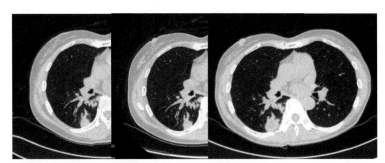

图 23-1　胸部 CT 动态变化（从左到右依次：2016 年 4 月 13 日→2016 年 4 月 29 日→2017 年 4 月 26 日）

（2）B 超引导下经皮肺穿刺（右肺穿刺活检病理结果）：肺组织内间质纤维组织增生，淋巴细胞灶性浸润，自送检组织中未见上皮性肿瘤。免疫组化结果：上皮细胞：CK7（＋），CK19（＋），CD56（－），CgA（－），TTF-1（＋），TG（－），P63（－）；淋巴细胞：LCA（＋）。

（3）支气管镜检查：局麻下经鼻进镜，会厌、声带未见异常，气管黏膜光滑，血管走行清晰，环状软骨完整清晰，隆突锐利。左、右主支气管黏膜普遍水肿增厚，结节状突起，尤以右中间支末端为甚,黏膜粗糙增厚以致中间支及背段开口明显狭窄,但未见明显新生物。余各段及亚段开口通畅,分嵴锐利,未见新生物及活动性出血。自体荧光成像(auto-fluorescence imaging,AFI)/窄带成像(narrow band imaging,NBI)显示右中间支末端黏膜明显异常。结论:支气管黏膜粗糙;右中叶及 B6 开口狭窄(图 23-2)。肺炎性肿瘤待排。右肺下叶背段开口灌洗液病理结果:涂片中见多量纤毛柱状上皮细胞、尘细胞,另见多量散在分布小圆形细胞,似不成熟淋巴细胞,疑为淋巴造血系疾病,请结合临床进一步检查。右肺下叶背段开口刷检病理结果:涂片中见多量纤毛柱状上皮细胞、尘细胞,另见多量散在分布小圆形细胞,似不成熟淋巴细胞,疑为淋巴造血系疾病,请结合临床进一步检查。右肺下叶背段开口活检病理结果:黏膜组织内查见大量挤压变形的淋巴样细胞浸润,结合免疫组化结果不能排除 B 细胞性淋巴瘤(图 23-3)。免疫组化结果:CK7(-),TTF-1(-),CD56(-),CgA(-),Syn(-),Napsin-A(-),P63(-),P40(-),P53(-),Ki-67(15%+),

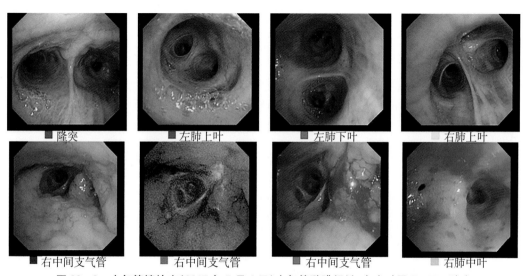

图 23-2 支气管镜检查(2017 年 5 月 4 日)支气管黏膜粗糙;右中叶及 B6 开口狭窄

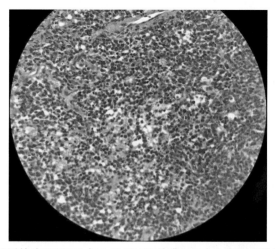

图 23-3 肺组织活检病理(2017 年 5 月 12 日)黏膜组织内大量淋巴样细胞浸润(400×)

LCA(＋)，CD20(＋)，CD79α(＋)，CD5(少数＋)，CD10(＋)，CD23(部分＋)，CD43(部分＋)，CD21(显示滤泡树突网)，CD35(显示滤泡树突网)，Cyclin D－1(－)，Bcl－2(＋)，Bcl－6(＋)，CD3(＋/－)。

（4）B超引导下浅表淋巴结穿刺(颈部右侧淋巴结穿刺病理结果)：涂片中见多量成熟淋巴细胞，镜下未见明显恶性细胞，请结合临床进一步检查。

（5）PET/CT：右肺下叶背段支气管扩张伴支气管壁增厚，右肺下叶多发实变影，右肺门及纵隔多发淋巴结，葡萄糖代谢增高，考虑淋巴瘤不除外，请结合临床进一步检查。

### 初步诊断

（右肺下叶）支气管黏膜 B 细胞淋巴瘤，支气管扩张并感染，甲状腺癌术后。

### 治疗及转归

患者转肿瘤专科医院进一步治疗。

### 最后诊断

（右肺下叶）支气管黏膜 B 细胞淋巴瘤，支气管扩张并感染，甲状腺癌术后。

### 讨论及述评

  1983 年 Isaacson 和 Wright 两位医生首次详细描述了黏膜相关淋巴组织(mucosa-associated lymphoid tissue，MALT)。原发性肺 MALT 淋巴瘤，是一种边缘区低级别 B 细胞非霍奇金淋巴瘤，一种罕见病，也是最常见的原发性肺部淋巴瘤，占 70%～90%。最常发生于 60 岁左右男性患者中。该病的病因目前仍然不清楚。目前认为 NSCLC 抗原、吸烟、免疫缺陷、自身免疫疾病、Sjogren 综合征，感染、肺反应性淋巴组织病变(pulmonary reactive lymphoid tissue lesions)和肺结节病是导致原发性肺 MALT 淋巴瘤发生发展最重要的因素。这些因素刺激了支气管黏膜相关淋巴组织的 B 细胞，导致了单克隆细胞增生，最终导致了原发性肺部 MALT 淋巴瘤。30%～50% 的患者在首次诊断时是没有症状的，而肺部影像学是异常的。该病肺部异常影像的确切机制仍不太清楚，不知是炎症性的、感染性的还是恶性的。如果是恶性肿瘤，确诊疾病和提供治疗的最好机会可能会错过。B超引导(或 CT 引导)下经皮肺穿活检和纤维支气管镜活检相比于外科手术更加安全和微创。

  随着疾病的迁延，这些病灶的症状特性逐渐明显。患者倾向于表现出非特异性的呼吸系统症状，包括反复咳嗽、咳痰和呼气性呼吸困难。临床医生有必要将原发性肺 MALT 淋巴瘤与肺部感染、肺结核、肺泡上皮癌进行鉴别。其相关的影像学表现具有特征性，包括肺结节、肺实变和支气管充气征。一些患者也合并有胸腔积液，结节性或空心性肺不张和纵隔淋巴结肿大。肺部影像学表现出的双侧肺病灶可以被分为 4 种类型：实性、融合型、结节型、混合型。然而并没有影像学特异性的发现，各种常见症状存在重叠。这些都说明区分原发性肺 MALT 淋巴瘤和原发性支气管肺癌、肺结核、结节病、间质性肺病及其他常见感染，是很有必要的。

病理学是确诊原发性肺 MALT 淋巴瘤的唯一方法。病理组织通过外科手术、纤维支气管镜检查或超声引导下经皮肺活检。原发性肺 MALT 淋巴瘤的肿瘤细胞包括淋巴样细胞、淋巴细胞、浆细胞和单核 B 细胞,这些类型细胞的比例不同。B 细胞抗原,包括 CD20、CD79a 和 Bcl－2,不同程度表达,与此同时 CD5、CD10 和 Cyclin D1(T 细胞标记物)无表达。其中 Ki－67 表达量决定了疾病的预后,高表达的 Ki－67 预后不佳,低表达的预后尚可,是否可以根据 Ki－67 的表达提供化疗或手术治疗仍需要进一步研究探索。

疾病的治疗与临床分期、组织学和体力状态有关,包括手术、放疗和化疗单独或联合使用。肺癌手术对于局部肿瘤的患者是一种很好的选择,它既是一种诊断,也是一种治疗的方法,是否进一步放化疗,需要根据肺切除后是否有残留病灶决定。近年来认为该病是隐匿性发病,发展缓慢,恶性程度较低,倾向于惰性和自发性。没有症状的患者可以不进行治疗,在免疫功能正常的患者有可能自行修复。一旦患者相应的症状或病灶出现临床进展,此时需要进一步的临床治疗。

对于双侧肺病和转移性肿瘤患者,对于晚期的患者以及手术失败,不能完全摘除肿瘤的患者,首推化疗治疗。其中 CHOP 方案因其较好的耐受性被大多数推荐进行治疗。利安昔单抗可以延长原发性肺 MALT 淋巴瘤的生存期并且减轻 CD20 阳性患者的症状。

原发性肺 MALT 淋巴瘤预后通常比较好,由于其进展较慢。中位生存时间超过 10 年。1 年、5 年和 10 年的生存率分别为 91%～95%、68%～81% 和 53%～75%。然而影响预后的因素还不清楚。

病例提供单位:上海交通大学医学院附属第一人民医院

整理:陆欢,廖若敏

述评:张杏怡,贲素琴

## 参考文献

[1] CARDENAS-GARCIA J, TALWAR A, SHAH R, et al. Update in primary pulmonary lymphomas [J]. Curr Opin Pulm Med, 2015, 21(4): 333 - 337.

[2] LI AW, XU JF, ZHOU CC, et al. Clinical characteristics and diagnosis of pulmonary mucosa-associated lymphoid tissue-derived (MALT) lymphoma: a retrospective analysis of 29 cases [J]. Zhonghua Zhong Liu Za Zhi, 2012, 34(5): 390 - 393.

[3] DU C, ZHANG J, WEI Y, et al. Retrospective analysis of 9 cases of primary pulmonary mucosa-associated lymphoid tissue lymphoma and literature review [J]. Med Sci Monit Basic Res, 2018, 24: 233 - 240.

[4] XIANG H, WU Z, WANG Z, et al. Nodular pulmonary amyloidosis and obvious ossification due to primary pulmonary MALT lymphoma with extensive plasmacytic differentiation: Report of a rare case and review of the literature [J]. Int J Clin Exp Pathol, 2015, 8(6): 7482 - 7487.

## 病例24 成人先天性肺囊性腺瘤样畸形

### 主诉

右侧背痛伴右肺阴影半年。

### 病史摘要

患者,女性,63岁,2018年7月因右侧后背痛就诊于外院,无畏寒、发热,无咳嗽、咳痰,无咯血,无心前区疼痛,无胸闷、呼吸困难等不适。行胸部CT见"右下肺炎症",经治疗后复查CT肺部阴影未见吸收(治疗情况不详)。2019年1月12日至肺科医院就诊,予"头孢地尼"口服3周,复查CT仍未见好转。2019年2月2日患者开始发热,体温达38.5℃,未予特殊处理,2天后体温恢复,随即在院外复查CT示:右肺下叶背段炎症,建议抗炎治疗后复查。为求进一步诊治,拟诊"右肺阴影"收入院。患者自患病以来,精神可、食欲可,二便正常,未见明显体重下降。既往史、个人史、家族史无特殊。

### 入院查体

T 36.5℃,P 88次/分,R 20次/分,BP 137/53 mmHg,神清,胸廓无畸形,未见局限性隆起或凹陷,双下肺叩诊清音,听诊双肺呼吸音稍粗,未闻及干、湿啰音。心脏及腹部查体未见异常。脊柱、四肢无畸形,关节无红肿,双下肢无水肿。

### 辅助检查

(1)入院时检验:血常规:WBC $4.3 \times 10^9$/L,N% 52.1%,L% 37.9%,E% 2.7%,HB和PLT正常。ESR 5 mm/h;CRP 1 mg/L;PCT<0.02 mg/ml。内毒素鲎定量测定0.105 Eu/ml↑。IL-6<1.5 pg/ml。血清淀粉样蛋白A 5.1 mg/L。抗结核菌抗体IgM、IgG均阴性。呼吸道流感病原体五联+三联:均阴性。痰涂片、痰培养均未发现异常。肿瘤标志物:CEA、AFP、CA125、CA153、CA199、SCC、NSE、CYFRA211、ProGRP均阴性。铁蛋白:69.6 $\mu$g/L(-)。ANA+ENA十四项、ANCA测定:阴性。心肌损伤标志物:阴性。BNP 52 pg/ml。

(2)入院时检查:心电图(2019-2-27):窦性心律。肺功能(2019-2-27):通气功能正常,小气道功能障碍,F-V曲线呼气下降支各段峰值下降,弥散功能重度减退,残气及残气总比值正常,脉冲振荡(IOS)肺功能测试无特殊。心脏彩超(2019-2-27):静息状态下心功能未见异常。肝胆胰脾及浅表淋巴结彩超(2019-2-27):肝囊肿,胆囊炎合并胆囊结石。

胸部CT(2019-2-26):右肺下叶胸膜下团片状实变(图24-1)。

(3)支气管镜检查(2019-2-28):各段及亚段支气管管腔通畅,AFI下未见支气管黏膜明显异常。于右下叶B9行支气管肺泡灌洗。灌洗液细菌、真菌和结核检查:阴性。灌洗液细胞学:巨噬细胞94%,L% 2%,N% 4%。灌洗液涂片:见多量纤毛柱状上皮细胞、尘细胞,镜下未见明显恶性细胞。

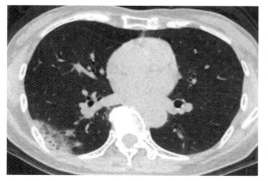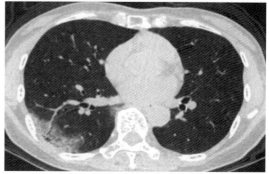

图 24-1 胸部 CT(2019-2-26)提示右肺下叶胸膜下团片状实变

初步诊断

肺部阴影性质待查。

治疗及转归

（1）入院后治疗：入院后给予"左氧氟沙星 0.5 g qd 静滴"，患者间断仍有低热，无明显咳嗽、咳痰症状，自觉右侧背部疼痛有所缓解。自 2019 年 3 月 5 日起，予甲泼尼龙 40 mg 静滴，患者自觉症状好转，无特殊不适。3 月 11 日复查胸部 CT，病灶较前相仿，遂更换为甲泼尼龙 4 mg tid 口服，患者出院随访。

（2）再次入院：2019 年 4 月 15 日复查胸部 CT，病灶较前无明显吸收。患者为明确诊断再次入院。入院查血常规（一），尿常规（一），ENA+ANA（一），肿瘤标志物（一），免疫球蛋白全套（一），ESR 1 mm/h，CRP 13 mg/L，D-二聚体：正常。肝肾功能+电解质：正常。

（3）CT 引导下经皮肺穿刺活检术（2019-4-28）：活检灰黄线状物二条，长 1～1.5 cm，直径 0.1 cm。病理示间质纤维组织增生伴炎细胞浸润，部分肺泡上皮细胞增生，未见明显异型，请结合临床检查。分子病理结果示真菌荧光染色阴性。特殊染色结果 PAS 阴性。免疫组化结果：TTF-1（+），PE-10（+），Napsin-A 部分（+），CK5/6（一），P40（少量+），CK7（+），Ki-67（+<5%），P53（弱+）。符合腺瘤样畸形（图 24-2）。

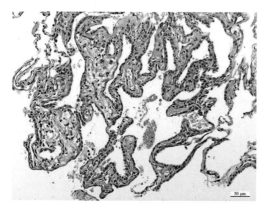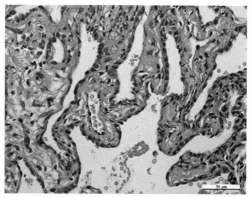

图 24-2 病理结果：病理示间质纤维组织增生伴炎细胞浸润，部分肺泡上皮细胞增生，未见明显异型。符合腺瘤样畸形

病理诊断明确后,建议患者采取手术治疗,患者拒绝,定期院外随访。

**最后诊断**

成人肺先天性囊性腺瘤样畸形Ⅲ型。

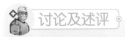 **讨论及述评**

肺先天性囊性腺瘤样畸形(congenital cystic adenomatoid malformation,CCAM),现又称为先天性肺气道畸形(congenital pulmonary airway malformation,CPAM),是一种罕见的支气管-肺先天性发育异常,其发生率为1/25 000～1/35 000,可发生于任何年龄,以1岁以下儿童多见,成人罕见。

CCAM是一种错构瘤样病变,由源于气管、支气管、细支气管或肺泡组织的囊性和腺瘤性成分构成。较大病灶可压迫邻近正常组织,从而损害肺泡的生长发育。CCAM与气管支气管树有连接,但连接的支气管通常并不正常,病变的动脉血供和静脉回流几乎都来自肺循环。根据囊肿数量和大小可将CCAM分为3型(Stocker分型)。Ⅰ型最常见,占60%～70%。该型可能起源于远端支气管或近端细支气管。病变由边界清楚的薄壁囊肿构成,囊肿常为单个,但可能具有多个分隔,囊径为3～10 cm,内覆假复层纤毛柱状上皮,囊壁含有平滑肌和弹性纤维,黏液分泌细胞存在于约1/3的病例。Ⅱ型病变占15%～20%。病变由多个直径为0.5～2 cm的小囊肿和融入邻近正常组织的实质性区域组成。囊肿与扩张的终末细支气管相似,覆有纤毛立方或柱状上皮。Ⅲ型病例占5%～10%。其病灶通常很大,累及整个肺叶或多个肺叶。病变起源于腺泡,由远端气道或气腔的腺瘤样增生组成。病变由直径不足0.5 cm的小囊肿组成,覆有非纤毛立方上皮,病变有较薄的纤维肌层且弹性组织增加。2002年新增了2种类型(0型和Ⅳ型)。0型是最为罕见,仅占1%～3%的病例,起源于气管或支气管组织,囊径为0.5～1 cm,覆有假复层纤毛上皮,囊壁含平滑肌、腺体及软骨成分。Ⅳ型占比为5%～10%,为外周型囊肿,囊径最大可达7 cm,内衬扁平肺泡上皮细胞。本例为成人CCAM Ⅲ型。

CCAM通常认为是良性病变,成人CCAM多无症状或症状轻微,常见表现为反复或持续性呼吸道感染,或囊肿内引流不畅导致的肺脓肿。其他表现包括自发性气胸、脓气胸、咯血、呼吸困难或胸部X线检查时偶然发现。也有少数报道可伴发曲霉菌感染。成人型CCAM生物特征具有不稳定性,有伴发肺恶性肿瘤的风险,以细支气管肺泡癌最常见,其他类型包括鳞癌、肺母细胞瘤及横纹肌肉瘤、类癌等。

产前超声检查可以明确胎儿CCAM的诊断。约有71%的患者出生时是无任何症状的,约有76%的患者可自发性消退而不采取任何出生前干预措施。成人CCAM影像学检查更具诊断价值,胸部CT检查比X线检查更有优势,可以更清晰地显示病变的空间形态和与周围组织的关系。CCAM影像学表现具有一定的特征性,成人CCAM多累及一侧肺,多见于肺下叶背段,少数累及双侧肺。影像表现大致有以下几种基本形式:①单个或多个含气大囊,囊壁光滑,有的可见气-液平面,周围有不规则的小囊样结构。②数目众多大小相近的蜂窝状小囊样结构(多邻近胸膜处),囊大小较均匀一致。若伴发感染，囊壁增厚，囊内积液，可见气液平。③呈囊实性或实性均质团块，边界整齐，其中可见不规则小囊状透光区，可有张力，纵隔向对侧移位。

成人CCAM罕见，当出现难以控制的反复感染时应该想到本病的可能。因此成人CCAM的诊断标准被提出：①反复发作的肺炎病史；②有咯血病变和渐进性呼吸困难；③影像学检查可见含气囊腔；④病理学检查主要为腺瘤样增生的支气管构成的囊腔取代了正常的肺泡结构。

CCAM需与支气管源性肺囊肿、肺隔离症、肺脓肿、肺淋巴管扩张症等相鉴别。支气管源性囊肿：在成人先天性肺囊性病变中相对常见的，由于肺芽的发育障碍，远端肺芽被隔离，与正常支气管树不相通，支气管内分泌物不能排出，而逐渐积聚膨胀形成囊肿。其多为一个囊腔或多个囊腔，囊壁光滑，囊内容物密度较多变，可为液性囊肿或液气囊肿，可发生于纵隔旁、食管旁及肺内，肺内型较易于CCAM混淆，当囊壁不规则，可见嵴样突起时，可有助于鉴别。肺隔离症：由异位主动脉分支供血的一部分肺组织，发育不全并与正常支气管肺组织无交通，好发于下叶后基底段。当发生感染时，病变肺组织可与正常支气管相通，形成多个含气或含气-液平面的囊腔，在增强CT或MRI检查时可见有异常血供。肺脓肿：多有相应的急性或慢性感染临床病史及特征性的厚壁空洞。肺淋巴管扩张症：多为双肺多发低密度囊腔影，大部分囊壁显示清晰，呈散在或弥漫性分布，上下野无差异，中央及周围分布也无差异，可合并气胸或液气胸等，镜下主要为扩张的淋巴管，内衬内皮细胞。

目前认为治疗CCAM以肺叶切除为最佳方法。CCAM常反复感染，并且有恶变可能，故成人CCAM无论有无临床症状，一旦发现应尽早手术切除治疗。成人CCAM的预后取决于病理类型、感染、恶性转化潜能及病变的大小和周围正常肺组织的代偿能力等。

病例提供单位：上海交通大学医学院附属第一人民医院
整理：高健伟，张颖颖
述评：包爱华，郭海英

## 参考文献

[1] 常娜,郭启勇.成人先天性肺囊性腺瘤样畸形CT诊断[J].中国临床医学影像杂志,2016,27(5):341-344.

[2] FENG A, CAI H, SUN Q, et al. Congenital cystic adenomatoid malformation of lung in adults: 2 rare cases report and review of the literature [J]. Diagn Pathol, 2012,7:37.

[3] 刘倩,李丹,丁兀兀,等.成人先天性肺囊性腺瘤样畸形临床病理观察[J].华西医学,2016,31(4):710-713.

[4] 王宁,陈为军,崔燕海,等.成人肺先天性囊性腺瘤样畸形影像学分析[J].临床放射学杂志,2014,33(4):642-647.

误诊为包裹性胸腔积液的肺转移性脂肪肉瘤

### 主诉

咳嗽伴气促1个月,加重1天。

### 病史摘要

患者,男性,55岁,因"咳嗽伴气促1个月,加重1天"入院。患者偶咳少量白色泡沫痰,见一次痰中带血丝,量少。活动后气促进行性加重,咳嗽时右侧腰背部、胸部轻度刺痛。入院前10天出现午后发热一次,体温38.1℃,偶有盗汗。曾于外院就诊,查胸片(2016年2月17日)示"两肺纹理增多模糊,右膈膨隆并见可疑团块影,两侧胸膜增厚。"遂至我院急诊,查血气分析(2016年2月17日):PaCO$_2$ 4.59 kPa,PaO$_2$ 8.47 kPa,pH 7.46,BE(碱剩余)0.00 mmol/L;肝肾功能未见异常;心电图示"正常心电图"。胸部CT平扫示"右侧胸腔积液,局部包裹;两肺下叶炎症。前纵隔结节。"拟诊"右侧胸腔积液性质待查"收治入院。患者自发病以来精神可,食欲正常,睡眠可,大小便正常,体重无明显下降。既往病史:患者2012年9月21日于我院门诊行左足背结节切除术,术后病理提示软组织肿瘤,部分区域细胞丰富,生长活跃,部分区域细胞幼稚(注:肿块性质及来源待定)。2014年4月25日于我院行右背部肿块切除术,病理:切面灰白灰黄色,光滑,肿瘤富有黏液样背景,由梭形间叶细胞及含空泡的脂肪母细胞组成,部分区域细胞疏松,部分区域细胞丰富,可见个别核分裂象,间质中有丰富的分枝状血管,提示"黏液性脂肪肉瘤",免疫组化:BCL2(−),CD31(血管+),CD34(血管+),DES(−),Ki-67(10%+),S100(+),SMA(−)。2014年5月13日于我院行右背部肿块切除术,病理:见出血及血肿形成,周围纤维组织增生,伴慢性炎症细胞浸润,局部血肿周围见小灶肿瘤组织残留。2015年11月6日于我院行右大腿肿块切除术,病理:部分有包膜,切面灰白灰黄质嫩,黏液样间质中见肿瘤细胞星形、短梭形、圆形,核异型,弥漫片状排列,"鸡爪"形小血管分隔,提示"黏液性脂肪肉瘤",广泛变性,坏死。免疫组化:VIM(+),Ki-67(N)(10%+),CD31(−),AE1/3(−),EMA(−),P53(1+),DES(−),PGP9.5(+),ALK(−),KP1(散在+),CD56(−),SMA(−),CD34(−),BCL2(+),PGM1(散在+),S100(+),Calponin(−),NF(−),CD57(N)(+),h-caldesmon(N)(+/−)。2016年1月11日于我院行左足背部肿块切除术,病理:切面灰黄,见软骨,部分半透明,提示"黏液性脂肪肉瘤",局灶呈高级别(圆细胞脂肪肉瘤),伴灶性软骨化生。患者父亲因肠道恶性肿瘤去世,具体不详。否认吸烟史,有饮酒史30余年,每天半斤黄酒或2~3两白酒。否认疫水、疫区接触史。工作单位中圈养鸽子、鸡10年,否认传染病史。母亲近日体检发现胸腔积液,父亲因肠道恶性肿瘤去世,否认家族性遗传病史。

### 入院查体

T 37.2℃,P 100次/分,R 22次/分,BP 120/80 mmHg,神清,右肩胛骨上方见一直径

约 2 cm 的结节,宽基底,肤色,质软,无压痛。全身浅表淋巴结未触及肿大。右侧胸廓饱满,叩诊浊音,呼吸音低,左肺叩诊清音,未闻及干湿啰音。腹隆软,无压痛,未扪及包块,肝脾肋下未及。下肢无水肿。未吸氧时指脉氧饱和度 98%。

**辅助检查**

(1) 入院后查血肿瘤标记物 AFP、CEA、CA199、CA153、CA724、CA211、CA242、SCC 正常,CA125 83.99 U/ml,NSE 24.28 μg/L 增高。胸腔积液常规:红色,组织细胞 $189 \times 10^6$/L,WBC$1640 \times 10^6$/L,多个核细胞 15%,单个核细胞 85%,红细胞满视野,李凡他黏蛋白试验(+),pH 8.00,体液蛋白定量 42.80 mg/L,体液糖定量 6.45 mmol/L,体液氯化物 108 mmol/L,LDH 758 U/L,腺苷脱氨酶 6 U/L,胸腔积液 AFP、CEA、CA199 正常,胸腔积液 CA125 1384 U/ml,NSE 46.02 μg/L,SCC 15.50 ng/ml 增高。B 超示肝囊肿,胆囊结石,胰、脾、双肾未见明显异常,后腹膜、双侧颈部、锁骨上、腋窝、腹股沟未见明显异常肿大淋巴结,双侧胸腔积液,右侧部分包裹(图 25-3a),左侧少量。在 B 超定位处行右侧胸腔穿刺抽液,仅抽出 2 ml 黄色微混液体。遂予 B 超引导下行胸腔穿刺置管。

(2) 2016 年 2 月 22 日患者行胸部增强 CT 检查提示:右侧气液胸,右肺两处类圆形病灶内部密度较均一,增强前后 CT 值均为 18 Hu,周边有明显强化,考虑为局部包裹性胸腔积液,周边强化部分为增厚包裹的胸膜,左肺下叶结节,大小约 1.2 cm×1.3 cm,增强后未见明显强化;前纵隔结节,大小约 1.9 cm×2.5 cm,边缘清楚,增强后未见明显强化;与 2014 年相比无明显变化;两肺下叶炎症(图 25-1)。

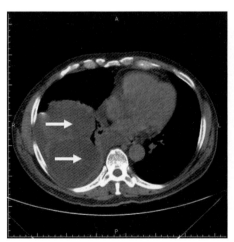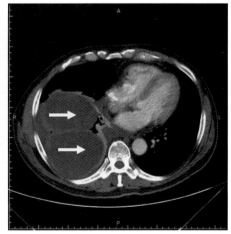

图 25-1　左图为增强前,右图为增强后。CT 显示右侧胸腔肿块形似包裹性胸腔积液,箭头所指处增强前后 CT 值均为 18 Hu,增强后病灶周边有强化,形似胸膜

(3) 2016 年 2 月 22 日电子支气管镜及荧光支气管镜:右肺下叶背段及基底段外压性狭窄,伴右下叶前基底段完全阻塞(血凝块? 新生物?);气管及各叶段支气管未见明显异常荧光(图 25-2)。

7 天后支气管镜"右下叶前基底段"活检病理报告:间叶源性恶性肿瘤,活检组织内肿瘤组织少。结合酶标记及病史,倾向黏液样脂肪肉瘤。免疫组化:Ki-67(N)(18%+),TTFI

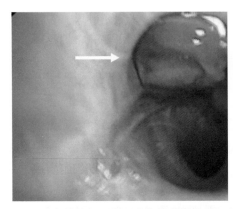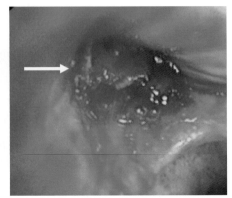

图 25-2　支气管镜下见右下叶前基底段完全阻塞(血凝块? 新生物?),左图为活检前,右图为活检后

(-),CK7(-),CEA(-),CK5(-),P63(-),P40(N)(-),Napsin-A(-),VIM(+),AE1/3(-),EMA(-),S100(部分+),SMA(+/-),Calponin(+/-),DES(-),MyoG(-),MyoD1(-),CD34(-)。

2016 年 2 月 23 日 B 超肿瘤声学造影:右侧胸腔见大片无回声区,其深面见等回声肿块,大小约 5.6 cm×6.5 cm,形态尚规则,边界不清晰,内部回声不均匀,肿块内见血流信号。超声造影:左侧肘正中静脉注入声诺维(Sono Vue)超声造影剂 1.2 ml,12 秒时右侧胸腔肿块开始显像,18 秒时达到高峰,34 秒时开始消退,造影后右侧胸腔肿块呈不均匀的高增强,前方无回声区内未见造影剂明显灌注,提示右侧胸腔实质性肿块,右侧少量胸腔积液(图 25-3b)。

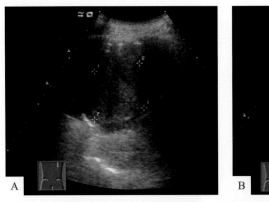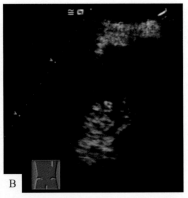

图 25-3　A.普通 B 超上右侧胸腔肿块形似胸腔积液;B.声学造影见胸腔内肿瘤明显强化

2016 年 2 月 23 日肺功能检查:肺通气功能中度减退,弥散功能正常[$FEV_1$ 占预计值 66.7%,用力肺活量(FVC)占预计值 58.6%,$FEV_1$/FVC 91.3%,一氧化碳弥散量(DLCO)占预计值 82.3%]。

转胸外科手术活检。2016 年 3 月 2 日,患者在静脉复合麻醉、气管插管下,患者左侧卧位,胸内探查见右肺下叶一直径 4 cm×5 cm 肿块,质硬,肿块局限于肺内,部分累及中叶和脏层胸膜,冰冻切片病理提示脂肪肉瘤,故行右肺中下叶切除,清扫下肺静脉、肺门、隆突下及主动脉弓下淋巴结,术中出血约 150 ml,未输血,患者术后恢复良好,胸闷及活动后气促明显缓解。嘱其术后 1 个月随访复查，择期放化疗。术后病理："右肺中上叶"手术标本肉眼所见 17 cm×17 cm×10 cm，切面见质嫩肿块 13 cm×13 cm×10 cm，灰黄灰白灰红色，结合形态及病史，符合黏液性/圆细胞脂肪肉瘤(图 25 - 4A～图 25 - 4C)；支气管切缘未见肿瘤累及。支气管周围淋巴结 0/1 枚；第 4 组淋巴结 0/3 枚，第 7 组淋巴结 0/5 枚。

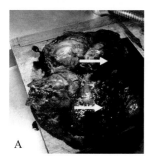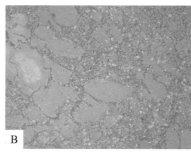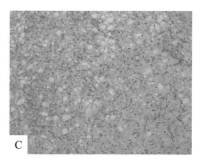

图 25 - 4　A. 肿瘤大体标本；B. HE 染色，40×，肿瘤的淋巴样水肿区域；C. HE 染色，100×

**初步诊断**

右肺中下叶转移性黏液性脂肪肉瘤。

**治疗及转归**

术后 1 个月，患者因四肢多发肿块且迅速增大，伴下肢、臀部胀满感及腹胀、腹痛、大便变细、解便费力，于 2016 年 4 月 8 日在外院行 PET/CT 检查：①脂肪肉瘤术后，中上腹腔、左侧膈肌脚、左上臂、右侧臀部、右大腿后部及小腿、左大腿内侧肌间隙多发转移，CT 值平均 30 Hu，FDG 最大值 1.7～4.2(图 25 - 5)；前纵隔结节，无 FDG 代谢，良性病变可能大。

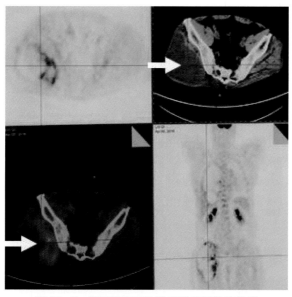

图 25 - 5　PET/CT 可见臀部肿瘤周边高代谢

②甲状腺右叶小结节,未见 FDG 代谢增高,请结合超声随访。③右上肺微小结节;肝脏囊肿;胆囊结石。建议化疗。患者再次来我科就诊,普外科会诊认为腹腔肿瘤巨大,手术风险大,疗效差,无法行手术治疗,故于 2016 年 4 月 16 日在我科行第一次 AP 方案(培美曲塞 1 g/d d1+奈达铂 160 mg/d d1)化疗,在 2016 年 5 月 7 日、2016 年 5 月 28 日、2016 年 6 月 18 日、2016 年 7 月 9 日、2016 年 7 月 30 日予第二、三、四、五、六次 AP 方案化疗(培美曲塞 1 g/d d1+奈达铂 140 mg/d d1),化疗后患者无明显不适主诉,化疗间隙,患者在肿瘤科门诊陆续进行了腹部和四肢病灶的放疗。治疗期间,患者腹部病灶由 20 cm×12 cm×14.5 cm 缩小至 15.5 cm×9 cm×9.5 cm,超声提示病灶内部出现不均匀液化,患者腹痛消失,腹胀明显减轻;四肢肿块缩小至难以触及,肺部病灶无明显变化,其他部位未发现明显新发病灶。除左腿根部出现皮肤破溃外,放化疗过程中患者无明显不适,血液系统、消化系统、泌尿系统不良反应均为 0 度。2016 年 8 月 30 日、2016 年 9 月 20 日、2016 年 10 月 11 日、2016 年 11 月 1 日,患者接受了 4 次单 A 方案(培美曲塞 1 g/d d1)维持化疗,其间腹部和四肢病灶较前变化不明显,但左下肺结节由 1.2 cm×1.3 cm 逐渐增大至直径 3.9 cm 左右,右肺中叶和左肺门出现新发小结节。

　　11 月 10 日左右,患者因颈椎和肩周不适至中医医院就诊,予 2 次针灸治疗。第二次针灸后 1 天,患者突然出现双下肢无力,无法行走,伴双下肢麻木,肌力下降,尿潴留,再次来我院住院治疗。查体:神志清楚,对答切题,双侧瞳孔直径 0.25 cm,对光反射(+),余颅神经检查未见异常。颈抵抗(+)。双上肢肌力 5 级,右下肢肌力 2 级,左下肢肌力 3 级,头面及双上肢针刺觉对称,第 7 至第 8 胸椎水平以下针刺觉减退,深感觉减退。双上肢腱反射(++)双下肢腱反射(+),右侧病理征未引出,左侧病理征(+),胸腰部无压痛。双侧指鼻完成可,双侧跟膝胫试验无法完成,独立行走不能。入院后,患者下肢肌力和感觉进行性减退,并出现心悸、气促逐渐加重。2016 年 11 月 14 日胸椎 MRI 3.0T 增强-MRA-脊髓水成像检查诊断:胸 2 椎体及附件、胸 1~3 水平椎管内髓外异常信号,考虑肿瘤转移灶;附见右肺后肋膈角区见异常信号。2016 年 11 月 15 日骨三相显像检查诊断:右侧第 5~7 前肋、右侧第 7 后肋骨代谢增高,术后改变可能,转移待排;左侧骶髂关节病变,转移不除外,建议 MRI 进一步检查;右侧骨盆病变,考虑转移;余可见全身骨未见明显异常。2016 年 11 月 16 日腰椎 MRI 3.0T 增强-MRA-脊髓水成像检查诊断:腰椎退变,腰骶部皮下水肿。附见下胸椎弥漫性信号减低。2016 年 11 月 18 日 CT 平扫:颅内未见明显异常改变。2016 年 11 月 17 日胸部 CT 平扫检查诊断:"右肺中下叶脂肪肉瘤术后",两肺多发结节,考虑转移瘤;腋下及纵隔、肺门多发肿大淋巴结,左侧腋下肿块,两侧胸腔积液,胸壁皮下软组织水肿;心包外前下纵隔可见不规则异常低密度影,CT 值-80 Hu 左右(图 25-6)。附见甲状腺饱满伴小结节状低密度灶。肝脏多发低密度为主病灶。2016 年 11 月 15 日心电图检查诊断:窦性心动过速,T:V2~V5 切迹。诊断为脂肪肉瘤晚期全身多发转移,给予甘露醇脱水、呋塞米利尿、甲钴胺营养神经等治疗效果不佳,患者于 2016 年 11 月 19 日死亡。

**最后诊断**

　　右肺中下叶转移性黏液性脂肪肉瘤。

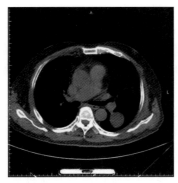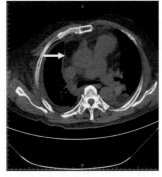

图 25-6 2016 年 11 月 17 日 CT(右)与 10 月 9 日(左)相比,心影增大,前下纵隔见异常低密度影

**讨论及述评**

脂肪肉瘤好发于 60 岁以上老年人,性别分布无明显差异。脂肪肉瘤一般发生于深部软组织,以下肢最为高发,其次是上肢、躯干、腹膜后;但发生于皮下和真皮组织的多形性脂肪肉瘤也有报道;发生于肺部者(不论是原发于肺部还是转移到肺部)则非常罕见。

脂肪肉瘤可分为三大类型/五大亚型:高分化/去分化型、黏液性/圆细胞型以及多形性脂肪肉瘤。高分化型脂肪肉瘤由较成熟的脂肪细胞构成,伴有散在深染异形核和脂肪母细胞;去分化型脂肪肉瘤由分化良好的脂肪肉瘤区和去分化的恶性脂肪肉瘤区混合而成;约 10% 的高分化型脂肪肉瘤可转化为去分化型脂肪肉瘤。圆细胞脂肪肉瘤和黏液性脂肪肉瘤是同一个病变实体的两个不同分化阶段,在脂肪肉瘤中的发生率仅次于高分化脂肪肉瘤,占所有脂肪肉瘤的 30%~35%。单纯的黏液性脂肪肉瘤是丰富的黏液背景中有少量梭形细胞,最有诊断意义的形态学特点是"鸡爪样"薄壁丛状毛细血管网。单纯的圆细胞型脂肪肉瘤中脂肪分化成分很少见,S-100 染色阳性有助于鉴别。黏液性/圆细胞型脂肪肉瘤有较明显的转移倾向,当细胞丰富或圆细胞成分比例高时,更易发生转移,是影响预后的最重要因素之一,因此活检取材应尽量完整、充分,以便准确评估细胞丰富区所占比例。多形性脂肪肉瘤恶性程度最高,在脂肪肉瘤中最为少见。本例患者手术病理提示为黏液性/圆细胞型脂肪肉瘤。

黏液性/圆细胞型脂肪肉瘤为恶性肿瘤,表现为无痛性占位性病变,边界欠清,对邻近组织造成压迫而导致相应的临床症状。因其好发于四肢深部软组织和腹膜后,故病变早期不易被发现,发现时往往已发展成巨大肿块。单纯黏液性脂肪肉瘤转移少见,但术后可原位复发。圆细胞型脂肪肉瘤则有明显的转移倾向,生长非常迅速。

由于黏液性/圆细胞型脂肪肉瘤除了脂肪成分外还有较多的水样成分,因此,虽然瘤体缺乏包膜,但在 CT 和 MRI 影像学上多表现为水样密度、界限相对较清楚的肿块,大部分病灶无明显强化,易与良性肿瘤、水样囊性病变相混淆,少数毛细血管网丰富者可有强化,病理上脂肪母细胞聚集的区域则表现为脂肪密度影,造成误诊。

CT 造影剂由动脉进入病灶,并由静脉回流,对病灶的观察多在造影剂消退期,肺内结节在增强 CT 检查时的强化程度取决于对比剂留存在血管内外间隙的量与结节的富血管度。本例患者的胸部CT上,右肺病灶的CT和普通超声表现类似于包裹性胸腔积液,增强前后的CT值均为18Hu左右,无明显强化,故首次入院检查时胸部CT和腹部B超均判定为包裹性胸腔积液。这可能与肿瘤富含黏液和脂肪成分且血管细小有关。但肿瘤声学造影检查中,注射声诺维后病灶有明显强化,可较好地显示。

肿瘤声学造影的诊断信息主要源于病变与邻近正常组织的血流灌注差异。声学造影剂中存在的大量微气泡与血液构成气液平面,散射信号,从而产生造影效果。声诺维是六氟化硫微泡血管造影剂,经肘静脉注入后经右心、肺动脉入肺组织,经肺静脉到左心,经主动脉、支气管动脉及其分支到达肺组织,而后很快通过肺呼出体外。造影时,造影剂首先出现在肺不张组织、肺炎实变组织及有肺动脉供血的病变中,肺肿瘤病变因血供绝大多数源于支气管动脉的分支,有增强延迟现象。因此肺血流动力学特点奠定了超声造影鉴别良、恶性病变的基础。肺良性病变造影强化期多在注入造影剂后4.8~10.0s,恶性病变则在8.5~17s。此外,声诺维微泡始终在血液循环系统中流动,不渗入血管外,平均直径为2.5μm,与X线造影剂相比,能进入更细水平的微循环及灌注水平,形成的增强图像也有所不同。超声脂肪肉瘤的超声造影影像特点未见报道,但综上所述可以推测,黏液性脂肪肉瘤最有诊断意义的形态学特点是"鸡爪样"薄壁丛状毛细血管网,因此造成CT造影剂难以进入而超声微泡造影剂却能够进入,故本例患者的肺部病灶在CT上强化不明显,在超声造影时却能良好地显现,并且造影强化时间为18s,符合肺恶性肿瘤声学特点。

黏液性/圆细胞型脂肪肉瘤为恶性肿瘤,有明显的转移倾向,影像学的误判可能影响下一步的临床治疗决策,因此,对于CT和B超无法确定性质的巨大囊性病灶,建议行肿瘤声学造影协助鉴别诊断。虽然国内外文献均报道,黏液性脂肪肉瘤在PET/CT检查中表现为低代谢的肿块,但本例患者的病变部分表现为高FDG代谢,不同部位的病灶不仅CT值高低不同,SUV值相差也较大(1.7~4.2)。

脂肪肉瘤的治疗首选手术完整切除,因文献报道较少发生淋巴转移,可不行常规淋巴结清扫。本例患者3年内行5次手术,肿瘤切除后不久即有其他部位出现新发肿瘤病灶,但始终未见淋巴结肿大和淋巴结转移表现,与文献报道相符。文献报道黏液性/圆细胞型脂肪肉瘤放化疗均不敏感。但本例患者对放疗较敏感,放疗后局部病灶可明显缩小、液化;病灶在AP方案化疗期间虽未见明显转移,但在单药维持化疗期间进展迅速,术后生存期仅半年余。

肺脂肪肉瘤临床罕见,表现不典型,起病隐匿,因其独特的病理特点,MRI、CT和普通B超易误诊为囊肿、包裹性胸腔积液、脓肿或良性肿瘤;应仔细行体格检查,明确有无四肢深部肿块,详细询问既往史,肿瘤声学造影有助于诊断和鉴别;PET/CT有助于发现隐匿的病灶;明确诊断需依赖病理,完整取出肿瘤活检有助于准确判断疾病预后。

病例提供单位:上海交通大学医学院附属新华医院

整理:王妍敏

述评:韩锋锋

## 参考文献

[1] APOSTOLOU G, BITELI M, CHATZIPANTELIS P. Cytopathological diagnosis of metastatic pleomorphic liposarcoma in the lung: a report of a case correlated with the histopathology of the primary tumour [J]. Diagn Cytopathol, 2009, 37(9): 667 - 670.

[2] DEI TOS AP. Liposarcomas: diagnostic pitfalls and new insights [J]. Histopathology, 2014, 64 (1): 38 - 52.

[3] INUGANTI RV, BALA SG, BHARATHI KY. Metastatic myxoid liposarcoma of lung and mediastinum diagnosed by fine needle aspiration [J]. J Cytol, 2011, 28(1): 33 - 35.

## 病例 26　原发性肺癌伴有肾细胞癌肺转移

### 主诉

咳嗽伴痰中带血 3 个月余。

### 病史摘要

患者，男性，64 岁，因"咳嗽伴痰中带血 3 个月余"入院。患者于 3 个月前无明显诱因出现咳嗽，无明显规律，痰中带血丝，量少，无发热、心悸，无胸闷、胸痛等其他特殊不适主诉，外院胸部增强 CT（2019 年 8 月 22 日）示：①左肺上叶下舌段磨玻璃结节、右肺上叶尖段及前段实性结节，右肺中叶肺不张，伴其内可疑强化区，建议支气管镜检查。②左肺上叶尖后段小钙化灶。③主动脉、冠状动脉硬化；升主动脉影稍增宽。为进一步诊治入住我科。患者自发病以来，饮食佳，大小便正常，精神、睡眠可，体重变化不明显。既往体健，有高血压病史，口服厄贝沙坦片 75 mg qd、苯磺酸氨氯地平 5 mg qd 控制血压，血压控制可。2007 年于外院因肾透明细胞癌行左肾摘除术，术后未予特殊干预治疗，未定期随访。吸烟 45 年 2 包/天。余无异常。

### 入院查体

T 36.5℃，P 67 次/分，R 18 次/分，BP 130/80 mmHg，神清。浅表淋巴结未触及。胸廓无畸形，未见局限性隆起或凹陷，双肺未闻及干、湿啰音。心脏及腹部查体未及异常。脊柱、四肢无畸形，关节无红肿，双下肢无水肿。

### 辅助检查

（1）入院时：血、尿、粪常规正常；肝肾功能＋电解质、凝血功能＋D -二聚体、ESR、CRP、PCT、IL - 6、免疫球蛋白、风湿全套、真菌 D -葡聚糖＋内毒素、ACE、心损标记物、肿瘤标记物、甲状腺功能、三抗、呼吸道病原体、风湿全套、T - SPOT＋抗酸杆菌、痰液＋肺泡灌洗液培养未见明显异常。

心电图正常。心脏彩超：主动脉窦部及升主动脉增宽；左室壁临界厚；轻度主动脉瓣反流。腹部 B 超示左肾切除术后,胆囊炎,右肾囊肿。浅表淋巴结 B 超示右侧腋下实性结节(淋巴结)。甲状腺 B 超正常。头颅 MRI 增强:脑萎缩,脑白质变性,双侧额叶缺血灶。颅内 MRA 未见异常征象。

(2) PET/CT(2019 年 9 月 2 日):①右肺中叶支气管闭塞伴局部结节状葡萄糖代谢增高,考虑占位病变可能大;②右肺上叶混杂结节伴葡萄糖代谢轻度增高,考虑肺癌可能大,建议穿刺活检。③双肺另见多发结节伴部分结节葡萄糖代谢略增高,考虑转移不除外;双肺门淋巴结葡萄糖代谢轻度增高,考虑炎症可能,右肺门淋巴结转移待排;右肺中叶部分不张,双肺上叶肺气肿(图 26 - 1)。

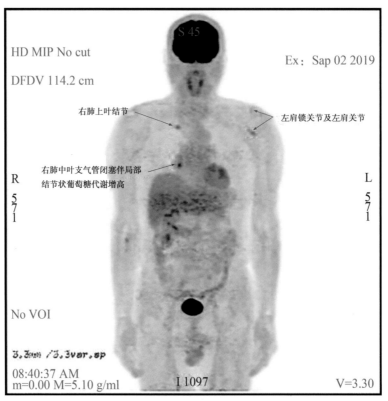

图 26 - 1 PET/CT(2019 - 09 - 02)

(3) 第一次气管镜检查(2019 年 9 月 3 日):右中叶支气管新生物,肺恶性肿瘤(图 26 - 2)。(右肺中叶开口刷检)涂片中见纤毛柱状上皮细胞、尘细胞,少量中性粒细胞,镜下未见明显恶性细胞;(右肺中叶开口灌洗液)涂片中见纤毛柱状上皮细胞,镜下未见明显恶性细胞;(右肺中叶支气管开口活检)出血及变性组织旁见少许黏膜上皮。

第二次气管镜检查(2019 年 9 月 10 日):右中叶支气管新生物,肺恶性肿瘤(图 26 - 3)。(右肺中叶开口刷检)涂片中见纤毛柱状上皮细胞、尘细胞,少量中性粒细胞,镜下未见明显恶性细胞;(右肺中叶开口灌洗液)涂片中见纤毛柱状上皮细胞,镜下未见明显恶性细胞;(右肺中叶支气管开口活检)出血及变性组织旁见少许黏膜上皮。

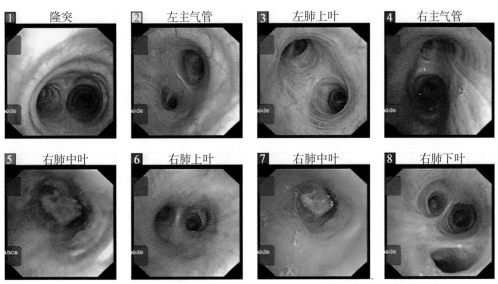

图 26‑2　第一次支气管镜检查(2019 年 9 月 3 日)提示右中叶支气管新生物

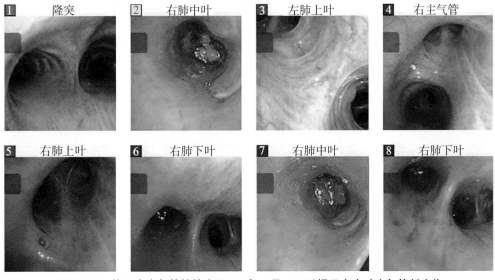

图 26‑3　第二次支气管镜检查(2019 年 9 月 10 日)提示右中叶支气管新生物

(4) 胸部双源增强 CT(2019 年 9 月 29 日):右肺中叶支气管闭塞伴软组织影,考虑恶性肿瘤;右肺门淋巴结肿大。右肺上叶尖段、左肺上叶下舌段、右肺上叶前段实性结节,考虑肺内转移,请结合临床检查。升主动脉瘤;冠状动脉硬化。右肾占位,建议进一步检查(图 26‑4～图 26‑7)。

(5) 外科胸腔镜(2019 年 9 月 30 日):转胸外科全麻下行右侧胸腔镜下肺叶部分切除术＋右侧胸腔镜纵隔淋巴结清扫术进一步明确诊断(图 26‑8～图 26‑9)。

术中见:解剖中叶支气管周围,距中叶支气管开口 0.5 cm 处切断支气管并移去病肺,支气管残端闭合器关闭残端。鼓肺未发现支气管残端及上叶肺粗糙面漏气。结扎切断下肺韧带。术野彻底止血,清扫肺门及隆突下肿大的淋巴结,生理盐水冲洗胸腔。

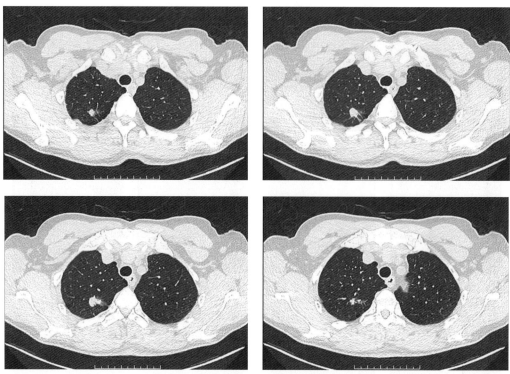

图 26-4　胸部增强 CT(2019 年 9 月 29 日,肺窗)双肺多发实性结节

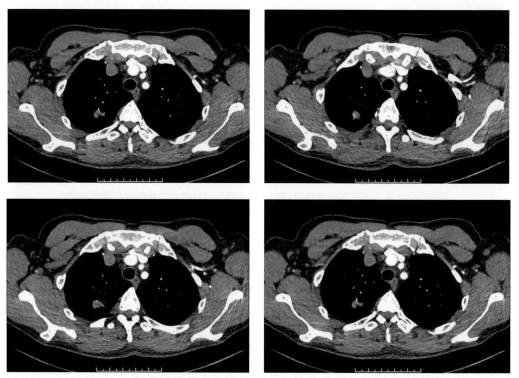

图 26-5　胸部增强 CT(2019 年 9 月 29 日,纵隔窗)双肺多发实性结节

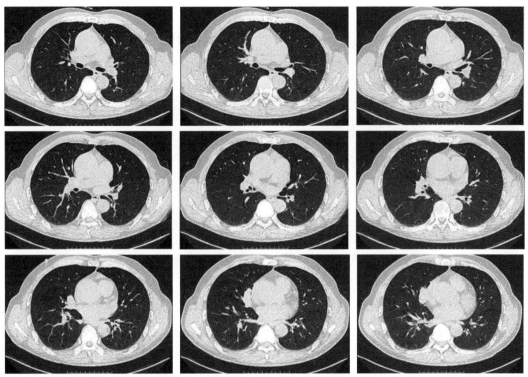

图 26－6 胸部增强 CT(2019 年 9 月 29 日,肺窗)右肺中叶支气管闭塞伴软组织影,考虑恶性肿瘤;右肺门淋巴结肿大

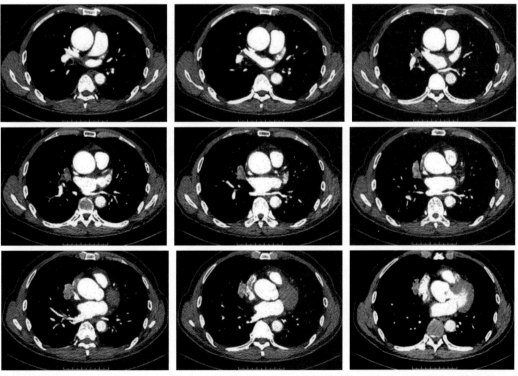

图 26－7 胸部增强 CT(2019 年 9 月 29 日,纵隔窗)右肺中叶支气管闭塞伴软组织影,考虑恶性肿瘤;右肺门淋巴结肿大

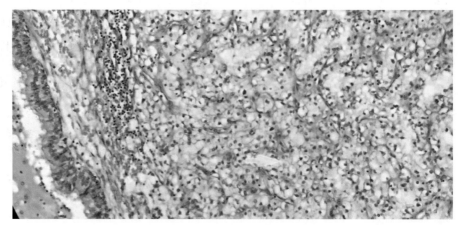

**图 26-8** 透明细胞癌。结合病史符合肾透明细胞癌转移,右肺中叶及右肺下叶吻合口切缘未见癌转移,标记"K":RCC(+),CAIX(+),PAX8(+),TTF-1(-)(×200倍,右肺中叶、右肺下叶结节)

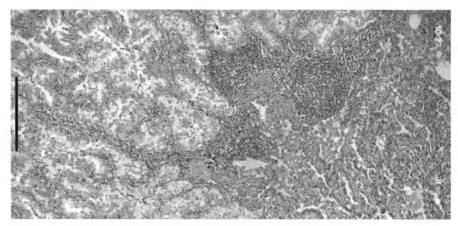

**图 26-9** 浸润性腺癌(腺泡 60%、贴壁 30%、乳头 10%),肿块大小 2.5 cm×1.4 cm×1.4 cm,未见胸膜累及,未见明确的神经脉管侵犯。吻合口切缘未见肿瘤累及。标记"C":CK7(部分+), TTF-1(+),NapsinA(+),CAIX 灶(+),PAX8(-),RCC(-),CK5/6(-),Ki-67(5%+)(×40倍,右肺上叶尖端结节)

### 初步诊断

原发性肺癌(右肺上叶结节),肾透明细胞癌伴肺转移(右肺中叶、右肺下叶结节),高血压。

### 治疗及转归

患者先后进行两次支气管镜检查,于右中叶支气管处进行刷检、灌洗液及活检,均未见明显恶性细胞。于 2019-09-30 全麻下行右侧胸腔镜下肺部分切除术+右侧胸腔镜纵隔淋巴结清扫术,术后病理提示右肺中叶、右肺下叶结节为透明细胞癌,右肺上叶尖端结节为浸润性腺癌,术后恢复良好,告知患者及家属病情后,转肿瘤专科医院进一步治疗。

**最后诊断**

原发性肺癌(右肺上叶结节),肾透明细胞癌伴肺转移(右肺中叶、右肺下叶结节),高血压。

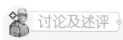
**讨论及述评**

多原发癌(multiple primary cancers，MPC)，又称重复癌(multiplicity carcinoma)，是指同一个体的单个或多个器官，同时或先后发生2个或2个以上相互独立的原发性恶性肿瘤。根据两癌间隔时间，MPC可以分为同时性MPC(两癌间隔时间≤6个月)和异时性MPC(两癌间隔时间＞6个月)。目前，MPC的诊断标准延用1932年Warren及Gates所制定的标准：每个肿瘤组织学表现都是恶性；每个肿瘤有各自的病理形态；≥2个病灶，可明确除外转移或复发；多重癌的发生早至同时或随后数月，晚至原发癌后10余年。

随着诊断技术的进步、综合治疗的发展，恶性肿瘤患者的生存期延长，多原发癌症的发病率逐渐升高。在一篇纳入1 104 269例癌症患者的研究里，报道了多原发癌症的发病率为0.73%～11.7%。根据美国癌症研究所的监测，第二原发癌症的发病率从1975—1979年的9%增加到了2005—2009年的19%。而国内报道的发生率仅为0.4%～2.4%。

多原发癌的临床特征及影像学特征常因较难分辨而被误诊为转移癌。因此对于疾病的治疗及预后有着较大的影响。多原发癌的预后明显好于转移癌，但原发癌的部位、病理类型、恶性程度及分期对于预后有着决定性作用。一旦确诊为多原发癌症，对待第二、三原发癌应与第一原发癌相同，行根治性治疗，治疗原则同第一原发癌。MPC的治疗同样与肿瘤复发或转移的治疗原则不同，应根据不同肿瘤采取相对应的治疗措施，疗效与单发癌相似，而其中异时性多原发癌的预后明显好于同时性多原发癌。

肾癌又称肾细胞癌，其发病率和病死率在全身恶性肿瘤中占3%左右，占肾肿瘤的80%～85%，发病率逐年呈上升趋势，肾细胞癌对于经典的放化疗并不敏感，根治性或者部分肾切除是目前主要的治疗手段，但术后仍有20%～40%的患者出现局部的复发或远处转移。肾透明细胞癌是肾细胞癌中最常见的病理类型，占70%～80%。肾细胞癌早起症状不明显或无症状。可能有轻微的发热、乏力等全身症状，肿瘤体积增大时才被发现。临床主要表现为血尿、肾区疼痛和肿块等，最常转移于肺和骨。

目前对于多原发癌及转移癌的诊断与治疗是肿瘤学及临床医学研究的难点，如何早期发现、早期诊治对于预后有着重大影响，临床中应针对不同部位、不同病理类型、不同肿瘤分期来选择手术或内科治疗为主的治疗方法，以提高患者生存期。本例患者在明确肾透明细胞癌后，未予特殊干预治疗，未定期随访，12年后胸部CT发现右肺中叶支气管闭塞伴软组织影和右肺上叶尖段、左肺上叶下舌段、右肺上叶前段实性结节。行手术进一步明确右肺中叶、右肺下叶结节为透明细胞癌，考虑为肾透明细胞癌肺转移；

右肺上叶尖端结节为浸润性腺癌,考虑为原发性肺癌,符合异时性多原发癌诊断。术后恢复良好,告知患者及家属病情后,转至肿瘤专科医院进一步治疗。

病例提供单位:上海交通大学医学院附属第一人民医院

整理:陆欢,季勇

述评:张杏怡,贲素琴

### 参考文献

[1] Working Group Report. International rules for multiple primary cancers (ICD-0 third edition) [J]. Eur J Cancer Prev, 2005, 14(4): 307-308.

[2] DEMANDANTE CG, TROYER DA, MILES TP. Multiple primary malignant neoplasms: case report and a comprehensive review of the literature [J]. Am J Clin Oncol, 2003, 26(1): 79-83.

[3] MORTON LM, ONEL K, CURTIS RE, et al. The rising incidence of second cancers: patterns of occurrence and identification of risk factors for children and adults [J]. Am Soc Clin Oncol Educ Book, 2014: e57-e67.

## 病例27 原发性心脏纤维肉瘤合并弥漫性肺出血

### 主诉

活动后呼吸困难、咯血1个月。

### 病史摘要

患者,男性,23岁,因"活动后呼吸困难、咯血1个月"于2018年4月16日入住当地医院。2018年4月16日,患者肺部高分辨率CT显示双肺多个斑片状高密度影。患者咯血量日益增多,并出现发热,气促、呼吸困难的症状越来越重,为求进一步诊治转入我科。患者自发病以来,饮食佳,大小便正常,精神、睡眠可,体重无明显减轻。既往曾于2017年12月因"活动后心悸"至某家医院检查发现有大量心包积液,诊断为结核性心包炎后进行了4个月的抗结核化疗(异烟肼300 mg qd+利福平450 mg qd+乙胺类药物750 mg qd+吡嗪酰胺500 mg tid),患者诉复查心包积液有吸收。患者系在校大学生,无疫水、疫区及毒物密切接触史。家族中无传染病及遗传病病史。

### 入院查体

T 37.2℃, P 114次/分, R 24次/分, BP 128/76 mmHg。身高179 cm, 体重87.5 kg。急性生理和慢性健康评估(acute physiology and chronic health evaluation, APACHE)Ⅱ评分为7分。神清,颈静脉无扩张。双肺呼吸声稍粗,对称而清晰,未闻及干、湿啰音。心脏及

腹部查体未见异常。脊柱、四肢无畸形，关节无红肿，双下肢无水肿。

**辅助检查**

入院时：pH 7.43，PaO$_2$ 63.5 mmHg，PaCO$_2$ 28.2 mmHg（动脉血气，面罩，7 L/min），提示低氧血症。血浆 D-二聚体 1.90 $\mu$g/ml（正常 0～0.5 $\mu$g/ml）；WBC 9.69×10$^9$/L，N% 83.0%，RBC 4.45×10$^{12}$/L，Hb 132 g/L，PLT 316×10$^9$/L，尿、粪常规正常。Alb 36.1 mg/L，ESR 33.0 mm/h，CRP 22.70 mg/L，PCT 0.05 ng/ml；凝血功能、肾功能、电解质、BNP 和肾小球基底膜抗体没有异常。G 试验：250.60 pg/ml。2018 年 4 月 16 日，肺部高分辨率 CT 显示双肺多个斑片状高密度影（图 27-1A～D）。

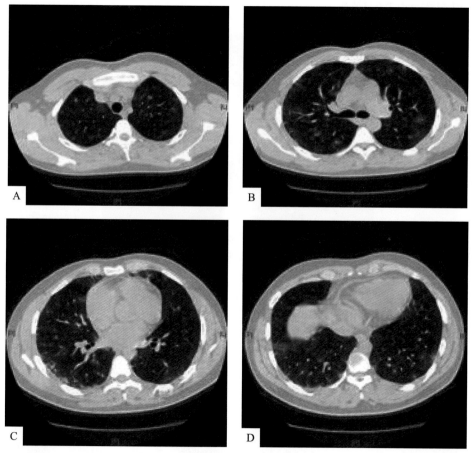

图 27-1　肺部 CT 图像显示双肺多个斑片状高密度阴影（2018 年 4 月 16 日）。双肺弥漫性斑片状分布，密度增加，边缘模糊，多处呈磨玻璃晕样改变，双侧胸膜增厚，心包腔内少量积液

患者咯血量越来越多，使用头孢哌酮抗细菌感染和伏立康唑抗真菌治疗后仍然有较多的咯血，并出现发热，气促、呼吸困难的症状越来越重。床边支气管镜（图 27-2A～B）显示双侧各级支气管弥漫性出血，抽取支气管分泌物送细菌培养，结果回报是阴性；在右下叶行活检（图 27-3）。

（2）超声心动图显示左心室内经（LVD）48 mm，右心房（RV）21 mm，右心室（RA）44 mm×

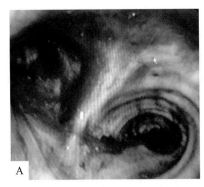
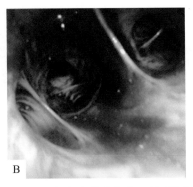

图 27 - 2　床旁支气管镜(2018 年 4 月 25 日):双侧支气管内可见较多血性分泌物,以双下叶为重。取灌洗液送培养＋药敏,在右下叶行活检

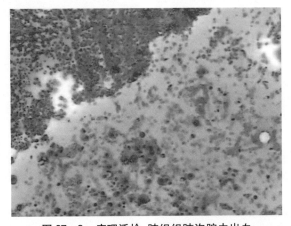

图 27 - 3　病理活检:肺组织肺泡腔内出血

55 mm，EF 70％,主动脉瓣口流速(AV)1.1 m/s;右心房的侧壁可检测到大小为 39 mm×29 mm 的不均匀回声。二尖瓣反流(轻度),正常左心室收缩功能。两周后,即 2018 年 5 月 1 日,患者再次进行肺部 CT 扫描,双肺弥漫性浸润和高密度影(图 27 - 4A～D),同时发现中有一个位于右心房的占位病变阴影(图 27 - 5A)。

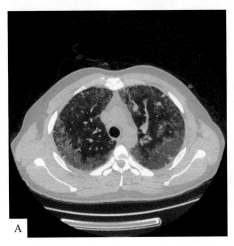
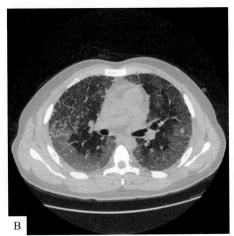

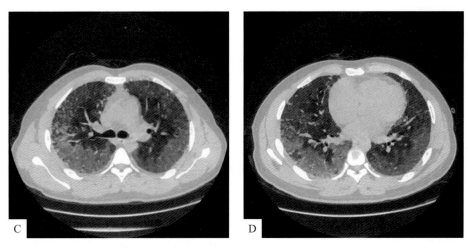

图 27 - 4　肺部 CT 图像(2018 年 5 月 1 日)显示双肺弥漫性浸润和高密度影,较前明显增多

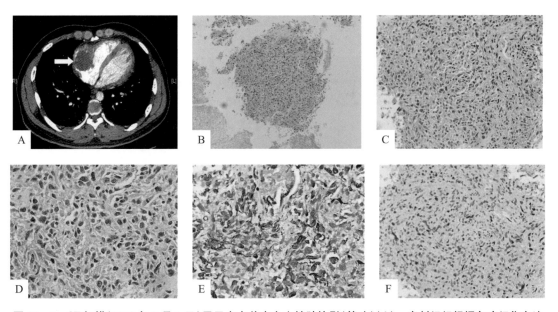

图 27 - 5　CT 扫描(2018 年 5 月 1 日)显示在右前房有实性肿块影(箭头)(A)。穿刺组织根据免疫组化方法诊断纤维肉瘤(B～F)。心脏肿块可见由密集的细胞交错束与梭形细胞组成(C)。右心房组织用 HE 染色(C,×50；D,×100)显示在乳头状排列中,上皮样细胞浸润。肿瘤细胞具有丰富的细胞质、突出的细胞核和胞质空泡。免疫组化分析显示,肿瘤细胞 Vimentin 和 Ki - 67 呈阳性(E 和 F)

### 初步诊断

原发性心脏纤维肉瘤合并弥漫性肺出血。

### 治疗及转归

患者最终死于大咯血所致的呼吸衰竭,我们征求家属授权在患者死后行心脏超声引导右心房肿块的经皮肿块穿刺活检,最终通过免疫组化诊断原发心脏纤维肉瘤。

**最后诊断**

原发性心脏纤维肉瘤合并弥漫性肺出血。

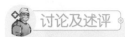 讨论及述评

　　这位因大量咯血而到我院呼吸重症监护病房就诊的患者,在诊治过程中我们发现他有一个右心房的肿块,最终根据病理组织学诊断为原发心脏纤维肉瘤合并肺出血。原发性心脏纤维肉瘤不同于黏液瘤,后者的肿瘤直径通常较小。原发性心脏纤维肉瘤的生长及附着部位多种多样,包括房间隔、房壁、肺静脉入口、心室壁、室间隔、二尖瓣、三尖瓣等。我们报告的病例肿块位于右心房,最终诊断为心脏纤维肉瘤,不同于常见的心脏黏液瘤,心脏黏液瘤更易发生在左心房。

　　值得注意的是这名患者在6个月之前被发现有大量心包积液,并曾多次抽取心包积液检测,未找到恶性心包积液的依据,所以患者接受了诊断性抗结核治疗。抽取引流心包积液＋抗结核治疗后,患者自觉症状有明显改善。一度患者本人及家属均认为抗结核治疗是有效的。但是从最终的诊断来看,患者的症状改善很可能与抽取引流心包积液这一操作有关,而不是抗结核治疗起效。关于恶性心包积液与结核性心包积液的区别及鉴别诊断值得引起临床医师更多的关注。心包积液是临床实践中的常见情况,无论是偶然发现,还是全身或心脏疾病的表现。心包积液的范围从轻度无症状积液到急性心包填塞,病因是多种多样的(传染性、肿瘤性、自身免疫、代谢和药物相关)。结核是导致发展中国家患者产生心包积液的主要原因,但有关于此类感染的发生率和流行病学数据较少。

　　心包积液的分析可为感染性和肿瘤性心包积液的鉴别诊断提供依据,包括细胞学和肿瘤标记物如CEA等检查。这名患者心包积液检测结果,LDH(974 mg/dl,>200 mg/dl)明显升高,CEA在正常的范围内,虽然心包积液或细胞学检查中没有发现或者培养出结核分枝杆菌。但由于该患者的心包积液细胞学检查病理无阳性发现,且患者正值年轻,所以先给予诊断性抗结核治疗,抽取引流心包积液＋抗结核治疗2个月后复查心包积液没有明显增加。

　　纤维肉瘤是一种间充质来源的肿瘤,常发生在老年患者的四肢。原发性纤维肉瘤很少出现在心脏,可能涉及任何四个心脏腔,但最常见的是左心房。本病例只有23岁,非常年轻,肿瘤位于右心房。由于原发性纤维肉瘤具有局部侵袭或远处转移的能力,尽管有的患者接受了手术切除、放疗和化疗,但预后仍然非常差。本病例是由于大咯血最终导致呼吸衰竭而死亡。据我们所知,目前还没有由心脏纤维肉瘤引起的严重急性大咯血的相关病例报道。在抢救治疗期间,我们曾与患者家属沟通,如果最终患者死亡,是否可通过尸检来明确心脏和肺部病灶的具体病因及致病机制,但是患者家属最终仅同意经B超引导下的心脏肿块活检。尽管患者最终确诊为心脏纤维肉瘤,但肺部病灶是否为肿瘤侵袭转移所致尚存在疑问,这点遗憾未能通过病理解剖来明确。

　　综上所述,原发性心脏纤维肉瘤是一种少见的心脏恶性肿瘤,预后较差。临床特征

表现取决于肿瘤生长的部位,有的患者甚至可能出现严重急性左心衰。文献检索临床病例时我们发现完整的手术切除能给患者带来最大的生存概率。然而,我们这位年轻的患者在诊断时已经没有手术治疗的条件。所以我们需要总结更多的临床和基础研究来提高这一疾病的早期诊断水平,为患者谋求更多的治疗以及生存的机会。

病例提供单位:中南大学湘雅二医院

整理:宋敏

述评:陈燕

## 参考文献

[ 1 ] ITTRICH H, BOCKHORN M, KLOSE H, et al. The diagnosis and treatment of hemoptysis [J]. Dtsch Arztebl Int, 2017,114(21):371 - 381.

[ 2 ] SILVERMAN NA. Primary cardiac tumors [J]. Ann Surg, 1980,191(2):127 - 138.

[ 3 ] ORLANDI A, FERLOSIO A, ROSELLI M, et al. Cardiac sarcomas: an update [J]. J Thorac Oncol, 2010,5(9):1483 - 1489.

[ 4 ] HIRSHBERG B, BIRAN I, GLAZER M, et al. Hemoptysis: etiology, evaluation, and outcome in a tertiary referral hospital [J]. Chest, 1997,112(2):440 - 444.

[ 5 ] SANTIAGO S, TOBIAS J, WILLIAMS AJ. A reappraisal of the causes of hemoptysis [J]. Arch Intern Med, 1991,151(12):2449 - 2451.

# 第三章

# 间质性肺疾病

## 病例28 肺泡微石症

### 主诉

反复间断咳嗽 30 年,再发伴胸闷、气喘 3 周。

### 病史摘要

患者,男性,51 岁,因"反复间断咳嗽 30 年,再发伴胸闷、气喘 3 周"于 2019 年 10 月 23 日来我院就诊。患者 2017 年 9 月 27 日开始无明显诱因出现胸闷气促感,少咳,伴有白痰,无咯血,无胸痛、乏力,无发热、头痛,无恶心、呕吐,无腹痛、腹泻。2017 年 10 月 1 日前往当地医院就诊,胸部 CT 示两肺实质遍布弥漫性砂砾状高密度影,部分融合成片,纵隔未见占位性病变,结合病史考虑肺泡微石症,双侧气胸(左侧为著)。入院后予吸氧,比阿培南抗感染,10 月 7 日更换为哌拉西林他唑巴坦。2017 年 10 月 9 日复查胸片示肺泡微石症,双侧气胸(左侧为著,压缩 20%)。患者治疗 2 周后出院,出院后口服头孢地尼抗感染,乌苯美司提高免疫治疗,效果仍欠佳,为求进一步诊治入院。病程中一般情况可,饮食欠佳,睡眠可,二便正常,体重近期无明显下降。既往体健,无疫水、疫区及家禽密切接触史,吸烟史 30 年,20 支/天,无饮酒史。入院时未提供特殊遗传性及传染性家族史。

### 入院查体

T 36.8℃,P 90 次/分,R 20 次/分,BP 130/70 mmHg,神志清楚,口唇轻度发绀,浅表淋巴结未触及肿大,胸廓无畸形,未见局限性隆起、凹陷,两肺听诊,呼吸音减低,两下肺闻及 velcro 啰音。心脏及腹部查体未及异常。手指呈杵状指。脊柱、四肢无畸形,关节无红肿,双下肢无水肿。

### 辅助检查

(1) 入院时:血气分析(FiO$_2$ 0.21):pH 7.36,PaO$_2$ 82 mmHg,PaCO$_2$ 40.9 mmHg,SO$_2$ 95.5%。血常规:WBC 8.7×10$^9$/L,N% 59.5%,L% 27.0%,E% 7.4%,RBC 4.96×10$^{12}$/L,Hb 148 g/L,PLT 455×10$^9$/L,CRP 7.70 mg/L,ESR 70 mm/h。生化正

常,血钙、镁、磷正常。凝血功能及 D-二聚体正常。肿瘤指标:CA153 69.40 U/ml,CA 125 115.18 U/ml,其余正常。免疫球蛋白电泳正常。自身抗体系列:抗核抗体 1:100 阳性,其余正常。心电图:窦性心律,不完全性右束支阻滞。腹部超声及心脏彩超未见异常。肺功能报告:FVC 占预计值 51.7%,$FEV_1$ 占预计值 53%,DLCO SB 占预计值 27.7%,DLCO/VA 38.5%,中度限制性通气功能障碍,重度弥散功能障碍。胸部 HRCT:两肺野见弥漫分布砂砾状高密度影,两下肺为甚,弥漫成片,肺间质广泛增厚,两中上肺野可见肺大泡,两侧胸膜局部增厚,考虑 PAM(图 28-1A、B)。

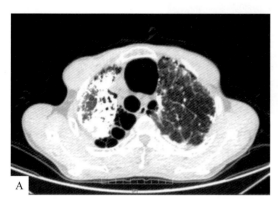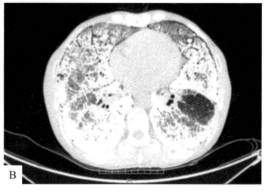

图 28-1　胸部 CT:A.两上肺弥漫分布钙化影,右侧更甚,肺间质广泛增厚。两上肺野可见肺大泡。两侧胸膜局部增厚。B.两下肺野见弥漫成片分布砂砾状高密度影,两侧胸膜局部增厚,可见"黑胸膜线"

　　(2) 支气管镜检查:气管、左右总支及各叶段支管腔通畅,黏膜光滑。气管:管腔通畅,黏膜光滑。隆突锐利。左侧支气管:左总支、左上叶、左下叶各支管腔通畅,黏膜光滑。右侧支气管:右总支、右上叶、右中间支、右中下叶管腔通畅,黏膜光滑。
　　(3) CT 引导下经皮左肺下叶肺穿刺,活检病理报告:破碎支气管及肺泡组织,其间见散在钙化灶,倾向 PAM。特染:PAS(+/-),甲基紫(+/-),刚果红(-)。病理切片如图 28-2 所示。

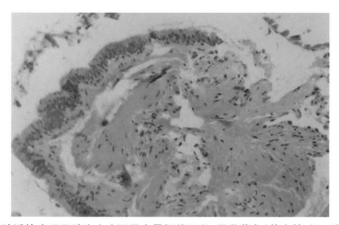

图 28-2　肺活检病理示肺泡上皮可见大量钙盐沉积,呈蓝紫色(苏木精-伊红染色,×100)

　　追问家族史:患者有 1 个哥哥、1 个弟弟、1 个妹妹,患者的哥哥胸部 CT 表现亦考虑为

PAM,但影像学改变(图 28-3)相对轻。肺功能检查:轻度限制性通气功能障碍,中度弥散功能障碍。

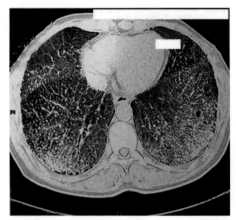

图 28-3　患者哥哥胸部 CT 提示两肺弥漫性高密度钙化影,程度相对稍轻

**初步诊断**

肺泡微石症。

**治疗及转归**

患者后行肺移植手术治疗。术后胸闷、气喘症状改善,目前仍定期随访中。

**最后诊断**

肺泡微石症。

 **讨论及述评**

(1) 流行病学及发病机制。

肺泡微石症(pulmonary alveolar microlithiasis,PAM)患者确诊年龄在 20~50 岁。在文献报道的 172 例患者中,男性 85 人,除去 2 例年龄不详,平均确诊时年龄 32.48 岁(8 个月~63 岁);女性 87 人,除去 2 例年龄不详,平均确诊时年龄 32.36 岁 (4~82 岁)。Mariotta 等报道,35.8% 的患者在 20 岁以前被诊断,88.2% 的患者在 50 岁以前被确诊。在世界范围内,土耳其、中国、日本、印度和意大利的病例数最多。

PAM 病为磷酸钠共转运蛋白 Npt2b(*SLC34A2*、*NPT2b*、*NaPi-2b*)基因突变引起的常染色体隐性遗传疾病,有家族发病倾向,多为近亲结婚。PAM 发病没有明显的性别倾向。*SLC34A2* 基因位于 4p15.31~p15.2,包含 13 个外显子。它编码一个 2 280-ntmRNA 和一个称为 Npt2b 的 690 氨基酸钠-磷酸盐共转运蛋白。Npt2b 在肺中大量表达,主要在肺泡Ⅱ型细胞的表面,它被认为是磷脂表面活性剂代谢产生的磷酸盐的出口。*SCL34A2* 基因属于溶质转运蛋白家族 SLC34,主要作用是维持机体无机磷平衡。肺泡Ⅱ型上皮细胞产生二棕榈酰卵磷脂降解过程中产生的磷被 SLC34 蛋白清除。当 *SLC34A2* 基因发生突变时,Npt2b 活性缺乏,蛋白失去正常的磷转运功能,磷酸盐水平可能在肺泡内液中升高,并与钙形成络合物,磷盐及其钙螯合物沉积,导致形成层状微石。迄今为止,已报道超过 15 种不同的突变。土耳其患者在多个外显子上发生突变,中国患者主要在外显子 8,日本患者主要在外显子 7 和 8 发生突变。迄今为止发现的大多数 DNA 畸变是导致蛋白质截短的错义突变,还有三种破坏性替代(G106R、T192K、Y455H)和引入过早终止密码子的无义突变。在大部分研究的患者中已经鉴定出 *SLC34A2* 的纯合突变,该疾病已证实 100% 的外显率。

（2）临床表现、影像特点、病理特征。

多数 PAM 患者即使到中年时仍无症状,多因体检发现。随着 PAM 的进展,患者才会逐渐出现症状。172 例患者中,除了 24 例未描述症状外,最常见的症状是呼吸困难(45.9%),初起为活动后呼吸困难,而且呈进行性加重,其次为咳嗽(28.4%)、胸痛(4.7%)、发热(4.1%)、疲劳(4.1%)、咯血(2.7%),还有大约 1/5 患者(19.6%)无症状。临床体征主要有口唇发绀、杵状指、听诊两肺闻及细湿啰音或者 Velcro 啰音。主要的并发症包括肺气肿、肺动脉高压、右心衰竭、肺心病。少见的并发症包括自发性气胸、胸膜钙化、肾脏钙化、胆结石、泌尿系结石。到了终末期,常因心肺功能衰竭而导致死亡。

PAM 的进展通常缓慢且不可逆,环境因素(比如重度吸烟、感染)可能加速疾病的恶化。可能在童年即形成微石,早期肺功能检查通常是正常的,当肺部为大量微石所占据时,出现肺泡结构破坏以及肺间质纤维化,限制性通气障碍,残气量以及弥散功能下降,部分患者可出现过度通气以及小气道功能障碍,最终导致低氧血症,伴或不伴动脉血二氧化碳水平升高。

胸部 X 线是发现本病最基本的手段,表现为两肺弥漫性分布、呈钙化密度的沙砾样微结节,中下肺野更易累及。随着病情进展,两肺结节影密集,可出现"沙尘暴"样改变,甚至白肺征。胸部 CT 常见的特征是双肺磨玻璃影,弥漫分布的微小结节,小叶间隔增厚,小叶中心性肺气肿,胸膜间质增厚,胸膜钙化和周围支气管扩张。肺尖大疱伴有气胸是另一典型特征。部分呈肺间质纤维化的表现。胸膜下有薄壁小气囊形成的"黑胸膜线"。

本次文献复习的病例中,通过肺活检明确诊断的有 87 例(外科肺活检 35 例、经支气管镜肺活检 50 例、CT 引导下经皮肺穿刺 1 例、尸体解剖 1 例),行 Tc-99m 肺摄取显像的有 17 例,痰找到微结石 1 例。经支气管镜肺活检的安全性较好,更易广泛接受。本例因支气管镜检查无阳性发现,故在获得患者及家属的知情同意下,行经皮肺穿刺活检病理明确,穿刺部位应选择钙化影最致密处,以避免造成气胸。

PAM 的病理特征,在大体病理上,肺体积和质量增加,肺的外表面可能呈颗粒状。显微镜下微石呈圆形或卵圆形,直径介于 0.01~2.8 mm,由钙质同心薄片组成,主要由大量的钙和磷组成,可与少量的镁和铝混合,围绕中心核(表现出无定形或颗粒状态)排列。微石填充于肺泡、肺泡壁和隔膜,晚期被纤维组织替代。

（3）治疗及预后。

目前还没有关于 PAM 的明确有效的治疗方法。文献中提及治疗方式有氧疗、吸入支气管扩张剂、口服泼尼松治疗、钙螯合剂和支气管肺灌洗,均无明显效果。对于未成年的患者,口服依替膦酸二钠[$10\,mg/(kg \cdot d)$ 或 $200\,mg/d$]可能有一定的效果(5 例有效,4 例无效),作用机制在于抑制 $Ca_3(PO_4)_2$ 沉淀,减少钙化的形成,可以改善肺功能和胸部影像表现。有 1 例使用阿仑膦酸联合泼尼松口服治疗,随访 1 年后发现肺功能 $FEV_1$ 和 VC 有轻微改善。终末期患者可行肺移植,未发现移植肺再发 PAM。文献中报道 10 例肺移植患者,年龄 32～73 岁,3 例行单肺肺移植,7 例行双肺肺移植,其中死亡 3 例(死亡原因分别是再灌注肺损伤、呼吸衰竭、肺部感染),存活 7 例,存活时间最长为 90 个月。

（4）小结。

肺泡微石症作为一种罕见的肺部疾病,临床进展缓慢,应充分认识该病的有关特点,注意与其他肺部弥漫性疾病相鉴别,以期做到早期诊断。目前尚缺乏有效的内科治疗措施,晚期患者建议肺移植。

病例提供单位:上海交通大学医学院附属胸科医院

整理:张海

述评:李锋

## 参考文献

[1] LAUTA VM. Pulmonary alveolar microlithiasis: an overview of clinical and pathological features together with possible therapies [J]. Respir Med, 2003, 97(10):1081 - 1085.

[2] MARIOTTA S, GUIDI L, PAPALE M, et al. Pulmonary alveolar microlithiasis: review of Italian reports [J]. Eur J Epidemiol, 1997, 13(5):587 - 590.

[3] CASTELLANA G, CASTELLANA G, GENTILE M, et al. Pulmonary alveolar microlithiasis: review of the 1022 cases reported worldwide [J]. Eur Respir Review, 2015, 24(138):607 - 620.

[4] MARIOTTA S, RICCI A, PAPALE M, et al. Pulmonary alveolar microlithiasis: report on 576 cases published in the literature [J]. Sarcoidosis Vasc Diffuse Lung Dis, 2004, 21(3):173 - 181.

[5] OZCELIK U, YALCIN E, ARIYUREK M, et al. Long-term results of disodium etidronate treatment in pulmonary alveolar microlithiasis [J]. Pediatr Pulmonol, 2010, 45(5):514 - 517.

## 病例29 肺朗格汉斯细胞组织细胞增生症

### 主诉

右侧胸痛、呼吸困难 1 天。

### 病史摘要

患者，男性，29岁，平素无呼吸系统症状，于2017年5月14日打羽毛球后出现右侧胸痛伴呼吸困难，胸痛呈隐痛，伴胸闷，侧卧位加重，无放射痛，无心前区压迫感；呼吸困难Ⅱ级，与劳力有关；有少许咳嗽，无畏寒、发热、盗汗、咳痰、咯血等症状，无关节痛、皮疹等全身症状。次日急诊查胸片提示"右侧气胸，右肺压缩70％"而入院。患者自发病以来，精神可，睡眠欠佳，大小便正常，体重未下降。

既往体健，2014年体检发现"肺部病变"，于湖南长沙市某三甲医院行气管镜下肺活检，病理提示"慢性炎症"，血清学检查阴性，未特殊治疗。否认其他病史。

患者职业经历中先后从事电焊工作5年及理发工作5年。否认污染物、疫水疫区及家禽密切接触史。家族中无传染病及遗传病病史。吸烟史7年，1包/日。

### 入院查体

T 36.5℃，P 66次/分，R 20次/分，BP 135/71 mmHg，神清、定位清晰、对答切题、皮肤及结膜无异常发现，全身浅表淋巴结未触及肿大。胸廓对称、无畸形，无局部皮肤红肿，胸壁静脉未见曲张，三凹征(－)，胸骨后无压痛，全胸壁未触及肿物。气管稍左偏，右肺触觉语颤减弱，右肺叩诊鼓音，右肺呼吸音减弱，左侧呼吸音清晰，双肺未闻及明显干、湿啰音。心脏及腹部查体未及异常。脊柱、四肢无畸形，关节无红肿，双下肢无水肿。

### 辅助检查

血常规：WBC $11.37\times10^9/L$，N％ 73.0％，Hb 135 g/L，PLT $321\times10^9/L$。肝功能、肾功能、血电解质、甲状腺功能正常，HBsAg筛查及HIV抗体阴性。代谢指标正常。心肌酶未见升高，血管紧张素转化酶50.2 U/L。风湿免疫指标(包括抗核小体抗体、抗Sm抗体、抗SSA抗体、抗SSB抗体、RO52、抗ds-DNA、抗环瓜氨酸肽抗体)均为阴性。PCT、BNP、凝血酶原时间(prothrombin time，PT)和D-二聚体等正常范围。血气分析($FiO_2$ 29％)：pH 7.358，$PaCO_2$ 42.0 mmHg，$PaO_2$ 79 mmHg。心脏彩超：结构及瓣膜活动未见异常；室壁运动未见异常；心功能正常。

胸部影像学检查胸部X线摄片和CT改变见图29-1～图29-2。

胸腔闭式引流和外科电视胸腔镜手术：经过右侧胸腔闭式引流术治疗后，右侧气胸吸收好转，但持续排气。经会诊，考虑病因诊断和持续漏气口的修补，于2017年5月19日转入胸外科行电视胸腔镜手术。2017年5月25日在全麻双腔管气管插管下行电视胸腔镜手术。

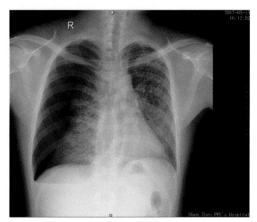

图29-1　胸部X线检查(2017-5-15)右肺中外带气胸改变(肺组织压缩约70％)，气管稍左移，纵隔及心影稍向左移位；双肺纹理增多、增粗、紊乱，交织成网状，双肺可见网状改变，伴微或小结节和小气囊样改变；左肺病变分别以上、中肺野分布为主

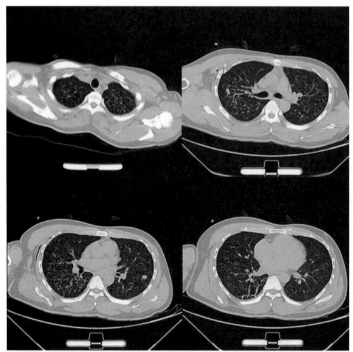

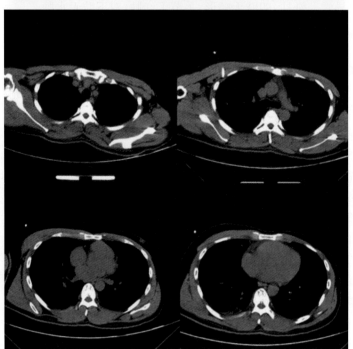

图 29-2　胸部 CT(2017 年 5 月 17 日,放置右侧胸腔引流管后,肺窗及纵隔窗)右侧少量气胸,右肺组织压缩不足 5%,右侧胸壁少量积气;双肺呈多发网格状改变,可见多发微或小结节影和不规则囊状改变,结节及多数囊肿直径小于 1.0 cm,以上、中肺野分布为主;可见小叶间隔增厚;纵隔无占位性病变,未见淋巴结肿大

术中见:胸腔少量淡黄色积液约 20 ml,右肺与胸腔轻度粘连,探查中于右肺上叶尖段漏气口,附近病变较严重,使用卵圆钳将肺组织钳夹向上牵引,使用直线切割闭合器夹闭后切除;同时烙断胸膜粘连带;检查无漏气后,行肋间神经封闭术(术后镇痛)。完成手术后,切除肺组织送病理检查(图 29-3~图 29-4)。

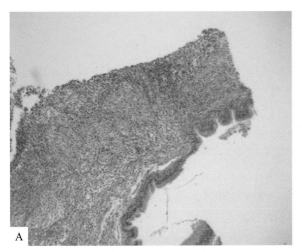
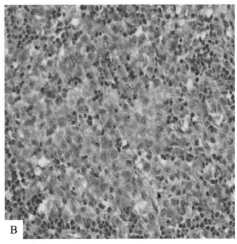

图 29-3　A.(右上肺组织)可见细支气管附近形成细胞结节,有灶状分布的朗格汉斯细胞,同时可见淋巴细胞、嗜酸性粒细胞浸润(HE,×200);B.朗格汉斯细胞呈卵圆形,核呈折叠状、凹陷、分叶状,有核沟,其间夹杂大量的嗜酸性粒细胞(HE,×400)

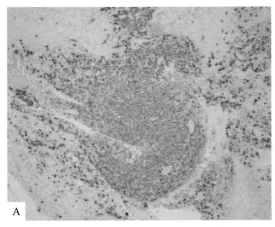
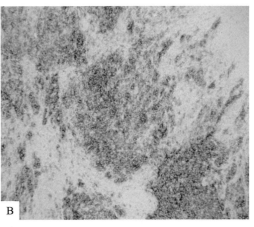

图 29-4　A.免疫组化显示朗格汉斯细胞表达 S-100 蛋白(SP 法,×200);B.免疫组化显示朗格汉斯细胞表达 CD1-α 蛋白(SP 法,×200)

### 初步诊断

　　肺朗格汉斯细胞组织细胞增生症,右上肺大疱并右侧气胸。

### 治疗及转归

　　外科胸腔镜术后,气胸治愈,康复出院。出院前医生劝导戒烟,没有给予特殊药物(糖皮质激素等)治疗。电话随访,患者已戒烟至今,回老家休养至今,目前患者无咳嗽,活动后气促Ⅰ级(上五楼后觉气喘)。建议患者定期回医院复查胸部CT。

**最后诊断**

肺朗格汉斯细胞组织细胞增生症,右上肺大疱并右侧气胸。

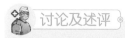

本例患者首发表现为右侧气胸,胸部影像学有以上中肺野更加明显的网状纹理增粗、多发微或小结节,伴有多发的多形性的肺气囊。经胸腔闭式引流术治疗后气胸明显吸收好转,但仍然持续漏气,采用电视胸腔镜下行右上肺部分切除术治疗气胸和获取病理组织学诊断,最后明确诊断为肺朗格汉斯细胞组织细胞增生症(pulmonary Langerhans cell histiocytosis,PLCH)。

PLCH是以增生的朗格汉斯细胞(Langerhans cell,LC)浸润肺脏单器官为特征、形成多发细支气管旁间质结节和囊腔的一种慢性进展性肺疾病。朗格汉斯细胞组织细胞增多症(Langerhans cell histiocytosis,LCH)是LC细胞增生并累及多个器官的系统性疾病。LCH无论从发病机制、临床表现、治疗反应和疾病转归,都存在明显的异质性。从发病机制上,LCH包括骨髓造血前体细胞募集,在相应组织中进一步分化为朗格汉斯细胞,单克隆(肿瘤)增生、多克隆增生和炎症性增生。尽管发生的比例不同,但可以检测到多种肿瘤基因的突变,包括*BRAF V600E*和多种激酶(*NRAS*、*KRAS*、*MAP2K1*等)。总的来说,多器官受累的LCH肿瘤基因异常和单克隆增生为多见,而单纯累及肺部的PLCH以多克隆增生和炎症性增生为多见。

根据其累及器官和系统的不同,分为两类。①局限性LCH:即单系统LCH(SS-LCH),它累及单个器官或系统,包括骨骼、皮肤、淋巴结、下丘脑垂体/中枢神经系统、肺脏等,常见的病变部位是骨骼、皮肤和肺;②全身性LCH:即多系统LCH(MS-LCH),病变累及上述器官或系统中的两个或多个。全身性LCH最常见的病变部位是骨骼和皮肤,肺脏及中枢神经系统受累少见。部分MS-LCH患者出现重要器官(造血系统、脾、肝)受累。

PLCH的常见症状有干咳、呼吸困难等,10%~20%的PLCH患者可因自发性气胸引起胸痛症状而确诊。胸部X光片表现为双肺弥漫的网格状增粗的纹理,伴有弥漫多发的微或小结节和小气囊,病变分布以上、中肺野更为显著。胸部HRCT征象为同时出现的小叶中心性结节和不规则囊肿,具有一定的特征性。然而,病变和影像学改变是一个动态演变的过程。早期主要是肺微或小结节为主,直径通常为0.1~1.0 cm,逐渐出现小的肺气囊,后期多个气囊融合变成多形性的较大的气囊(所谓三叶草形气囊)。后期出现小叶间隔增厚伴有多发的肺气囊或肺大泡,伴有蜂窝肺改变。因此早期PLCH需要与肺部弥漫性小结节表现的疾病(结节病、硅肺、粟粒性肺结核等)相鉴别,中期需要与弥漫性间质性肺疾病(转移瘤、淋巴瘤、脱屑性间质性肺炎、囊性纤维化等)鉴别,后期需要与肺部多发囊性病变(严重的肺气肿或淋巴管平滑肌瘤病等)相鉴别。

由于PLCH属于罕见病,确诊通常需要有病理学证据。外科肺活检(胸腔镜或小切口开胸肺活检)的取材标本比较大,是常用的活检方法。经支气管镜肺活检可以获取的标本较小,明确病理诊断较难。近年来开展的冷冻肺活检,可以获得约 5 mm 直径的肺标本,能否替代外科肺活检,需要临床研究来论证。本例患者由于存在持续的气胸,在外科胸腔镜手术治疗气胸的同时,获取病理标本,从而得到病理学诊断的依据。除了普通的病理表现外,免疫组化的 CD68、S-100 和 CD1α 染色阳性,对确认 LC、诊断 LCH 具有极高的特异性。电镜下 LC 可见胞质内特异性颗粒,称 Birbeck 颗粒。从病理进程来看,PLCH 的发生、发展分为 3 期:①富于细胞期,②增生期,③愈合或纤维化期。在晚期疾病中,LC 很少或没有 LC,并且发现了含有色素或脂质包裹体的巨噬细胞。本例患者右上肺病变组织活检标本病理检查示细支气管附近形成细胞结节,有灶状分布的 LC,同时可见淋巴细胞、嗜酸性粒细胞浸润;LC 核呈凹陷、分叶状,有核沟;肺泡内可见大量巨噬细胞浸润,病灶内见增生的细支气管。免疫组化检查示 S-100(＋)、CD68(＋)、CD1α(＋)。根据上述特征,本例患者符合 PLCH 的病理诊断标准且病程处于增生期。

本例患者诊断 PLCH 时,首先需要评估除了肺部以外的器官是否有受累。我们通过系统的问诊、身体检查、X 线和 B 超等检查,未发现有其他器官受累的证据。然而,由于医疗费用等原因,本例患者没有做 MRI 和 PET/CT 检查。文献报道建议的系统检查包括有:①血细胞计数;②CRP、ESR;③血液生化(电解质、TP、Alb、Cre、ALP、ALT、AST、胆红素等);④尿常规;⑤促甲状腺激素(thyroid stimulating hormone,TSH)、黄体生成素(luteinizing hormone,LH)、卵泡刺激素(follicle stimulating hormone,FSH)、催乳素、雌激素、睾酮等;⑥凝血指标;⑦胸部 X 光和胸部和头颅 CT;⑧头和垂体的 MRI;⑨腹部、甲状腺和淋巴结的 B 超;⑩心脏超声和心电图;⑪PET/CT 或低剂量 CT 全身扫描;⑫肺功能,包括通气功能、支气管舒张试验、体描箱、弥散功能和 6 分钟步行距离;⑬支气管灌洗液。本病例我们还在随访过程中,建议患者定时返院复诊和完善 PET/CT 检查。

对于多器官受累的 LCH,多数发病起源于髓系 LC 的克隆增殖。研究表明,LCH 发病的核心在于 MAP 激酶途径中的巨噬细胞前体发生了突变,最常见的基因突变是 *BRAF* V600E,占 LCH 患者的 50% 以上。研究也发现部分患者出现 *NRAS*、*KRAS*、*MAP2K1* 激酶等基因突变。与未携带 *BRAF* V600E 的患者相比,携带 *BRAF* V600E 的患者通常为全身性 LCH(MS-LCH)、发病年龄更年轻、复发风险更高,而生存时间却没有差异。未来还需进一步探讨 *BRAF* V600E 和 MAPK 通路对 LCH 分层及预后的影响。LCH 可累及不易活检的器官,造成诊断困难,液体活检检测基因突变可望成为 LCH 的潜在生物标志物。

关于治疗,由于 LCH 的异质性,不同类型患者发病特点、病程进展及预后各不相同,目前没有国际统一的治疗建议。目前主流的观点是根据受累的器官和疾病进展来决定治疗方案,未来主要是探索检测相关的基因突变来指导治疗。影响预后的因素包括:年龄、吸烟、PaO$_2$ 降低、SGRQ(圣乔治呼吸问卷)评分较高、肺动脉高压和多器官受累。MS-LCH 预后较差,尤其是累及有风险的器官,包括肝脏、脾脏和造血系统时,提示预后不良。严重的 LCH 可进展为侵袭性致死性疾病。

(1) 原发性 PLCH 的治疗:成人原发性 PLCH 与吸烟有很强的相关性,因此,戒烟应是治疗原发性成人 PLCH 的首要措施,约 50% 的 PLCH 患者在戒烟后病情部分消退,随后病情稳定。本例患者的临床特征包括年轻患者、吸烟相关、单纯肺部受累、症状少,戒烟作为首选的治疗。患者出院回老家后至今维持戒烟,未予药物治疗。目前病情稳定,无咳嗽,仅有活动后气促Ⅰ级,提示预后较好。目前仍然在随访过程中,已告知患者需要定期回医院复查胸部 CT,并建议完善 PET/CT 检查。

(2) 病情进展的 PLCH 的治疗:可以选择糖皮质激素或克拉地宾(2-CdA)的全身治疗。口服糖皮质激素可用于病变进展的 PLCH 患者,泼尼松建议剂量 1 mg/kg,并逐渐减少剂量,治疗不超过 6 个月。放射治疗在孤立的 PLCH 中是无效的。对于侵袭性 PLCH 合并不可逆肺损伤或重度肺动脉高压的患者,可考虑肺移植手术。

(3) 非肺部病变的 SS-LCH 的治疗:对于孤立皮肤或骨骼受累的 SS-LCH,建议采用局部治疗。对于单纯皮肤病例,建议甲氨蝶呤治疗。对于有骨病损的 SS-LCH 患者,放疗是适宜的选择。对于多灶性骨受累的患者,通常采用相当于 MS-LCH 的全身治疗作为初始治疗。

(4) MS-LCH 的治疗:对于多发性骨病变的 MS-LCH 或 SS-LCH,强烈推荐全身治疗。过去多采用长春碱+泼尼松龙治疗方案表现出较高的毒性,整体疗效不满意。近年来阿糖胞苷或 2-CdA 逐步用作首选的一线治疗。对于 CNS 病变的患者,2-CdA 和阿糖胞苷因良好的血脑屏障穿透性而更受欢迎。在一些侵袭性病例中,异基因造血干细胞移植可获得成功。

(5) 下丘脑-垂体肿块的治疗:LCH 累及中枢神经系统下丘脑-垂体首先表现为尿崩症,这类病例常用长春碱/泼尼松或 2-CdA 治疗。病例报道提示尿崩症或激素功能障碍经治疗后无法逆转,需要激素替代治疗。

(6) 靶向治疗:BRAF 抑制剂 vemurafenib 和 dabrafenib 治疗在 BRAF V600E 突变的病例均显示出疗效,但它并没有完全消除 LC,停止用药后疾病持续进展,且有不良事件的报道。靶向药物的最佳用药时间、剂量及安全性都有待进一步研究;MAP 激酶抑制剂索拉非尼、曲米替尼和考比米替尼对侵袭性 LCH 有效,但是还需要更多的研究在证实它们的长期疗效和安全性。

综上所述,PLCH 是一类罕见的病因未明,但明确与吸烟有关的弥漫性肺疾病,临床上主要表现为气促、咳嗽和容易出现气胸,影像学特点是以上、中肺野为显著的双肺弥漫性微或小结节影、多发的多形性囊状影,病理特征为朗格汉斯细胞异常增生的肉芽肿性病变,熟练掌握这些特征,将有助于临床医生对此病的正确诊断和治疗。随着研究的深入和认识的提高,相信在未来,PLCH 在发病机制及靶向治疗领域都会有重大突破,PLCH 甚至 LCH 患者的预后也有望显著改善。

病例提供单位:深圳市人民医院

整理:陈丹丹

述评:邱晨,陈荣昌

## 参考文献

［1］RADZIKOWSKA，E. Pulmonary Langerhans' cell histiocytosis in adults［J］. Adv Respir Med，2017,85(5):277-289.

［2］TORRE O，ELIA D，CAMINATI A，et al. New insights in lymphangioleiomyomatosis and pulmonary Langerhans cell histiocytosis［J］. Eur Respir Rev，2017,26(145):170042.

［3］VASSALLO R，RYU JH，SCHROEDER DR，et al. Clinical outcomes of pulmonary Langerhans'-cell histiocytosis in adults［J］. N Engl J Med，2002,346(7):484-490.

［4］EMILE JF，ABLA O，FRAITAG S，et al. Revised classification of histiocytoses and neoplasms of the macrophage-dendritic cell lineages［J］. Blood，2016,127(22):2672-2681.

［5］ASSALLO R，HARARI S，TAZI A. Current understanding and management of pulmonary Langerhans cell histiocytosis［J］. Thorax，2017,72(10):937-945.

## 病例30　家族性肺纤维化

### 主诉

反复轻微活动后气促4年余。

### 病史摘要

患者，女性，48岁，因"反复轻微活动后气促4年余"于2012年5月9日入院。患者2008年无明显诱因出现反复轻微活动后气促，多于上楼时或劳累费力时出现，如受凉感冒后气促症状可加重并伴咳嗽、咳痰，活动耐力有所下降，无咳血、胸痛、发热、盗汗、消瘦、夜间阵发性端坐呼吸困难、心悸等，亦无皮疹、光过敏、关节痛、脱发、口腔溃疡、眼干、口干等症状，于2008年曾至我院就诊，当时考虑"肺纤维化"，建议进一步诊治，但患者因症状轻微，未予重视。2012年3月份，受凉感冒后活动后气促症状较前加重，咳嗽，咳少许黄痰，但尚可正常工作与生活，于2012年3月27日行肺部CT检查后，为进一步诊治于2012年5月9日入院。患者既往体健，无毒物、药物及特殊环境接触史，否认吸烟、饮酒史。

### 入院查体

T 36.0℃，P 80次/分，R 20次/分，BP 100/70 mmHg。神清，发育正常，营养中等，自主体位，全身皮肤、巩膜无黄染，全身淋巴结未扪及肿大，颈软，胸廓对称，双肺呼吸音粗，下肺可闻及Velcro音。心脏及腹部查体未见异常。脊柱、四肢无畸形，关节无红肿，无杵状指/趾，双下肢无水肿。

### 辅助检查

（1）入院时：血常规、尿常规、粪便常规正常，无贫血；甲状腺功能：三碘甲状腺原氨酸

(triiodothyronine，$T_3$)、甲状腺素(thyroxine，$T_4$)及游离 $T_3$、$T_4$ 正常，TSH 0.33 mIU/L；免疫球蛋白：IgG 9.97 g/L，IgA 1.67 g/L；补体：$C_3$ 0.7 g/L，$C_4$ 正常；24 小时（尿量 3 000 ml）尿蛋白 158.4 mg；肝肾功能、血糖、ESR、CRP 均正常，自身抗体谱测定、肿瘤标志物等全部阴性。血气分析：$PaCO_2$ 41.3 mmHg，$PaO_2$ 91.4 mmHg。肺功能示通气功能正常，提示有轻度弥散功能障碍。

影像学检查结果：两肺间质性病变，下肺及胸膜下明显，呈网格状、斑片状、蜂窝状密度增高影，边缘模糊(图 30 - 1A～D)。

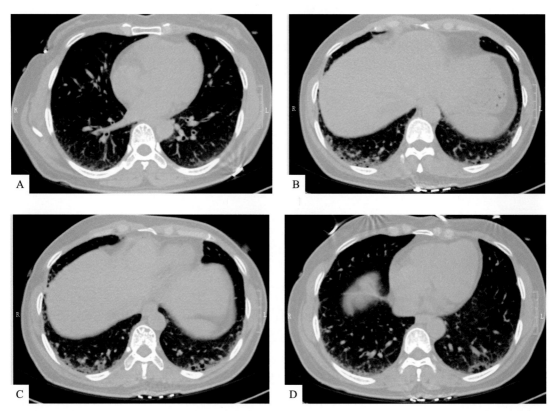

图 30 - 1 肺部高分辨率 CT 示两肺下叶近胸膜见斑片状、网格状、蜂窝状致密影，边缘模糊，以下叶后基底段明显

（2）入院后经内科胸腔镜肺活检病理：(右下肺背段和后段脏层胸膜)肺泡间隔纤维素性增厚、不规则网状纤维增生、显著的胶原纤维增生，但无明显炎性浸润，肺泡腔无渗出。镜下均见胸膜纤维组织明显增生，局部玻璃样变，有少量慢性炎细胞浸润，间皮细胞轻度增生(图 30 - 2、图 30 - 3)。

（3）入院后详细询问病史发现阳性家族史：患者的母亲及弟弟均曾被诊断为特发性肺纤维化，患者的外婆、姨妈和 2 个舅舅为可疑 IPF 患者。分析患者家族史，其家系图如下(图 30 - 4、表 30 - 1)。

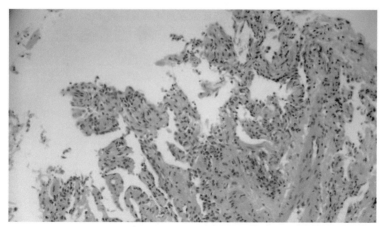

图 30‑2　肺泡间隔纤维素性增厚,但无明显炎性浸润,肺泡腔无渗出(HE 染色,200×)

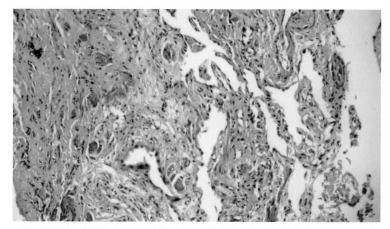

图 30‑3　显示增厚的肺泡间隔及显著的胶原纤维增生(胶原纤维蓝色)(Masson 染色,200×)

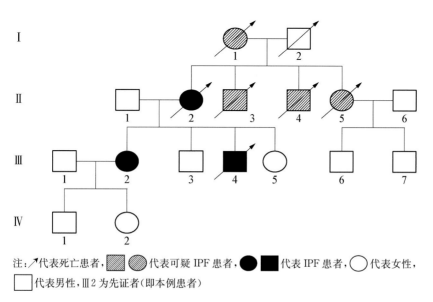

注:↗代表死亡患者,▨⊘代表可疑 IPF 患者,●■代表 IPF 患者,○代表女性,
□代表男性,Ⅲ2 为先证者(即本例患者)

图 30‑4　患者家系图

表 30 - 1　先证者家系详细资料图

| 成员 | 性别 | 发病年龄(岁) | 活动后气促 | 咳嗽 | 肺外表现 | 是否确诊 | 肺部CT | 病理学 | 死亡年龄(岁) |
|---|---|---|---|---|---|---|---|---|---|
| I 1 | 女 | * | * | * | — | * | * | * | 63 |
| II 2 | 女 | 40 | + | — | — | + | + | + | 57 |
| II 3 | 男 | 20 | + | — | — | * | * | * | <60 |
| II 4 | 男 | 20⁺ | + | — | — | * | * | * | <60 |
| II 5 | 女 | * | + | * | — | * | * | * | <60 |
| III 2 | 女 | 44 | + | — | — | + | + | + | — |
| III 3 | 男 | — | — | — | — | * | * | * | — |
| III 4 | 男 | <37 | * | * | — | + | + | * | <39 |
| III 5 | 女 | * | — | + | — | — | — | — | * |
| III 6 | 男 | * | + | — | — | * | * | * | — |
| III 7 | 男 | * | + | — | — | * | * | * | — |
| IV 1 | 男 | — | — | — | — | — | — | — | — |
| IV 2 | 女 | — | — | — | — | — | — | — | — |

注:"+"表示有此临床表现、由此方法确诊为"UIP";"—"表示无此临床表现、不是"UIP";"*"表示不详

(4) 患者基因测序结果:本例患者存在 hTERT 第 9 外显子第 71 位 A/G 杂合突变、SFTPB 第 2 外显子第 37 位 A>C 纯合突变、SFTPA1 第 5 外显子第 50 位 C/T 杂合突变和SFTPA2 第 3 外显子第 49 位 A/C 杂合突变。

**初步诊断**

家族性肺纤维化。

**治疗及转归**

入院后因患者有咳嗽、咳黄痰、气促较前加重,考虑合并细菌感染,予左氧氟沙星联合头孢西丁抗感染、雾化、祛痰等治疗,患者咳嗽、咳痰症状消失,活动后气促较前好转,予带泼尼松(30 mg/d,口服)出院,严密观察疗效。1 年后电话随访,患者并未按医嘱口服泼尼松,亦未进行其他的治疗,临床症状无进展。5 年后随访,患者病情稳定。

**最后诊断**

家族性肺纤维化。

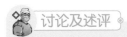

**讨论及述评**

家族性肺纤维化(familial pulmonary fibrosis,FPF)是指家族中有 2 个或 2 个以

上成员出现肺间质纤维化。FPF 的临床症状、体征与特发性肺纤维化(idiopathic pulmonary fibrosis，IPF)相似，因其组织病理学和(或)胸部高分辨率 CT(HRCT)表现为普通型间质性肺炎(usual interstitial pneumonia，UIP)，故又有学者称之为家族性特发性肺纤维化(familial idiopathic pulmonary fibrosis，FIPF)。1907 年 Sandoz 最先报导了 FIPF，随后陆续有学者进行了 FIPF 的相关研究。

本病例患者有如下特点：中年女性，起病隐匿，家族发病，症状轻，仅表现为轻微活动后气促，两下肺闻及 Velcro 音，血气分析提示氧分压正常，肺功能仅轻度弥散功能障碍，其余实验室检查未见异常，无其他系统性损害表现。仅依靠临床表现进行诊断和鉴别诊断有一定难度。

结合患者活动后气促症状、肺部 Velcro 音、轻度弥散功能障碍、胸部 HRCT 间质病变，初步诊断间质性肺病，肺组织病理学亦支持 UIP 表现；通过详细询问病史，首先除外环境、药物及职业接触因素所致肺间质纤维化；同时完善自身抗体、肿瘤标志物及肝肾功能等检查，结果均阴性，提示患者无多系统、多脏器损害依据，可除外自身免疫性疾病、肿瘤等继发性因素所致的肺间质纤维化，由此考虑 IPF。但是，此患者的某些特点与通常临床上所见的 IPF 患者不同。例如，患者出现症状第一次就诊发现肺部改变时年仅 44 岁，而 IPF 的发病年龄在 50～70 岁；患者为女性，无杵状指；病史 4 年，目前进展仍缓慢，而散发 IPF/UIP 起病虽隐匿，但出现症状后进展相对迅速。由此种种，引发我们对该病例的进一步思考。

详细分析患者家族史可知，患者的母亲及弟弟均在三级甲等医院确诊为 IPF，从而考虑为 FIPF，进而检测了与 FIPF 有关的基因，发现患者存在 hTERT、SFTPB、SFTPA 基因位点突变。

FPF 具体的遗传机制还不清楚，多数报道倾向于 FPF 是常染色体显性遗传。目前经学者们鉴定与 FPF 有关的基因主要包括 ELMOD2 基因、端粒酶基因、MUC5B 基因及表面活性蛋白基因。ELMOD2 基因位于染色体 4q31。Hodgson 等对芬兰的 35 个 FPF 家族的基因研究发现 ELMOD2 基因与 FPF 的发病密切相关。端粒酶是生殖细胞和体细胞合成的，以刺激 DNA 合成来维持端粒长度、抑制端粒缩短的一种酶，主要由端粒酶逆转录酶(TERT)、端粒酶 RNA(TR)组成，hTERT 和 hTR 分别是编码 TERT 和 TR 的基因，端粒基因的突变可导致端粒酶功能改变，进而引起端粒酶与端粒之间功能失调及疾病的发生。Mary 等对 73 例 FPF 的先证者的外周血白细胞 DNA 进行检测，发现 6 例先证者的外周血白细胞中存在 hTERT 或 hTR 的杂合突变，并检测到短端粒。同时还检测了淋巴细胞中端粒的长度，发现先证者和携带端粒酶基因突变的无症状患者，他们的平均端粒长度比未携带基因突变的人群明显缩短，同时也说明携带端粒酶基因突变的无症状患者也有患 FPF 的风险，最终的结果显示端粒酶基因的突变可导致端粒缩短，可能参与 FPF 的发病。

肺表面活性物质是由磷脂和肺表面活性物质结合蛋白(SP)组成的一种复合物。SP 分为亲水性蛋白(SP-A、SP-D)和疏水性蛋白(SP-B、SP-C)，SP-A 有 2 个亚型蛋白编码基因，即 SFTPA1 和 SFTPA2，研究发现 SFTPA2 的突变与 FPF 的发生有关。编码 SP-C 的基因(SFTPC)位于人类第八号染色体短臂。Markart 等对 35 例散发型特发性间质性肺炎(idiopathic interstitial pneumonia，IIP)患者和 50 例健康对照者进行研究,结果提示散发型 IIP 与 FPF 患者相比,较少发生 *SFTPC* 的突变。随后也有学者对 20 例 FPF 和 20 例散发型 IIP 患者进行 *SFTPC* 测序,发现 5 例 FPF 患者发生 *SFTPC* 的突变,而散发型 IIP 患者和对照组未发现此基因突变。

FPF 临床上罕见,资料较少,结合本病例临床资料和文献复习,总结其病因、临床表现、影像学、病理学方面有如下特点。①临床特征:发病年龄较早,呈家族发病,多见于 20~40 岁,男性多于女性,起病隐匿,呈慢性过程;在疾病早期可无症状,但随着肺纤维化的进展,临床表现典型的 FPF 患者会出现呼吸困难、干咳、杵状指和肺部 Velcro 音等,疾病晚期甚至出现发绀、肺动脉高压、肺心病等。②典型肺功能改变为限制性通气功能障碍,表现为肺总量、肺活量、功能残气量和残气量下降。一秒钟用力呼气容积/用力肺活量(FEV$_1$/FVC)正常或增加,弥散功能降低。③影像学特征:表现为双肺弥漫的网格状或网格小结节浸润影,以双下肺和外周(胸膜下)明显,通常伴有牵拉性支气管扩张,蜂窝样改变常见,个别早期患者的胸片可基本正常或呈磨玻璃样改变。④病理学特征:FPF 肺活检的组织病理学结果表现为 UIP。具体如下:低倍镜下表现为不均匀分布的正常肺组织、间质炎症、纤维化和蜂窝样改变,以周边胸膜下的肺实质最严重。间质炎症由肺泡间隔淋巴细胞和浆细胞浸润组成,伴有Ⅱ型肺泡细胞增生。在纤维化区域主要由致密的胶原组织构成,也散在分布有增殖的成纤维细胞。蜂窝肺部分主要由囊性纤维气腔构成,常被覆细支气管上皮,并充满黏液。在纤维化和蜂窝肺部位常可见平滑肌细胞增生。

目前国际上 FPF 的诊断通常依靠如下标准。

(1) 符合 IPF 的诊断,其标准如下:①除外其他已知原因的间质性肺疾病(如家庭环境、职业环境暴露、结缔组织病、药物性损害);②HRCT 表现和(或)肺活检组织病理学表现符合 UIP;③HRCT 表现为 UIP 型者不需要外科肺活检。

(2) 符合家族性特点:一个家庭中有 2 个或 2 个以上的家庭成员发生 IPF,则可诊断为 FPF。本例 FPF 患者临床表现支持肺间质纤维化,通过询问病史及相关辅助检查除外继发性因素所致肺间质纤维化,结合患者家庭中有 2 个成员诊断为 IPF,故诊断为 FPF。

治疗方面,目前关于糖皮质激素对 FPF 的疗效大多是以病例报道为主,许多病例报道显示糖皮质激素对 FPF 患者无效,尚缺乏大量可靠的临床研究。尼达尼布(nintedanib)、吡非尼酮(esbriet)已被美国 FDA 批准为治疗 IPF 的药物,而肺移植也是公认的治疗 IPF 有效的手段。但还没有文献报道哪种治疗方法对 FPF 有确切疗效。本例 FPF 患者未特殊治疗,病情无进展,但文献报道的 FPF 患者发病年龄早,病死率高,而尼达尼布、吡非尼酮用于治疗 FPF 的疗效如何有待观察,研制其他有效的药物也是我们今后需要努力的方向。

病例提供单位:广西医科大学第一附属医院

整理:陈长荣

述评:邓静敏

**参考文献**

［1］王思勤,杨志刚,马希涛,等.家族性特发性肺纤维化五例临床特征分析［J］.中华结核和呼吸杂志,2008,31(8):591-593.

［2］ZHANG X, JIANG J, CHEN WJ, et al. Genetic characterization of a Chinese family with familial idiopathic pulmonary fibrosis ［J］. Chin Med J (Engl), 2012,125(11):1945-1951.

［3］RAGHU G, COLLARD HR, EGAN JJ, et al. An official ATS/ERS/JRS/ALAT statement: idiopathic pulmonary fibrosis: evidence-based guidelines for diagnosis and management ［J］. Am J Respir Crit Care Med, 2011,183(6):788-824.

［4］STEELE MP, SPEER MC, LOYD JE, et al. Clinical and pathologic features of familial interstitial pneumonia ［J］. Am J Respir Crit Care Med, 2005,172(9):1146-1152.

## 病例31　ANCA 相关性血管炎合并间质性肺病

### 主诉

反复咳嗽、咳痰 10 余年,近 7 个月加重伴气促。

### 病史摘要

患者,男性,75 岁,于 10 余年前开始出现反复咳嗽、咳痰,伴活动后气促,多于冬春季节发作,曾经连续 2 年每年持续发作超过 3 个月。曾就诊于某三甲医院,诊断为"慢性阻塞性肺疾病",未规律使用支气管扩张剂。近 3 年来患者症状加重,曾多次门诊及住院治疗,予以抗感染及解痉平喘、止咳化痰等治疗后好转出院,平时规律吸入沙美特罗替卡松。近 7 个月来患者逐渐出现胸闷、气促,活动则加剧。咳嗽不剧烈,痰黏白不易咳出,无发热,无胸痛、咯血,无尿少、双下肢水肿,无四肢关节酸痛,无夜间阵发性呼吸困难,为进一步诊治收入我科病房。患者此次起病以来,精神可,食欲欠佳,夜间睡眠可,大便正常,近阶段体力、体重无明显改变。患者近 7 个月来出现双上肢及双下肢皮肤多处瘀点、瘀斑,有逐渐增多的趋势,无压痛及瘙痒,晨起解小便可见尿色深、多泡沫。患者发现血压升高 10 余年,血压最高 180/110 mmHg,目前口服缬沙坦钾,平时不检测血压。否认糖尿病病史,否认疫区、疫水接触史,每年吸烟 800 支,30 年史,已戒烟 10 余年,无饮酒嗜好。否认家族性遗传性疾病史、肿瘤病史、传染病史。

### 入院查体

T 36.7℃, P 92 次/分,R 20 次/分,BP 130/70 mmHg,SaO$_2$ 94%(未吸氧),神志清楚,呼吸平稳,口唇稍发绀,颈静脉无充盈,桶状胸,双肺呼吸音低,可闻及双侧肺底部散在干、湿性啰音,HR 92 次/分,心律齐,各瓣膜听诊区未闻及病理性杂音,双下肢无水肿,四肢关节未见红肿,四肢皮肤可见多处暗红色瘀点、瘀斑,散在分布,无压痛、抓痕。

**辅助检查**

入院时，血常规：RBC 3.96×10⁹/L，偏低；Hct 39％，偏低；Hb 131 g/L，WBC 6.75×10⁹/L，N％ 68.2％，正常；CRP、ESR 正常；D-二聚体、凝血时间、心肌酶谱、降钙素原、肿瘤指标正常；肝功能：直接胆红素：5.8 μmol/L，偏高，TP 55.6 g/L，偏低，余正常；肾功能、血脂、电解质正常；免疫球蛋白：IgG 6.94 g/L，偏低，余正常；蛋白电泳：α1 球蛋白 5.47％，稍高，余正常；抗链球菌溶血素 O（antistreptolysin O，ASO）、RF 正常；尿常规：尿蛋白定性（＋），24 小时尿蛋白定量 0.37 g；粪隐血：单抗法、化学法均（＋）；抗组蛋白抗体、抗着丝点抗体、抗核小体抗体、抗核糖体 P 蛋白、抗 SM 抗体、抗 SSA 抗体、抗 SSB 抗体、抗 SCL-70 抗体、抗 JO-1 抗体、抗双链 DNA 抗体、抗单链 DNA 抗体、抗 nRNP 抗体、细胞周期蛋白Ⅰ型、多肌炎硬皮病抗体、抗线粒体抗体Ⅱ型均阴性。

胸部 CT（图 31-1）示两肺间质纤维化并少许感染，肺气肿。

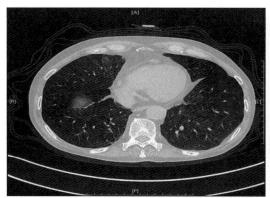
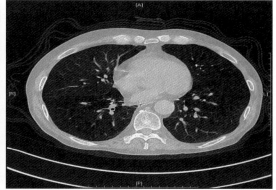

**图 31-1 胸部 CT 示两肺间质纤维化并少许感染病灶**

肺功能测定：通气功能重度减退（混合性），弥散功能重度减退，FEV₁/FVC 41.6％、FEV₁ 占预计值 30％、FVC 占预计值 55％。

支气管镜检查：两肺支气管黏膜充血、水肿、增厚，呈重度纵形皱襞，各肺段管腔通畅，管腔曾相对性狭窄，管腔内可见较多黄白色痰液涌出，吸之管腔通畅，管口未见新生物（图 31-2）。

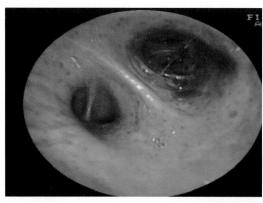
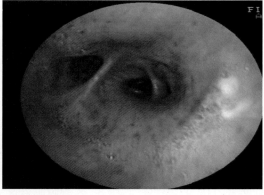

**图 31-2 支气管镜检查**

ANCA 测定：c - ANCA 阴性，p - ANCA 阳性。

左上肢前臂皮肤活检 2 次：常规消毒手术区 3 次，铺无菌手术单，2% 利多卡因浸润麻醉术区。麻醉后，见到炎标记切开皮肤直至皮下，彻底止血，皮外缝合 3 针，包扎伤口。第一次皮肤活检病理："左上肢"真皮浅层水肿，小血管壁轻度增厚，周围少许淋巴细胞浸润。第二次皮肤活检病理："左上肢"表皮轻度角化过度，棘层局灶增厚。真皮浅层水肿，浅中层小血管壁增厚，部分可见纤维素样改变，血管周围少许淋巴细胞浸润，红细胞外溢明显，符合血管炎表现(图 31 - 3)。

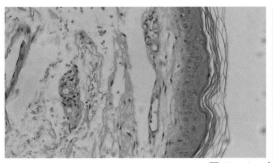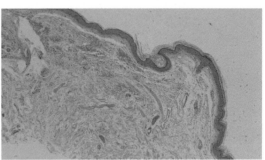

图 31 - 3　皮肤活检病理

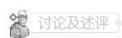 初步诊断

慢性阻塞性肺病急性加重期，间质性肺病，ANCA 相关性血管炎，高血压。

治疗及转归

明确诊断后，予以泼尼松 50 mg qd 口服，患者气促渐好转，加用胃黏膜保护剂，出院后定期随访，激素减量等，患者病情稳定。

最后诊断

慢性阻塞性肺病急性加重期，间质性肺病，ANCA 相关性血管炎，高血压。

讨论及述评

抗中性粒细胞胞质抗体相关性血管炎是一组以血清中能够检测到 ANCA 为最突出特点的系统性小血管炎，是一种炎性自身免疫性疾病，主要累及中小血管。病理特点为小血管全层炎症、坏死、伴或不伴肉芽肿形成，节段性纤维样坏死，无坏死性肉芽肿性炎，在小动脉、微动脉、毛细血管和静脉壁上，有多核白细胞和单核细胞的浸润，可有微血栓形成。临床常见类型有肉芽肿性多血管炎，嗜酸性肉芽肿性多血管炎和显微镜下多血管炎，可有药物、肿瘤、感染诱发。病变可累及肾脏、皮肤、肺和胃肠道，所以涉及多个系统、累及全身各脏器。任何年龄均可发病，平均发病年龄为 30～50 岁，男女比例1.6∶1。

本病临床表现无特异性。全身症状可有发热、乏力、厌食、关节痛等；呼吸道有鼻炎、鼻窦炎、咳嗽、咯血、胸闷、气急、渐进性呼吸困难，肺部可闻及干、湿啰音；肾脏出现蛋白尿、镜下血尿、肾性高血压等，部分患者出现肾功能不全；可出现各种皮疹，以紫癜及斑丘疹多见，也可出现关节和肌肉受累；神经系统受累以周围神经病变为主；可有消化道出血。该患者考虑为显微镜下多血管炎，累及肺、肾脏和胃肠道。患者以呼吸系统症状为主，考虑反复气道感染，肺有间质性改变，肺通气功能重度减退，弥散功能重度减退；粪隐血阳性；尿蛋白明显。

目前抗中性粒细胞胞质抗体相关性血管炎诊断是以病理检测为金标准，血清 c-ANCA、p-ANCA 有助于诊断，尿常规、肾功能、ESR、CRP、免疫球蛋白测定辅助诊断，肺功能、胸部影像学可予以证实，需综合患者的临床表现。该患者皮肤病理活检符合血管炎表现，检测出 p-ANCA 阳性，尿蛋白异常，肺功能及胸部影像学均有明显表现，诊断是明确的，治疗也是有效并积极的。

ANCA 相关性血管炎是进展性疾病，不治疗可引起不可逆的脏器损害、病死率高，因此强调早期诊断、全面评估、规范治疗。糖皮质激素联合免疫抑制剂的药物治疗有助于降低病死率和保护脏器。根据疾病的严重程度、受累脏器、病情等因素，分为诱导缓解与维持缓解两个阶段。诱导缓解使用糖皮质激素：泼尼松剂量 1.0～1.5 mg/(kg·d)，用 6～10 周，病情好转后减量，维持 6～18 个月。对于重症患者，如中枢神经系统血管炎、肺泡出血、呼吸功能衰竭、肾功能衰竭患者，可采用激素冲击治疗，如甲泼尼龙 1.0 g/d 连续 3 天，继以口服激素治疗。环磷酰胺可改善预后，每天口服 1.5～2 mg/kg，病情平稳者 1 mg/kg 维持，缓解后持续用药 1 年以上，逐渐减量至终止治疗。静脉注射大剂量丙种球蛋白 400 mg/(kg·d)，连续 3～7 天，具有封闭抗体的作用，还可抑制淋巴细胞增殖及减少自然杀伤细胞的活性，血浆置换可建议用于急性进展性肾病等重症患者。近年来抗 CD20 单克隆抗体在诱导缓解肉芽肿性多血管炎疗效显著。诱导缓解后即开始维持治疗，一般在诱导后 3～6 个月，采用小剂量激素联合免疫抑制剂或利妥昔单抗治疗。

病例提供单位：上海市浦东新区人民医院
整理：奚峰
述评：顾文超

## 参考文献

[1] 陈灏珠，林果为，王吉耀. 实用内科学[M]. 14 版. 北京：人民卫生出版社，2013.
[2] KALLENBERG CG. Pathogenesis of ANCA-associated vasculitis, an update [J]. Clin Rev Allergy Immunol, 2011,41(2):224-231.
[3] SAVAGE CO. Pathogenesis of anti-neutrophil cytoplasmic autoantibody (ANCA)-associated vasculitis [J]. Clin Exp Immunol, 2011,164(Suppl 1):23-26.
[4] JIANG L, LI D, YAN F, et al. Evaluation of Takayasu arteritis activity by delayed contrast-enhanced magnetic resonance imaging [J]. Int J Cardiol, 2012,155(2):262-267.

## 病例32 误诊为中央型肺癌的肺结节病

### 主诉

反复咳嗽40余天,发现肺部阴影半个月余。

### 病史摘要

患者,女性,45岁。40天前无诱因下出现咳嗽,为刺激性干咳,无咳痰及咯血,无明显流涕、鼻塞。无畏寒、发热,无头晕、头痛,无恶心、呕吐,无寒战、关节痛、咽痛、胸痛、腹痛、腹泻等。曾在当地诊治,予抗感染治疗7天(具体药物不详),症状未见好转,遂2周前至外省医院行胸部CT检查,发现左肺阴影,于10天前至上海某医院查胸部增强CT示:左肺中央型肺癌,伴邻近肺野阻塞性炎症可能;左肺癌性淋巴结炎可能;右侧锁骨上、纵隔内及两肺门多发淋巴结肿大。气管镜病理未找到癌细胞。现患者为进一步诊疗入院。近日来,患者食欲可,精神、睡眠可,大小便正常,体重无明显增减。既往体健,否认高血压、糖尿病、冠心病等慢性疾病史,否认传染病、手术外伤史,否认家族性遗传病史。

### 入院查体

T 36.4℃, P 78次/分,R 21次/分,BP 124/84 mmHg,神志清楚,发育正常,营养好,回答切题,自动体位,查体合作,步入病房,全身皮肤黏膜未见异常,无肝掌,双侧锁骨上可及窝可及黄豆大小淋巴结,活动差,质地偏硬。胸廓对称无畸形,胸骨无压痛;双肺呼吸音粗,未闻及干、湿性啰音。心脏和腹部查体未见异常。脊柱、四肢无畸形,双下肢无水肿。

### 辅助检查

入院时:WBC 4.17×10⁹/L, N% 58.60%, Hb 133.00 g/L, PLT 331×10⁹/L。尿、粪常规(一)。生化常规:肝、肾功能(一),血钙、血磷(一)。神经元特异性烯醇化酶测定(NSE)20.64 ng/ml↑,其余肿瘤标志物均(一)。结核感染T细胞检测(一)。ANCA(一),ANA+ENA十四项(一)。抗酸杆菌涂片检查(一)。超敏C反应蛋白(一),内毒素鲎定量测定(一)。甲状腺常规(一)。血管紧张素转化酶测定(一);真菌D-葡聚糖(一);ESR 25.00 mm/h↑;凝血功能、D-二聚体(一),BNP(一);心肌损伤标志物(一)。胸部CT增强:左肺门占位,考虑恶性肿瘤,伴左肺上叶癌性淋巴管炎。双侧锁骨下、纵隔及双肺门多发肿大淋巴结(图32-1)。双侧少量胸腔积液。骨扫描:全身骨显像未见明显异常。彩超:双侧颈部、锁骨上实性结节(肿大淋巴结),双侧腹股沟区实性结节。

气管镜:气管黏膜光滑,血管走行清晰,环状软骨完整清晰,隆突增宽。左上叶支气管黏膜增粗肥厚,可见结节样隆起,支气管开口狭窄,取活检6次,刷检1次,灌洗3次。换用超声支气管镜,在左主开口探及隆突下淋巴结,4R及10L淋巴结,并TBNA穿刺6次,分别送病理学及脱落细胞学检查(图32-2)。

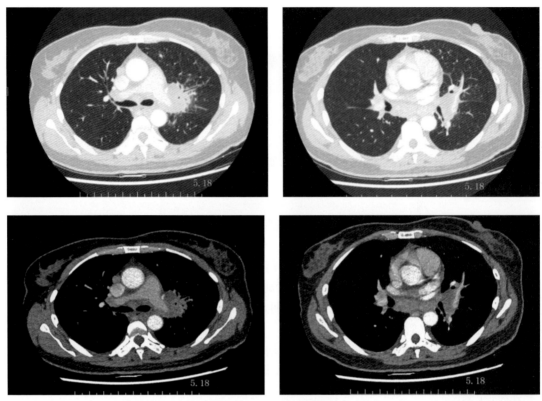

图 32-1　胸部 CT 影像

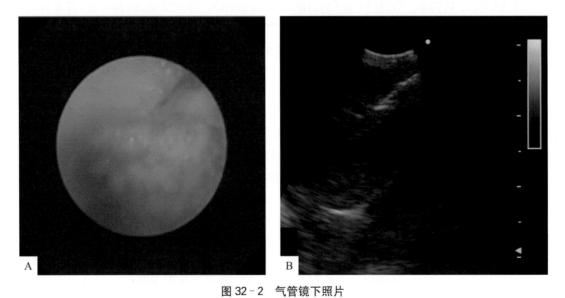

图 32-2　气管镜下照片

A. 左上叶支气管黏膜增粗肥厚,可见结节样隆起;B. 超声支气管镜下 TBNA 活检

　　2020 年 6 月 19 日在椎管麻醉下行右锁骨上淋巴结活检术,术顺,完整取下肿大淋巴结并送病理,病理结果见图 32-3。

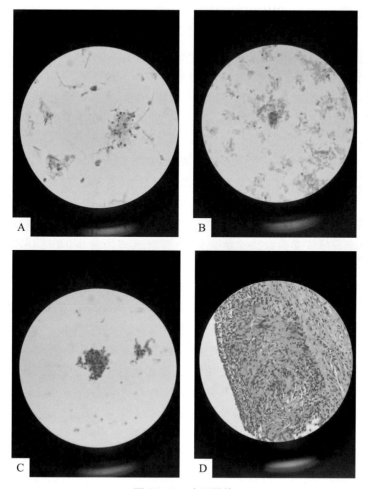

**图 32‑3　病理照片**

A.（灌洗液）涂片中见多量纤毛上皮细胞、尘细胞、少量淋巴细胞，镜下未见明显恶性细胞；B.（10L 组纵隔淋巴结‑ TBNA）涂片中见多量纤毛柱状上皮细胞、淋巴细胞，另见少量类上皮细胞样细胞，结节病不能完全除外；C.（4R 组淋巴结‑ TBNA）涂片中见多量纤毛柱状上皮细胞、淋巴细胞，另见少量类上皮细胞，结节病不能除外；D.（右锁骨上淋巴结活检）：肉芽肿性病变，建议排除非特异性感染后，考虑结节病

### 初步诊断

肺结节病 II 期。

### 治疗及转归

明确诊断后，给予泼尼松 30 mg/d 口服，艾司奥美拉唑镁肠溶片护胃，同时予补钙治疗。嘱患者定期随访，调整激素剂量。

### 最后诊断

肺结节病 II 期。

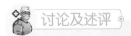 讨论及述评

结节病是一种病因不明且影响多个器官的全身性疾病,其病理特点是非干酪样坏死性肉芽肿的形成,90%以上患者的胸部淋巴结和肺实质受累。本病例中,患者的胸部CT表现为左肺中央型肿块,放射科诊断为肺癌,伴左肺上叶癌性淋巴管炎。双侧锁骨下、纵隔及双肺门多发肿大淋巴结。经气管镜肺组织活检和淋巴结活检诊断为结节病。

该患者结节病的胸部CT影像表现不典型,以肺门肿块为表现的结节病在文献报道中较罕见。结节病的肺内病变通常表现为圆形结节,直径2~4 mm,小结节沿肺淋巴管树周围分布,中上肺多见。支气管血管束增粗,与癌性淋巴管癌相似。双肺胸膜下结节更为多见,部分线样连接,小叶间隔亦可增厚。中上肺胸膜下多个微结节融合,在高分辨率CT显示为结节星系征。少数病变在CT上表现为肿块,直径1~4 cm,通常是多发的和双侧,内可无支气管充气征。15%~25%的肺结节病侵犯肺实质,在CT上见斑片状实变影,抗炎治疗无效。

本例患者的血清血管紧张素转化酶正常,对病例的诊断具有一定干扰。血清血管紧张素转化酶水平升高是诊断结节病的重要检测指标之一,其由被激活的肺泡巨噬细胞分泌,促使肺泡巨噬细胞转化为类上皮细胞,融合成多核巨细胞,参与肺结节病肉芽肿的形成,肉芽肿的构成细胞(肺泡巨噬细胞、淋巴细胞和类上皮细胞等)释放多种炎症介质,损伤肺组织,其水平反映了结节病肉芽肿的负荷,在一定程度上可以认为血清血管紧张素转化酶水平升高是疾病活动的指标。文献报道,血清血管紧张素转化酶升高组的sIL-2R、单核细胞比例、血小板与淋巴细胞的比率、TNF-α等炎症指标高于血清血管紧张素转化酶正常组,且血管紧张素转化酶水平与这些炎症指标存在显著相关性。血清血管紧张素转化酶较高的患者小叶间隔增厚、肺部损伤区域数较多,表现较多的肺部损伤和降低的肺功能。本例患者血管紧张素转化酶正常,可能与其肺组织炎性损伤较局限有关。

肺结节病有一定的自发缓解率,且因影像学分期不同而不同:Ⅰ期肺结节病的自发缓解率为55%~90%,Ⅱ期肺结节病的自发缓解率为40%~70%,Ⅲ期肺结节病的自发缓解率为10%~20%,Ⅳ肺结节病不能自发缓解。故而结节病的治疗需要根据临床表现、受累部位及其严重程度、患者治疗意愿以及基础疾病,制定个体化治疗方案。该患者诊断为Ⅱ期结节病,但有明显的呼吸系统症状,故给予激素治疗。同时,对激素治疗敏感也是结节病与肿瘤鉴别的方法之一。

病例提供单位:上海交通大学医学院附属第一人民医院

整理:丁凤鸣

述评:张鹏宇

## 参考文献

[1] 中华医学会呼吸病学分会间质性肺疾病学组,中国医师协会呼吸医师分会间质性肺疾病工作委

员会.中国肺结节病诊断和治疗专家共识[J].中华结核和呼吸杂志,2019,42(9):685-693.

[2] 许东海,段润卿,张丽君,等.胸部结节病的典型及不典型 CT 征象[J].中国药物与临床,2020,20(11):1809-1810.

[3] 陈凤芳,马俊,王琳,等.Ⅱ期结节病中 SACE 与免疫炎症指标、影像表现及肺功能的相关性研究[J].国际呼吸杂志,2020,40(12):922-928.

## 病例33 局灶性机化性肺炎

### 主诉

体检发现右肺上叶结节 1 周。

### 病史摘要

患者,男性,61 岁,农民。因"体检发现右肺上叶结节 1 周",于 2017 年 3 月 9 日入院。患者 1 周前体检时胸片发现右肺上叶结节,无咳嗽、咳痰,无胸痛、胸闷,无咯血、盗汗等其他不适。就诊我院呼吸内科门诊,行胸部低剂量螺旋 CT 检查提示右肺上叶尖段结节,大小约17 mm×8 mm,边缘毛糙,呈分叶状。$^{18}$F-FDG PET/CT 检查提示右肺上叶尖段结节呈放射性分布的糖代谢轻度增高,SUV 最大值约 2.0,肺癌不能除外。患者自发病以来,饮食佳,大小便正常,精神、睡眠可,体重无下降。既往 40 余年吸烟史,否认高血压、冠心病、糖尿病史。无疫水、疫区及家禽密切接触史。家族中无传染病及遗传病病史。

### 入院查体

T 36.6℃,P 88 次/分,R 18 次/分,BP 134/80 mmHg,皮肤黏膜正常,双肺呼吸音清,未闻及干、湿性啰音,无杵状指,HR 88 次/分,律齐,未及明显病理性杂音,腹软,无压痛及反跳痛,双下肢无水肿,神经系统检查阴性。

### 辅助检查

(1) 入院前:胸部低剂量螺旋 CT:右肺上叶尖段结节,大小约 17 mm×8 mm,边缘毛糙,呈分叶状(图 33-1A)。$^{18}$F-FDG PET/CT 检查:右肺上叶尖段结节放射性分布,糖代谢轻度增高,SUV 最大值约 2.0,肺癌不能除外(图 33-1B)。

(2) 入院后:血常规正常,CRP 35 mg/L。肿瘤指标:CA125 39.9 U/ml,NSE 16.9 ng/ml,抗核抗体阳性(滴度 1:100),肝肾功能正常,心电图正常。完善术前检查,患者充分知情同意,转入我院胸外科行单孔胸腔镜下肺叶切除术。

(3) 手术后:术后病理:局部肺泡上皮细胞轻度不典型增生,伴有慢性炎症细胞浸润,肉芽肿及纤维组织增生(图 33-2),抗酸染色和 PAS 染色阴性;免疫组化:CK7(+),TIF(+),SMA(+),Ki-67 部分阳性。病理诊断:局灶性机化性肺炎。

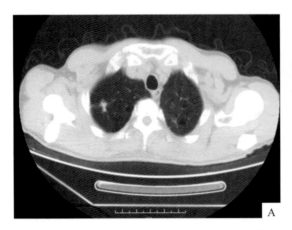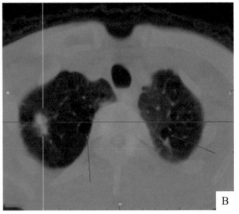

图 33 - 1　A.胸部 CT 提示右肺上叶尖段孤立性结节,大小约 17mm×8mm,边缘毛糙,呈分叶状;B.PET/CT 检查提示肺部结节糖代谢轻微升高,最大标准摄取值(SUV$_{max}$)约 2.0

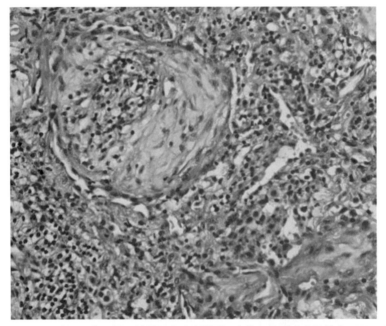

图 33 - 2　肺组织病理提示结缔组织和纤维化,肉芽组织增生(HE 染色,400×)

◆ **初步诊断** ▶▶▶

局灶性机化性肺炎。

◆ **治疗及转归** ▶▶▶

患者入院后完善检查,于 2019 年 3 月 13 日行全麻单孔胸腔镜下右肺上叶切除术,手术过程顺利,术后无并发症发生。明确诊断后,由于病灶已经切除未给予口服激素治疗,嘱定期随访。

**最后诊断** ▷▷▷

局灶性机化性肺炎。

 **讨论及述评** ◈

机化性肺炎(organizing pneumonia，OP)是一种弥漫性间质性肺疾病，常由感染、药物、结缔组织疾病、移植及胸部放射性损伤引起，其病变常累及细支气管远端、呼吸性细支气管、肺泡管及肺泡壁，确切的发病机制尚不完全清楚。临床上，典型的OP可表现为持续数周至数月的咳嗽、咳少量白痰、气短、呼吸困难及发热。本例患者起病隐匿，在整个病程中无咳嗽、气促、发热等症状，以体检发现肺结节就诊。OP在胸片上多表现为双侧斑片状/弥漫性实变影或磨玻璃影，少数情况下表现为肺部单侧实变影或磨玻璃影，极少数仅为不规则线状或结节状阴影。胸部CT改变以肺外周斑片状阴影多见，包括斑片状气腔实变、磨玻璃影、小结节影，以及支气管壁增厚伴扩张，也可伴有空洞的多发结节或肿块、微小结节、胸膜下不规则网状阴影及新月形或环形阴影，较少表现为孤立性肺结节。文献报道，OP患者中吸烟或既往吸烟比例为20%～50%，因此吸烟可能是促发因素，本例患者有近40余年的吸烟史。实验室检查对诊断OP没有特异性，患者自身抗体通常为阴性或滴度极低，也有学者认为OP的发生可能与多种结缔组织疾病有关，本例患者出现滴度较低的抗核抗体阳性。OP的特征性组织病理学表现包括以纤维细胞为主的肉芽组织增生，通常累及肺泡管和肺泡，肺泡壁表现为以淋巴细胞和浆细胞浸润为主的慢性炎症。本例患者术后病理提示慢性炎症细胞浸润，肉芽肿和纤维组织增生，局部肺泡上皮细胞轻度不典型增生，符合OP的诊断。

局灶性机化性肺炎(focal organizing pneumonia，FOP)是一种亚型，影像学上表现为孤立性结节或肿块，约占所有OP的10%。FOP分为特发性和继发性，继发性以急性感染和肉芽肿性炎症为主。大部分FOP患者仅表现为轻微咳嗽或胸痛，影像学表现与周围型肺癌相似，容易导致误诊。对于临床上疑似FOP的病例，使用皮质类固醇治疗2～4周可能有助于避免侵入性手术。有学者对20例FOP与40例支气管肺癌患者进行了比较研究，在临床和影像学特征上很难进行良恶性的鉴别。在FOP患者中，12例行楔形切除术，8例行肺叶切除术。随访中位时间为26个月(6～104个月)，所有患者均未复发。手术切除病灶虽然能够明确FOP的诊断，然而，考虑到这是一种良性病变，至少应该尽量避免肺叶切除术。本例患者胸部CT表现为有分叶和毛刺的孤立性结节，这种影像学表现极易误诊为肺癌，应引起临床医生的高度重视。必须结合患者临床资料、肿瘤标记物等指标并对CT特征进行综合分析，及时行经气管镜或者经皮肺组织病理活检。由于经支气管肺活检获取标本量小，常常不足以最终证实FOP和排除其他伴发疾病，CT引导下经皮肺穿刺活检往往可获得足够的组织学标本，可进一步减少外科手术介入的需求。需要注意的是，对疑诊为FOP者必须加强随访，在经过治疗而无明显好转时，应积极获取组织学标本以明确诊断。另外需要警惕的是，FOP的微小病灶内可伴随肺癌细胞浸润。

FOP的胸部CT表现多种多样，而且大多数有分叶、毛刺及与胸膜有粘连等恶性病变的特征。提高对FOP的识别意识和能力并选择合适的治疗手段,可以减少不必要的手术创伤,今后需要研究特异性标志物来帮助临床医生鉴别FOP与肺癌。

病例提供单位:上海交通大学医学院附属第一人民医院

整理:肖辉

述评:周新

## 参考文献

[1] GOMES R, FERNANDES F, LUÍS F. Synchronous pneumatocele and organizing pneumonia in the course of a staphylococcus aureus infection [J]. Arch Bronconeumol, 2016, 52(11): 561.

[2] MORICHIKA D, MIYAHARA N, HOTTA K, et al. Invasive mucinous adenocarcinoma mimicking organizing pneumonia associated with Mycobacterium fortuitum infection [J]. Intern Med, 2014, 53(24): 2795 - 2799.

[3] DODD JD, LEE KS, JOHKOH T, et al. Drug-associated organizing pneumonia: high-resolution CT findings in 9 patients [J]. J Thorac Imaging, 2006, 21(1): 22 - 26.

## 病例34 表现为双肺空洞的机化性肺炎

### 主诉

咳嗽、咳痰2周。

### 病史摘要

患者,男性,64岁,已婚,因"咳嗽、咳痰2周"于2019年8月7日入院。患者2周前因受凉后出现咳嗽、咳痰,呈间断性咳嗽,咳白色痰,无痰中带血及黄脓痰,无畏寒、发热,但时有盗汗,在当地医院行胸部CT检查示:两肺炎症伴占位征象,纵隔淋巴结肿大。给予抗生素治疗8天,现咳嗽、咳痰明显好转,但肺部阴影未见明显变化,为进一步治疗,门诊拟"肺部阴影"收治入院,病程中,患者神志清,精神可,食欲、睡眠可,体重未见明显变化。

否认高血压、糖尿病、冠心病等疾病病史,否认肝炎史,否认结核史,否认手术史,否认外伤史,否认输血史,否认食物、药品过敏史。预防接种规范。有吸烟史40年,每天吸烟20支。否认疫区、疫情接触史。否认化学性物质、放射性物质、有毒性物质接触史。否认饮酒史。

### 入院查体

T 36.9℃, P 88次/分, R 20次/分, BP 168/97 mmHg。神志清楚,步入病房。口唇无发绀,颈静脉无怒张。胸廓对称无畸形,胸骨无压痛。双肺叩诊呈清音,双肺呼吸音粗糙,未闻及干、湿性啰音。HR 88 次/分,律齐无杂音。腹平软,全腹无压痛,无肌紧张及反跳痛,双下肢无水肿。

**辅助检查**

(1) 化验检查结果:血常规、CRP、PCT 正常;T-SPOT 阴性;ANA+ENA+类风湿四项、ANCA、抗心磷脂抗体、抗双链 DNA 抗体:阴性;ESR 50.0 mm/h↑;淀粉样蛋白 A 16.70 mg/L↑;血清肌酸激酶测定 41.9 U/L↓,内毒素鲎定量测定 0.071↑,甲型流感病毒 IgM 弱阳性,乙型流感病毒 IgM 弱阳性;凝血常规:Fib 4.580 g/L↑,余正常;生化指标:Alb 34.20 g/L↓,血清甘油三酯 2.33 mmol/L↑,TP 64.44 g/L↓,白球比 1.13↓,载脂蛋白 A2 18.40 mg/dl↓,载脂蛋白 C2 5.20 mg/dl↑,糖化白蛋白 16.6%↑,余正常;糖化血红蛋白 6.4%↑,铁蛋白测定 429.0 ng/ml↑,肺癌标记物:胃泌素释放肽前体 22.75 pg/ml↓,NSE 30.85 ng/ml↑,余正常。心电图:正常窦性心律。B 超:肝囊肿,前列腺增生伴钙化,胆囊炎,胆囊结石;双侧颈部实性结节(淋巴结,部分稍大);双侧颈动脉内膜欠光滑。心超:主动脉瓣钙化。颅脑 CT 未见异常。

(2) 入院 CT 检查见图 34-1。

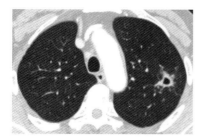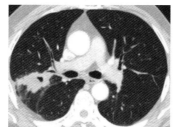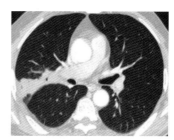

图 34-1　胸部 CT 检查(2019 年 8 月 8 日)可见双上肺多发空洞及实变

(3) 支气管镜检查见图 34-2。

(4) BALF 检测:细菌培养+药敏(一),浓缩集菌抗酸染色(一),真菌培养+药敏(一),NGS 找到副流感嗜血杆菌(序列数 15,相对丰度 2.2%)。

(5) 病理结果:经支气管肺活检组织病理显示:部分肺泡间隔增宽,部分肺泡腔内可见肌纤维母细胞源性栓子,未见明显坏死,考虑机化性肺炎,请结合临床及影像学。免疫组化结果:CK(+),TTF-1(+),CD56(一),CK7(+),P63(一),Napsin-A(+)(图 34-3)。

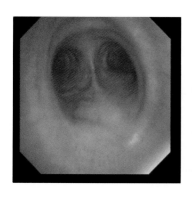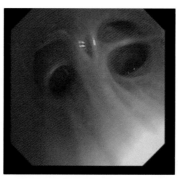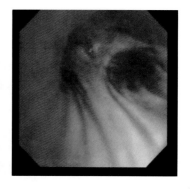

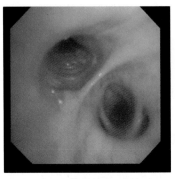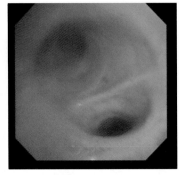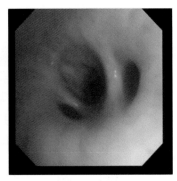

图 34-2　支气管检查,右上叶 B2 开口及分嵴黏膜红肿,左上叶支气管黏膜充血。于右肺上叶 B2 行 EBUS - GS - TBLB,活检组织送病理

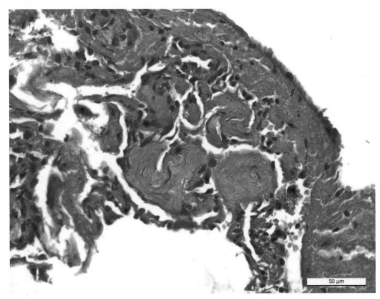

图 34-3　病理图片(HE 染色,200×)可见肺泡腔内肉芽肿样结构(masson 小体),肺泡间隔增宽

### 初步诊断

机化性肺炎。

### 治疗及转归

入院后给予头孢西丁(2.0 g 静滴,bid)抗感染治疗,及盐酸氨溴索化痰治疗。复查肺部 CT(2019 年 8 月 16 日)提示肺部病灶未见明显吸收(图 34-4)。结合病理结果,更改治疗方案为甲泼尼龙 40 mg 静滴 qd,1 周后复查 CT,提示病灶明显吸收(图 34-5)。出院继续口服激素治疗,随访稳定,无复发。

### 最后诊断

流感嗜血杆菌肺炎,继发性机化性肺炎。

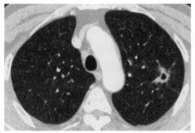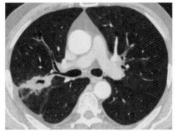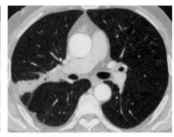

图 34‐4 胸部 CT 检查(2019 年 8 月 16 日)提示双肺病灶较前吸收不明显

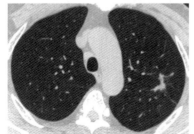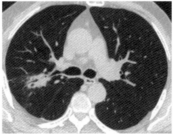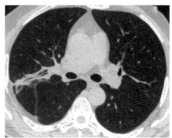

图 34‐5 胸部 CT 检查(2019 年 8 月 26 日)提示肺部病灶明显吸收,空洞基本消失

### 讨论及述评

机化性肺炎(OP)是一种肺内良性病变,其病理特征为肺泡内、肺泡管、呼吸性细支气管及终末细支气管腔内有肉芽组织形成的间质性肺疾病。

2002 年,美国胸科协会/欧洲呼吸病学会提出将 OP 分为隐源性机化性肺炎(cryptogenic organizing pneumonia, COP)和继发性机化性肺炎(secondary organizing pneumonia, SOP)。COP 没有明确的病因,其发病机制不明,可能与感染、职业、过敏、粉尘接触史等有关,还有报道 COP 是克罗恩病罕见的肠外表现。SOP 是结缔组织病、感染、肿瘤、放射、移植等多种原因导致的肺组织损伤后的一种非特异性病理反应。感染和药物是引起 SOP 最常见的原因。细菌性感染如肺炎链球菌、肺炎支原体、肺炎衣原体、星形奴卡菌,病毒感染如腺病毒、巨细胞病毒、流感和副流感病毒、HIV、肝炎病毒,真菌感染如隐球菌、青霉菌和肺孢子菌都可以出现 SOP。本病例的机化性肺炎极有可能继发于流感嗜血杆菌感染。最容易引起机化性肺炎的药物包括胺碘酮、博来霉素、卡马西平和干扰素。COP 与 SOP 两者在临床、病理与影像学上无明显差异,但发病率COP 稍高于 SOP。

OP 多呈亚急性起病,可在任何年龄段发病,男女比例相当。临床表现缺乏特异性,多数患者亚急性起病,可变现为流感样症状,发热、咳嗽、轻中度气急。体检多为气促,发绀少见。2/3 的患者肺部听诊可闻及 Velcro 啰音,在肺实变区有较粗湿啰音。

机化性肺炎的病理标志是有包含成纤维细胞的结缔组织形成的肉芽肿出现在肺泡腔,增生的成纤维细胞/肌成纤维细胞灶通过肺泡间孔从一个肺泡到邻近的肺泡形成蝴蝶样结构,肉芽肿可以阻塞细支气管,表现为增生性细支气管炎,没有肉芽的肺泡可以出现泡沫肺泡巨噬细胞。受累组织以肉芽肿为主要表现,而没有其他类型的病理异常,往往需要更大的病理标本才能确诊。

机化性肺炎的影像学常见三种表现。①双肺多发斑片状(肺泡)浸润影:典型影像表现为片状、非节段性、单侧或双侧密度增高影。CT显示病灶密度从磨玻璃样到实变,常可见"支气管充气征",病灶多周围分布,靠近胸膜。②孤立局灶型:显示孤立局灶型致密阴影,支气管充气征常见。③弥漫性双肺浸润影:表现为双肺弥漫性、浸润性、小结节状或网格状改变。OP引起空洞样表现者并不多见。与通常由肺组织坏死吸收后所引起的肺部空洞改变不同,OP引起肺部空洞形成多与支气管/细支气管内肉芽组织形成活瓣样阻塞,引起远端细支气管/肺泡管充气,进而出现空洞样改变。一旦肉芽组织吸收,阻塞原因解除,空洞可以很快消失,可以早于周边邻近实变的吸收。这一点也与感染坏死后形成的空洞不一样,后者的吸收通常要晚于周边实变的吸收,因此其存在时间更长。本例患者在使用激素1周以后空洞即迅速消失,也体现了这一特征。

糖皮质激素治疗OP,能迅速改善症状,清除肺部病灶,改善氧合,病灶吸收后一般不留痕迹。一般用的初始剂量为泼尼松 $0.5\sim0.75$ mg/(kg·d),4周后减量,其后根据病情继续逐渐减量,总疗程6~12个月。

综上所述,OP的临床表现缺乏特异性,影像特点多样多变,确诊有赖于临床、影像、病理特征的综合诊断。COP对糖皮质激素敏感,预后良好,但时常因误诊延误治疗。因此建议对可疑患者及早活检,尽快明确诊断。

病例提供单位:上海交通大学医学院附属第一人民医院

整理:李凤茹,周妍

述评:包爱华,张旻

### 参考文献

[ 1 ] DRAKOPANAGIOTAKIS F, PASCHALAKI K, ABU-HIJLEH M. Cryptogenic and secondary organizing pneumonia: clinical presentation, radiographic findings, treatment response, and prognosis [J]. Chest, 2011,139(4):893 - 900.

[ 2 ] 沈威,李慧,代静泓,等.隐源性机化性肺炎及结缔组织病相关性机化性肺炎的临床及影像特点分析[J].中华结核和呼吸杂志,2015,38(9):669 - 674.

[ 3 ] 朱晓华,李天女,尤正千,等.隐原性机化性肺炎的CT影像学特征及激素治疗后的改变[J].中华结核和呼吸杂志,2006,29(10):658 - 661.

[ 4 ] CORDIER J. Cryptogenic organizing pneumonia [J]. Clin Chest Med, 2004,25(4):727 - 738.

## 病例35 肺泡蛋白沉积症

### 主诉

发现双肺弥漫性病变5年余,咳嗽伴发热1个月。

## 病史摘要

患者,女性,62岁,因"发现双肺弥漫性病变5年余,咳嗽伴发热1个月",于2016年12月29日入院。5年前体检发现双肺弥漫性病变,自诉无咳嗽、咳痰、咯血、胸闷气促等症状。曾于2012年5月29日至上海某三甲医院就诊,怀疑肺泡蛋白沉积症,行肺功能检查:$FEV_1/FVC$ 98.6%,$FEV_1$实测值/预测值百分比为81.5%,FVC实测值/预测值百分比为81.84%,肺总量(TLC)实测值/预测值百分比为82.6%,残气量(RV)/TLC 99.43%;小气道功能障碍,弥散功能正常。支气管镜检查未见明显异常;行经支气管肺活检术(TBLB)取肺组织,病理结果提示炎症性病变。后至南京、杭州等地的多家医院就诊(具体不详),均未明确诊断。今年1月曾因咳嗽就诊于当地医院,胸部CT示:双肺弥漫渗出病变,当时诊断为肺炎,予积极抗感染(具体不详),并予甲泼尼龙40 mg qd治疗7天,症状好转出院。1月前无明显诱因出现咳嗽伴发热,最高达39℃,多为夜间发热,咳嗽时伴胸闷感,剧烈活动后气喘,无咳痰、咯血等不适,至当地医院就诊,查胸部CT:双肺弥漫渗出性病变,较前片变化不大;肺泡蛋白沉积症? 查血常规:WBC $7.9×10^9$/L, N 78.1%,CRP 45.48 mg/L。给予头孢西丁抗感染,甲泼尼龙40 mg qd共9 d对症支持治疗,症状无明显好转,遂来我院就诊。起病以来,患者饮食、睡眠可,大小便未见明显异常,体重未见明显改变。既往体健,无高血压、糖尿病及冠心病等慢性疾病病史;无疫水、疫区及家禽密切接触史;无传染病及遗传病病史。

## 入院查体

T 37.1℃, P 100次/分,R 20次/分,BP 150/83 mmHg,神清,自动体位,查体合作,全身皮肤黏膜未见异常,无肝掌,全身浅表淋巴结无肿大。未见皮下出血点,未见皮疹。双侧瞳孔等大等圆,对光反射灵敏。口唇无发绀。颈软,无抵抗,颈静脉无怒张,气管居中,甲状腺无肿大。胸廓对称无畸形,胸骨无压痛;双肺呼吸音粗,未闻及干、湿性啰音。HR 100次/分,律齐;腹平坦,腹壁软,全腹无压痛,无肌紧张及反跳痛,肝脾肋下未触及,肝肾脏无叩击痛,肠鸣音3次/分。肛门及外生殖器未见异常,无杵状指(趾),双下肢无水肿。肌力正常,肌张力正常,生理反射正常,病理反射未引出。

## 辅助检查

(1) 入院时:2016年12月15日外院血细胞分析:WBC $7.9×10^9$/L, N% 78.1%,CRP 45.48 mg/L。2016年12月30日血细胞分析:WBC $3.98×10^9$/L, N% 64.60%,E% 0.4%;RBC $4.41×10^{12}$/L, Hb 145.00 g/L, PLT $169.00×10^9$/L。ESR 38.00 mm/h↑;CRP 8.4 mg/L;血管紧张素转化酶8.3 U/L↓;总IgE 67.4 IU/ml。生化常规:ALT 19.7 U/L, TP 62.9 g/L,血清总胆红素14.0 μmol/L,血清直接胆红素3.3 μmol/L。Cr 58 μmol/L,血清总胆固醇6.98 mmol/L,血清甘油三酯2.48 mmol/L, CYFRA211 11.00 ng/ml;内毒素鲎定量测定0.076 Eu/ml;抗心磷脂抗体(anti-cardiolipin antibody, ACA)- IgA 12.37 U;副流感病毒抗体IgM弱阳性。血气分析:pH 7.40, $PaO_2$ 63 mmHg, $PaCO_2$ 42 mmHg, $SaO_2$ 90.0%;实际碳酸氢根26.0 mmol/L,标准碳酸氢根25.6 mmol/L。心超未见明显异常;腹部B超见甲状腺实性结节,部分结晶、液化。肺功能检查:轻度混合性

通气功能障碍。小气道功能障碍。F-V曲线呼气下降支各段峰值下降。IOS检测：无殊。呼出气一氧化氮（FeNO）：10 $\mu$g/L。

（2）影像学检查见图35-1～图35-2。

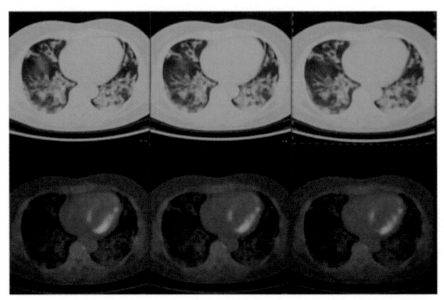

图35-1 2011年PET/CT：双肺多发絮状斑片影，FDG未见异常升高，首先考虑炎症性病变

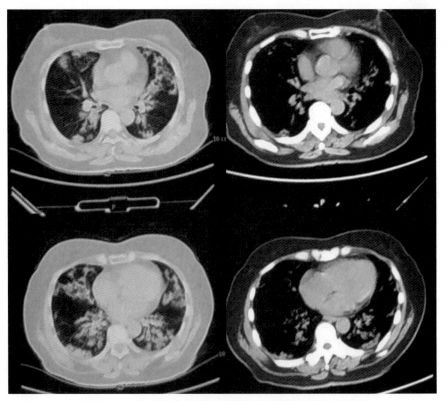

图35-2 2013年5月16日胸部CT：双肺弥漫性斑片影

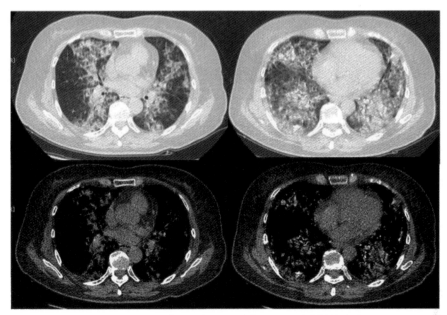

图 35 - 3　2016 年 12 月 31 日胸部 CT:双肺弥漫性病变

（3）支气管镜检查:2012 年 6 月 30 日上海某三甲医院气管镜检查示左上叶舌段支气管开口狭窄,余各支气管管腔通畅,黏膜光滑,未见新生物。余左下肺前基底段注入生理盐水 150 ml,回收约 90 ml 送细胞学检查;再于透视下于左下叶后基底段行支气管肺活检术(TBLB) 取肺组织 4 块,并刷检。病理结果显示:镜下见支气管壁组织及肺泡组织,间质纤维组织增生及炎细胞浸润,部分肺泡腔塌陷,肺泡腔内可见出血及肺泡巨噬细胞反应,考虑炎症性病变。

2016 年 12 月 30 日我院气管镜检查结果:左右侧支气管各段及亚段开口通畅,黏膜光滑,血管走行清晰,分嵴锐利,未见新生物及活动性出血。于左下叶基底段用生理盐水灌洗,取回收液分送病原学检查及病理学检查,结果未见明显异常。

2017 年 1 月 20 日我院气管镜检查结果:左右侧支气管各段及亚段开口通畅,黏膜光滑,血管走行清晰,分嵴锐利,未见新生物及活动性出血。右侧中下叶生理盐水灌洗液呈乳白色悬液,予生理盐水 300 ml 冲洗。

（4）CT 引导下经皮肺活检术(2016 年 3 月 6 日):CT 引导下行经皮肺活检,标本送病理 (HE 染色如图 35 - 4 所示,PAS 染色阳性)。

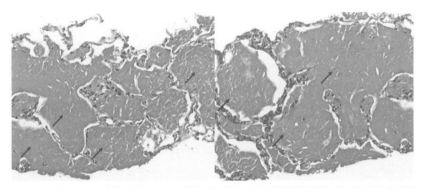

图 35 - 4　红色箭头所示为 HE 染色的肺泡腔内粉红色无定型均质细颗粒状物质,符合肺泡蛋白沉积症改变

（5）全肺灌洗术（2016 年 3 月 6 日）：全肺灌洗持续 5 小时余，术中共灌入生理盐水21 000 ml，回收乳白色"牛奶"样液体 17 650 ml，如图 35 - 5 所示。

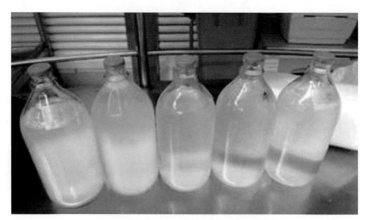

图 35 - 5　全肺灌洗回收液

### 初步诊断

肺泡蛋白沉积症。

### 治疗及转归

明确诊断后，行全肺灌洗术，并予粒细胞-巨噬细胞集落刺激因子雾化，定期随访。术后3 个月随访，患者诉胸闷、气促症状较前好转，6 分钟步行试验由术前 458 m 改善至 525 m。

### 最后诊断

肺泡蛋白沉积症。

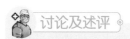 讨论及述评

　　肺泡蛋白沉积症（pulmonary alveolar proteinosis，PAP）是一种肺部罕见病，1958年由 Rosen 等首先报道。PAP 的发病无种族特异性，男女均可发病，其在普通人群的发病率为 7/100 万。虽然 PAP 可见于任何年龄阶段的人群，但好发于 30～50 岁人群。
　　PAP 的病因及发病机制至今仍尚未被完全明确。目前认为 PAP 主要分为 3 种类型：免疫性、先天性及继发性 PAP。90％以上的 PAP 为免疫性，是一种自身免疫性疾病。此类患者多由体内存在的抗粒细胞-巨噬细胞集落刺激因子（Granulocyte-macrophage colony-stimulating factor，GM-CSF）自身抗体导致肺泡巨噬细胞对肺表面活性物质的清除障碍所致。先天性 PAP 由编码表面活性物质蛋白或 GM - CSF 受体的基因突变所致，为一种常染色体隐性遗传病。继发性 PAP 多与暴露于有害物质或粉尘有关，常继发于血液系统恶性肿瘤及免疫缺陷性疾病。PAP 主要由肺泡表面活性物质代谢异常从而导致其在肺泡内异常沉积所致。多种原因所导致的肺泡巨噬细胞功能受损均可引起肺泡表面活性物质的代谢障碍，进而导致其在肺泡内的异常沉积，诱发 PAP 发病。

PAP 起病隐匿，无特异性临床表现及实验室检查，导致临床诊断困难。有 10%～30% 的患者诊断时无症状，仅有影像学(胸片或胸部 CT)改变。部分患者因反复出现肺炎、支气管炎、哮喘或肺气肿症状而被临床医生误诊。有症状的 PAP 患者临床表现主要包括如下几方面：气短、咳嗽、胸痛、疲劳及发热等，偶有咳痰。结合症状，目前有如下辅助检查手段可协助诊断 PAP。①血化验：检测血液中的 GM-CSF 抗体为诊断免疫性 PAP 的优良手段，其敏感度和特异度分别为 100% 和 98%，但此并不适合先天性及继发性 PAP 患者。血细胞计数、血气分析、LDH、CEA 等指标的检测有助于诊断及疾病严重程度判断。②肺泡灌洗液检查：75% 以上的病例可通过肺泡灌洗液得到确诊。典型的 PAP 肺泡灌洗液呈乳状或浓稠浅黄色液体，静置后分层。光镜下见过 PAS 染色阳性的嗜酸性颗粒状脂蛋白样物质。③胸部影像学：胸片显示两侧弥漫性肺泡渗出，分布于肺门周围，形成"蝴蝶样"图案；胸部 CT 显示小叶间隔增厚，磨玻璃样渗出病灶，形成"铺路石征"或"地图"征。④肺功能检查：PAP 可表现为肺功能正常、限制性通气功能障碍及弥散功能障碍，极少部分患者表现为混合性通气功能障碍。经全肺灌洗或自然缓解的 PAP 患者肺功能可部分逆转。⑤肺活检：虽然开胸肺活检是诊断 PAP 的金标准，但经支气管镜肺活检或 CT 引导下肺穿刺活检也可以明确诊断。肺活检组织经 HE 染色显示肺泡腔内含粉红色无定形物，可基本明确诊断；而如 PAS 染色阳性，可进一步确诊。

本例患者胸部 CT 表现为双肺弥漫性病变，看似病情较重，但患者却表现出与影像学表现不符的临床症状，即临床症状较轻、比较"逍遥"。结合肺功能(混合性通气功能障碍、弥散功能障碍)、肺泡灌洗液形状及病理学检查，可明确 PAP 诊断。患者否认家族其他成员发病，否认家族遗传病，故考虑此患者为先天性 PAP 可能性不大。遗憾的是，由于患者经济条件的限制及依从性影响，我们未对疾病分型进行进一步排除及确认。

三分之一的 PAP 可自行缓解。PAP 的治疗是基于病因的治疗，先天性 PAP 的治疗以对症支持治疗为主，继发性 PAP 的治疗以控制原发病为主。免疫性 PAP 的治疗方法则主要包括以下几种方法。①支气管肺泡灌洗：支气管肺泡灌洗的指征尚未达成共识，一般认为患者呼吸困难明显，$PaO_2 < 65$ mmHg，$P_{(A-a)}O_2 \geq 40$ mmHg，肺内分流率 >10% 时，即有肺泡灌洗指征。支气管肺泡灌洗主要包括全肺灌洗及支气管镜下分段肺泡灌洗术。全肺灌洗术为治疗 PAP 首选及有效的治疗方法。患者全麻后行双腔气管内插管，灌洗下侧肺，上侧肺行机械通气，灌洗单侧肺常需要 10～20 L 生理盐水。全肺灌洗的优点为灌洗较彻底、效果较好，但缺点为耗时长、需要灌洗液体量大，并非所有患者均能耐受。支气管镜下分段肺泡灌洗术，是患者在局麻下行肺叶或肺段灌洗治疗，灌洗单叶肺每次需 200～300 ml 生理盐水。此方法优点为操作时间短、不良反应轻，缺点为灌洗可能不彻底。②应用 GM-CSF：主要包括皮下注射 GM-CSF 及吸入 GM-CSF 两种方法。文献报道称皮下注射起始剂量为 3 μg/(kg·d)，逐渐加量至 5～20 μg/(kg·d) 继续治疗。也有研究者认为使用起始皮下注射剂量 250 μg/d 治疗，8～12 周后加量为 7～18 μg/(kg·d)，可使治疗有效率达 43%～75%。研究显示吸入高剂量 GM-CSF(125 μg，2 次/d)6 个周期，后继续 6 个周期吸入低剂量 GM-CSF(125 μg，1 次/d)，总体有效率为 69%。③利妥昔单抗：通过抑制浆细胞产生 GM-CSF 抗体治疗免疫性 PAP。④血浆置换术：使用上述 3 种方法无效的 PAP 可尝试使用血浆置换。

⑤联合治疗:如单个疗法无效,可采用联合治疗。Price 等报道对 1 例全肺泡灌洗无效的 PAP 患者采用全肺泡灌洗联合吸入 GM-CSF 治疗,1 个月后患者症状及影像学均明显好转,逐渐停止吸入 GM-CSF 3 个月后患者病情稳定。⑥肺移植:以上治疗方法均无效时,可采用肺移植术。但因肺移植风险较高,后续治疗不良反应较大,故近年来不推荐该方法治疗 PAP。

该患者明确诊断后,符合肺泡灌洗标准,行两次全肺灌洗术,并予以吸入高剂量 GM-CSF125 μg,2 次/d,后减量至 125 μg,1 次/d,3 个月后复查,患者症状较前明显好转,6 分钟步行试验也得以改善。

病例提供单位:上海交通大学医学院附属第一人民医院

整理:侯丽丽,于红

述评:张鹏宇,张旻

### 参考文献

[1] ROSEN SH, CASTLEMAN B, LIEBOW AA. Pulmonary alveolar proteinosis [J]. N Engl J Med, 1958, 258(23):1123-1142.

[2] RILEY L, WANG T, ATAYA A. Pulmonary Alveolar Proteinosis (PAP)[J]. Am J Res Cri Care Med, 2019, 200(8):P16-P17.

[3] UCHIDA K, NAKATA K, TRAPNELL BC, et al. High-affinity autoantibodies specifically eliminate granulocyte-macrophage colony-stimulating factor activity in the lungs of patients with idiopathic pulmonary alveolar proteinosis [J]. Blood, 2004, 103(3):1089-1098.

[4] WHITSETT JA, WEAVER TE. Hydrophobic surfactant proteins in lung function and disease [J]. N Engl J Med, 2002, 347(26):2141-2148.

## 病例 36 特发性嗜酸性粒细胞增多综合征并发肺栓塞

### 主诉

咳嗽 1 个月,发热 3 天。

### 病史摘要

患者,男性,48 岁,因"咳嗽 1 个月,发热 3 天"于 2014 年 8 月 26 日入院。患者 2014 年 7 月无明显诱因下开始出现咳嗽、干咳,自服咳嗽药无明显好转,出现间断上腹部疼痛不适。8 月 18 日到当地卫生院就诊,给予阿奇霉素、氨溴索、复方甲氧那明等对症治疗,患者症状无好转。8 月 24 日患者出现发热,体温 38.8℃,咳嗽较前加重,咳嗽剧烈时稍有气急不适,到我院发热门诊就诊,查血常规:WBC 12.85×10⁹/L, N% 67.9%;查胸部 CT 未见明显异常,给予美洛西林舒巴坦、左氧氟沙星静滴后症状无缓解。8月25日复查胸部CT:两肺上叶及右肺下叶炎症。为进一步诊治收入病房。患者起病以来,精神软,食欲一般,大小便如常,夜间睡眠差,体重无明显下降。既往史:患者有胃溃疡病史30余年,反复有腹胀、腹痛,曾经两次胃出血住院治疗。吸烟20年,1包/天。无疫水、疫区及家禽密切接触史。家族中无遗传病病史。

### 入院查体

T 37.6℃,BP 130/80 mmHg,指脉氧饱和度(未吸氧)97％,体型正常,步入病房,神志清楚,呼吸平稳,双手掌及下肢少许散在红色皮疹,口唇无发绀,颈静脉无充盈,两侧呼吸运动度对称,语颤对称,叩诊呈清音,双肺呼吸音粗,可闻及少量干、湿啰音。心脏、腹部、脊柱、神经系统检查无异常。

### 辅助检查

血常规:WBC $11.9×10^9$/L,N％ 74.7％,L％ 7.3％,E％ 5.9％,Hb 151 g/L;CRP 138.0 mg/L,ESR 71 mm/h。肌钙蛋白I、BNP前体、血淀粉酶、脂肪酶:正常;D-二聚体:3.74 μg/ml;大便常规正常,隐血(单抗法):阳性。肝功能:ALT 70 U/L,AST 27 U/L。空腹血糖:6.5 mmol/L。肾功能、电解质、RF、ASO:正常。IgE 902 IU/ml;HBsAg(一);肿瘤标记物:AFP、CEA、SCC等均正常。心电图:正常。电子胃镜:非萎缩性胃炎伴糜烂十二指肠球部炎症胃多发性溃疡(A1期)。支气管镜:支气管黏膜充血水肿。刷洗图片:抗酸杆菌(一),脱落细胞(一)。

影像学检查:胸部CT见图36-1和图36-2。

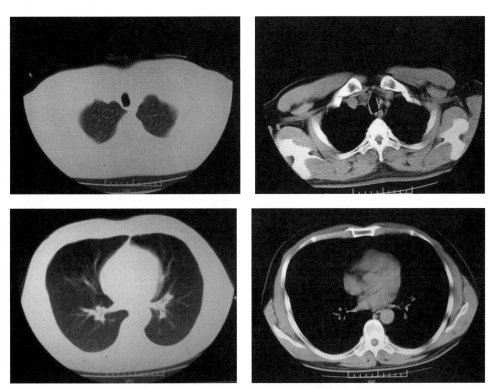

图36-1 胸部CT(2014年8月24日)胸部未见明显异常

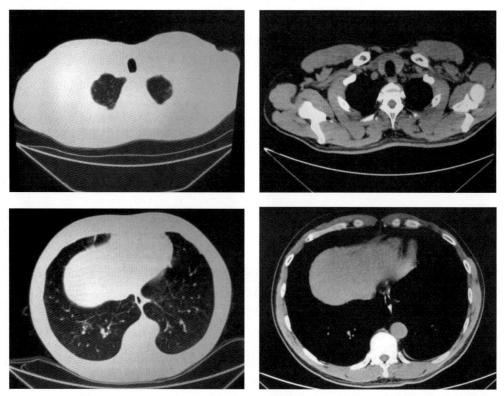

图 36 - 2　胸部 CT(2014 年 8 月 25 日)提示两肺上叶及右肺下叶炎症

　　入院后予美洛西林舒巴坦、左氧氟沙星抗感染,奥美拉唑抑酸、保护胃黏膜等治疗,患者咳嗽、咳痰好转,而仍有发热,中上腹疼痛,8 月 30 日改用头孢吡肟、异帕米星抗感染治疗。9 月 1 日患者出现胸闷气促,活动后明显,查胸部＋全腹部 CT 平扫:①两肺感染,以两肺下叶略明显,双侧胸腔少量积液(图 36 - 3)。②横结肠肠壁局部增厚,管腔狭窄改变,其周少许渗出,网膜增厚,盆腔内少量积液,肝脏多发大小不等略低密度灶,界限欠清,余胆脾胰双肾及盆腔 CT 平扫未见明显异常。血气分析(未吸氧):pH 7.498,$PaCO_2$ 32.0 mmHg,$PaO_2$ 59.3 mmHg,$HCO_3^-$ 24.3 mmol/L,BE 1.9 mmol/L,$SaO_2$％ 92.4％。

　　患者抗感染治疗效果不佳,肺部炎症加重,Ⅰ型呼吸衰竭,调整抗生素予头孢哌酮舒巴坦、阿奇霉素积极抗感染,地塞米松抗炎治疗,同时不排除患者合并肺栓塞可能,予低分子肝素抗凝治疗。9 月 2 日复查血常规:WBC $14.73×10^9$/L,N％ 73.3％,L％ 8.8％,E％ 11.71％,Hb 151 g/L,CRP 101 mg/L,ESR 48 mm/h;D-二聚体 9.79 μg/ml。进一步完善肺动脉 CTA:两侧肺动脉及其分支栓塞;两肺感染,以两肺下叶略明显,左侧胸腔少量积液(图 36 - 4)。全腹部增强 CT:横结肠肠壁局部增厚,管腔狭窄改变,其周少许渗出,网膜增厚,原盆腔内少量积液吸收,肝脏多发大小不等略低密度灶,界限欠清,呈轻度不均匀强化改变,脂肪肝,右肾小囊肿。血管超声:双侧下肢动脉、下肢深静脉血流通畅。患者症状逐渐好转,双手掌及下肢皮疹消退,低氧血症改善,停糖皮质激素,抗生素降阶梯治疗,华法林抗凝。

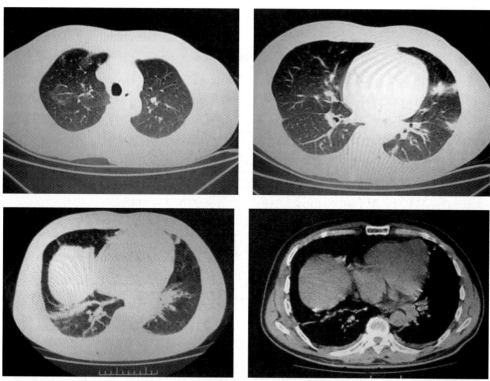

图36-3　胸部CT(2014年9月1日)：提示两肺感染，以两肺下叶略明显，双侧胸腔少量积液

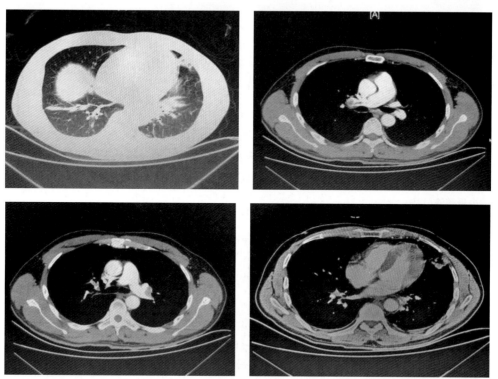

图36-4　肺动脉CTA(2014年9月4日)提示两侧肺动脉及其分支栓塞；两肺感染，以两肺下叶略明显，左侧胸腔少量积液

9月12日患者再次出现发热,无咳嗽、咳痰,无胸闷、气急,复查血常规:WBC 12.93×$10^9$/L, N% 61.7%, E% 23.74%(绝对值 3.06×$10^9$/L), CRP 16 mg/L; ESR 82 mm/h, D-二聚体 6.25 μg/ml。复查 CTA:两侧肺动脉及其分支栓塞恢复中改变,两肺感染吸收中,左侧胸腔少量积液(图 36-5)。患者病情反复,嗜酸性粒细胞显著升高,胃镜活检病理切片见组织内嗜酸性粒细胞浸润,考虑患者高嗜酸性粒细胞综合征,并发肺栓塞,胃溃疡。查 ANA、ENA 抗体均阴性,IgG-$β_2$G1 抗体阴性,IgM-$β_2$G1 抗体阴性,IgG-ACA 抗体阴性,IgM-ACA 抗体阴性。多次粪便未找到寄生虫及虫卵,肝吸虫及弓形虫抗体等多种寄生虫抗原检查阴性。建议进一步骨髓穿刺、融合基因检查,但患者拒绝。予甲泼尼龙 80 mg qd 治疗 7 天,后予甲泼尼龙维持治疗。患者体温正常,症状改善。血常规(9 月 25 日):WBC 7.52×$10^9$/L, N% 49.3%, L% 38.2%, E% 7.71%, CRP 及 ESR 正常;大便隐血:弱阳性。

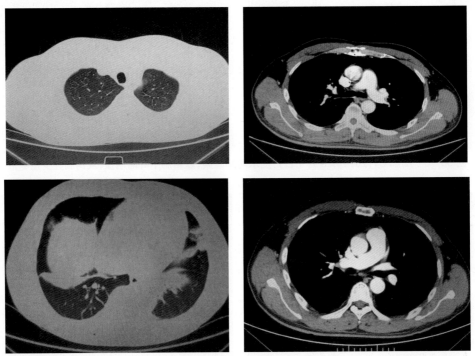

图 36-5　肺动脉 CTA(2014 年 9 月 16 日)提示两侧肺动脉及其分支栓塞恢复中改变,两肺感染吸收中,左侧胸腔少量积液

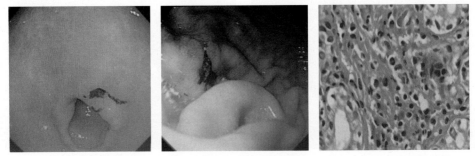

图 36-6　胃镜及胃黏膜活检病理:非萎缩性胃炎伴糜烂十二指肠球部炎症胃多发性溃疡(A1 期),组织病理:组织内见嗜酸性粒细胞浸润(HE,400×)

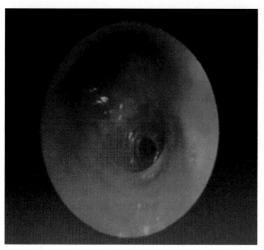
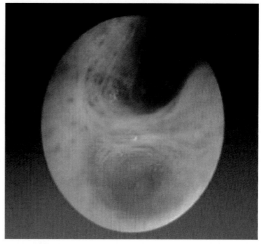

图 36-7 支气管镜检查:支气管黏膜充血水肿

### 初步诊断

特发性嗜酸性粒细胞增多综合征,肺栓塞,肺部感染;胃溃疡。

### 治疗及转归

患者出院后华法林以及甲泼尼龙减量口服维持治疗 6 个月,门诊随访病情稳定。CTA(2014 年 11 月 4 日):两侧肺动脉及其分支未见栓塞,两肺少许索条状机化灶(图 36-8)。血常规(2015 年 4 月 7 日):WBC $8.41 \times 10^9$/L, N% 57.3%, L% 34.0%, E% 0.8%。停药后随访 1 年无复发。

### 最后诊断

特发性嗜酸性粒细胞增多综合征,肺栓塞,肺部感染;胃溃疡。

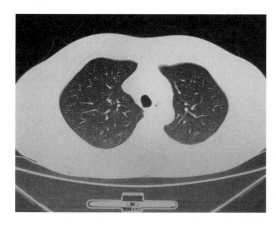
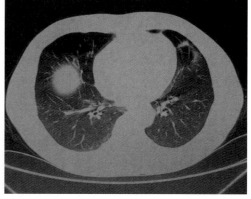

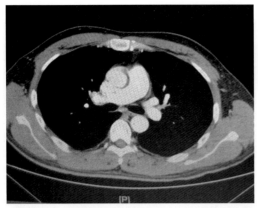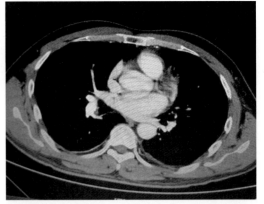

图36-8 肺动脉CTA(2014年11月4日):两侧肺动脉及其分支未见栓塞,两肺少许索条状机化灶

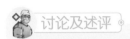 讨论及述评

高嗜酸性粒细胞综合征(hepereosinophilis syndrome, HES)是一种具有高度异质性的临床罕见疾病,病因不明,可见外周血中嗜酸性粒细胞增多、多脏器受累损害。临床表现常因病变累及的组织器官不同、受损程度不同而多种多样,涉及呼吸、皮肤、神经、循环、消化等多个系统,但并发肺栓塞罕见。

Chusid 等于1975年首次提出的 HES 诊断标准,包括:①外周血中嗜酸性粒细胞计数超过 $1.5 \times 10^9$/L 且持续时间超过 6 个月;②存在组织损伤。HES 依据发病机制进一步分为原发性(或肿瘤性)、继发性(或反应性)和特发性 HES (IHES)。满足了 HES 的诊断条件,排除克隆性、继发性/反应性因素引起的嗜酸性粒细胞增多,如寄生虫感染、药物、过敏性疾病、结缔组织病、急慢性嗜酸性粒细胞白血病或其他实体肿瘤等,即可诊断 IHES。本例患者咳嗽起病,病程中出现腹痛、发热、皮疹,以及胸闷、气促,嗜酸性粒细胞进行性升高,胃黏膜层活检病理见嗜酸细胞浸润,影像学检查见肺部、肠道病变,提示患者皮肤、肺及肺血管、胃肠道多器官受累及,经多种检查,除外过敏、药物反应、寄生虫、自身免疫性疾病等其他引起嗜酸性粒细胞增多的疾病,并且对激素治疗有效,嗜酸性粒细胞下降与病情缓解有关,虽未能行骨髓穿刺、融合基因检测,最终诊断考虑为 IHES。

本例患者肺动脉栓塞,无其他常见血栓形成的高危因素,如家族遗传性血栓形成、长期卧床制动、无深静脉血栓形成、自身免疫病、恶性肿瘤性疾病等病史,因此其危险因素考虑为高嗜酸性粒细胞血症。综合文献报道,HES 相关的易栓塞状态的可能机制有以下几点。

(1)嗜酸性粒细胞导致的高凝状态:①主要碱性蛋白(MBP)存在于嗜酸性粒细胞胞质中的特异颗粒中,它可以抑制血栓调节蛋白,最终导致 V 因子灭活减少,导致高凝状态;②组织因子包裹于嗜酸性粒细胞的特异性颗粒中。当嗜酸性粒细胞活化后可被释放,从而激活 XII 因子,活化外源性凝血途径。③神经毒素、嗜酸性阳离子蛋白和 MBP 等,均由嗜酸性粒细胞脱颗粒释放,可损伤血管内皮细胞,使血管壁的 TF 暴露,激活 XII 因子,活化外源性凝血途径,造成高凝状态及血栓形成;④嗜酸性粒细胞释放的脂质递质中含有血小板活化因子,可以活化血小板,导致血栓性疾病。

(2) IgE 可诱导血小板活化：HES 患者常伴有血 IgE 水平升高。

IHES 合并肺动脉栓塞形成，除选择溶栓或抗凝治疗外，还需尽快降低嗜酸性粒细胞，减轻组织器官的损伤。糖皮质激素是 IHES 治疗的首选药物。口服糖皮质激素对于大多数患者有效。本例患者在首次糖皮质激素治疗有效后过早停药，患者病情迅速复发，再次用药后效果可。目前推荐泼尼松起始剂量一般为 $0.5{\sim}1\,mg/(kg\cdot d)$，病情好转后逐渐减量，低剂量长期维持治疗。但过早停药或减量不当容易出现病情反复，如效果不佳可联合雷公藤多苷、环磷酰胺等免疫抑制剂诱导治疗。目前，临床并没有特异性的标记物来预测疾病进展情况。目前对 IHES 合并肺栓塞治疗的疗程尚无统一观点，有学者认为可长期低剂量激素维持，当激素用量较大时联合免疫抑制剂维持。一般建议抗凝 3~6 个月，如血栓反复形成，病情控制不佳，嗜酸性粒细胞再次升高浸润或组织器官已有不可逆性损伤，可长期抗凝治疗。本例患者予抗凝以及糖皮质激素治疗 6 个月，停药随访 1 年无复发。

病例提供单位：上海市浦东新区人民医院

整理：杨华，王林宣

述评：顾文超

## 参考文献

[ 1 ] CHUSID MJ，DALE DC，WEST BC，et al. The hypereosinophilic syndrome：analysis of fourteen cases with review of the literature [J]. Medicine (Baltimore)，1975,54(1)：1 - 27.

[ 2 ] VALENT P，KLION AD，HORNY HP，et al. Contemporary consensus proposal on criteria and classification of eosinophilic disorders and related syndromes [J]. J Allergy Clin Immunol，2012，13(3)：607 - 612.

[ 3 ] MUKAI HY，NINOMIYA H，OHTANI K，et al. Major basic protein binding to thrombomodulin potentially contributes to the thrombosis in patients with eosinophilia [J]. Br J Haematol，1995,90(4)：892 - 899.

[ 4 ] MARZANO AV，TEDESCHI A，BERTIE，et al. Activation of coagulation in bullous pemphigoid and other eosinophil-related inflammatory skin diseases [J]. Clin Exp Immunol，2011,165(1)：44 - 50.

[ 5 ] KIKUCHI K，MINAMI K，MIYAKAWA H，et al. Portal vein thrombosis in hypereosinophilic syndrome [J]. Am J Gastroenterol，2002,97(5)：1274 - 1275.

## 病例37　胃 MALT 淋巴瘤合并肺栓塞伴血小板减少

### 主诉

左侧胸痛 12 天。

## 病史摘要

患者 12 天前无明显诱因出现左侧胸痛,为持续性隐痛,深呼吸可加重,无畏寒、发热等不适,遂于某市级医院就诊,查 WBC $12.2\times10^9$/L,N% 76.2%,PLT $104\times10^9$/L,CRP 26.6 mg/L;胸部 CT 平扫:左下肺感染性病变。先后予阿洛西林静滴 3 天、莫西沙星口服 9 天后胸痛未见明显好转,且血小板进行性下降。入院当天查 WBC $7.8\times10^9$/L,N% 68.8%,PLT $37\times10^9$/L,CRP 5 mg/L。为求进一步诊治,门诊拟"肺炎"收住入院。自起病以来,食欲可,二便正常,体力、体重无明显改变。既往史:1985 年于外院因"鼻中隔偏曲"行鼻部手术(具体不详)。2003 年于外院因"鞭炮炸伤"行"右侧颞骨修补术"。2004 年行"耳膜修补术"。2017 年 4 月 24 日电子胃镜:十二指肠球炎、慢性浅表性胃炎伴糜烂、胃角溃疡,病理提示胃角可见淋巴细胞增多。给予雷贝拉唑、复方尿囊素片、瑞巴派特、米曲菌胰酶片治疗。个人史:吸烟 35 年,每日约 20 支,现未戒烟,否认饮酒史,否认长期用药史。接触史:办公室工作,无疫水、疫区、放射性物质接触史。婚育史、家族史:母亲因"糖尿病并发肺部感染"去世,余无殊。

## 入院查体

T 36.8℃,P 80 次/分,R 20 次/分,BP 110/60 mmHg。神清,精神可,口唇无发绀,全身皮肤和黏膜无出血点和皮疹,颈部浅表淋巴结未触及肿大,颈静脉无怒张,胸廓无畸形,未见局限性隆起或凹陷,两肺呼吸音粗,两肺未闻及干、湿啰音。心前区无隆起,心律齐,未闻及明显病理性杂音。腹软,无压痛、反跳痛,未及包块,肝、脾肋下未及,移动性浊音阴性。神经系统查体阴性,双下肢无水肿。

## 辅助检查

(1)入院时:WBC $8.4\times10^9$/L,N% 66.9%,RBC $4.54\times10^{12}$/L,Hb 132 g/L,PLT $36\times10^9$/L↓,CRP 15.7 mg/L↑。尿常规:尿胆原弱阳性,余正常。粪常规+隐血:隐血 1+。凝血谱:PT 13.2 s,凝血酶原活动度(prothrombin activity,PTA)98.0%,INR 1.01,活化部分凝血活酶时间(activated partial thromboplustin time,APTT)34.5 s,凝血酶时间(thrombin time,TT)15.4 s,Fib 3.92 g/L,D-二聚体 19 980 μg/L 纤维蛋白原当量(FEU)↑。血糖、血脂、肝肾功能、电解质、心肌酶谱、PCT 和 BNP 皆正常。血 ANA、ANCA、抗心磷脂抗体、IgG+C3、抗人血球蛋白试验、诊疗前八项(HIV、乙肝、丙肝和梅毒)正常,血肿瘤标志物、甲状腺功能全套、血网织红细胞正常,外周血涂片未见血小板聚集和破碎红细胞。血 EB 病毒、CMV 核酸阴性。尿含铁血黄素试验阳性。心电图:窦性心动过速。心超提示左室舒张功能减低。肝胆脾 B 超正常。双侧上肢深静脉、深动脉 B 超未见异常。双侧下肢深动脉 B 超提示粥样硬化伴斑块形成。肺 CTPA(2017 年 5 月 2 日,见图 37-1 和图 37-2)提示右肺中叶内侧段动脉血栓及右肺下叶后基底动脉远端充盈缺损,左下肺胸膜下可见实变。全腹部增强 CT(2017 年 5 月 3 日,见图 37-3)提示胃底胃壁明显增厚,增强扫描较前明显强化,周围可见数枚肿大淋巴结,与脾动脉及脾脏分解不清。全身 PET/CT(2017 年 5 月 4 日,见图 37-4)提示胃底部胃壁糖代谢异常增高,延迟相持续增高(胃壁 $SUV_{max}$=6.63,$SUV_{mean}$=5.16),提示恶性病变(淋巴瘤可能大);胃周淋巴结不除外转移可能。

（2）血液系统检测：血凝血因子Ⅱ和Ⅴ无突变，抗凝血酶Ⅲ71.0（参考值：83%～128%），蛋白C活性（PC:C）163.00（参考值：60%～140%）；蛋白S活性（PS:C）38.5↓（参考值：63.5%～149%），血浆ADA MTS13活性100%（对照100%），血浆ADA MTS13抑制物、纤溶酶抑制物、抗心磷脂IgG和IgM（ELISA）、血浆纤溶酶原和同型半胱氨酸均阴性。血白细胞特异性抗体阳性，血小板特异性抗体阳性。骨穿涂片（图37-5）可见巨核系增生明显活跃伴成熟障碍（全片巨核细胞77个，其中中幼巨1个，颗粒巨24个，产板巨0个，裸核巨0个），血小板散在少见。活检提示巨核细胞0～3/骨小梁间，以胞体小、少分叶的巨核细胞为主，结合临床，符合免疫性血小板减少性紫癜。血小板功能检测提示PF 0.2↓（正常＞1）；WT1基因拷贝低于检测下限；微小残留病灶检测MDS/MPN NGS检测提示 TET2 突变检测阳性（p. P29R；突变比例99.80%），余阴性。染色体核型分析：45，XY，−13，t（1；15）（q10；q10）/46，XY。

## 初步诊断

胃黏膜相关淋巴组织淋巴瘤可能。

## 治疗及转归

（1）患者血小板减少原因不明，经过多学科讨论，因胃活检病理可见淋巴细胞异型增生，以小细胞为主，细胞核不规则，淋巴上皮病变阳性，肿瘤不能除外。腹部CT和全身PET/CT提示胃底弥漫增厚，内见血管穿行，部分突向胃轮廓外，考虑淋巴瘤（弥漫大B细胞可能）。目前高度怀疑淋巴瘤合并免疫性血小板减少。明确病因需要再次活检，但患者血小板异常低下，活检出血风险高。2017年5月4日血小板降至$18×10^9$/L，开始予以丙球冲击治疗（0.4 g/kg×5 d），间断输注血小板，并予注射用重组人白细胞介素-11升血小板治疗。该患者采用间断抗凝方法，当血小板大于5万时予以依诺肝素40 mg每日两次皮下注射治疗，并每日监测血小板。2017年5月9日血小板上升至$97×10^9$/L。2017年5月9日行全麻下胃ESD术（图37-6），胃镜及ESD活检病理（图37-7）提示：（胃体下部小弯ESD标本）胃黏膜组织中见显著淋巴组织增生，结合免疫组化和FISH结果，符合非霍奇金淋巴瘤，B细胞性，黏膜相关淋巴组织结外边缘区淋巴瘤，HP（＋）。免疫组化结果：CD20（＋），CD79a（＋），CD3（散在＋），CD43（部分＋），CD5（散在＋），CyclinD1（−），Bcl-2（＋），Ki-67约5%，CD10（−），Bcl-6（−），MUM-1（−），CD21灶（＋），CD35灶（＋），CD23灶（＋），CK（AE1/AE3）示胃腺体及上皮。FISH：MALT1基因断裂重排阴性。

（2）该患者采用间断抗凝方法，当血小板＞5万时予以依诺肝素40 mg q12 h皮下注射治疗，并联合甲泼尼龙40 mg治疗。2周后复查肺CTA提示血栓较前明显吸收，同时进行抗HP治疗（果胶铋＋奥美拉唑＋克拉霉素＋左氧氟沙星）后出院，患者血小板波动在（46～54）$×10^9$/L。之后曾短期停用低分子肝素，改用利伐沙班10 mg qd治疗。2017年7月19日患者出现明显胸闷气急伴心悸再次就诊，复查肺CTA（图37-8）提示主肺动脉、左右肺动脉主干、左下肺动脉、右下肺动脉及后基底段动脉多发栓塞，双下肢深静脉超声提示左下肢腓肠肌肌间血栓形成，复查血小板$32×10^9$/L，立即停用利伐沙班，改用依诺肝素0.3 ml q12 h皮下注射，逐渐加量至0.8 ml bid，并联合重组人血小板生成素、艾曲泊帕和泼尼松

10 mg bid,患者胸闷、气急、心悸症状改善。2017 年 8 月 31 日复查肺 CTPA 提示肺栓塞好转,左下肢血栓消失。之后患者激素逐渐减量中。2017 年 11 月 17 日患者出现全身多发出血点,以双下肢为主,上肢和躯干散在,下嘴唇内侧多处淤血,鼻腔内淤血,且出现消化道出血,血 Hb 70 g/L,复查血小板降至 $8 \times 10^9/L$,停用低分子肝素,并予以多次输注血小板、血浆、丙种球蛋白以及使用激素和促血小板生成素(thrombopoietin, TPO),均无效。2018 年 1 月 3 日开始定期使用利妥昔单抗(美罗华)500 mg 治疗。2018 年 1 月 11 日查 PLT $2 \times 10^9/L$,予以联合吗替麦考酚酯 0.25 g tid 口服,之后患者血小板逐渐升高至正常。2018 年 1 月 22 日复查肺 CTPA 提示未见血栓,复查全身 PET/CT 提示胃淋巴瘤治疗后,胃底部大弯增厚,胃壁较前变薄,胃脾间隙分界欠清,增厚胃壁糖代谢活性较前减低(原胃壁 $SUV_{max} = 6.63$,$SUV_{mean} = 5.16$;现胃壁 $SUV_{max} = 5.16$,$SUV_{mean} = 3.75$);胃周见若干小淋巴结影,放射性摄取不高。2018 年 8 月 14 日复查胃镜提示胃 MALT 淋巴瘤,HP 阴性。$^{13}$C 呼气试验:HP(一)(影像资料见图 37 - 1～图 37 - 9)。

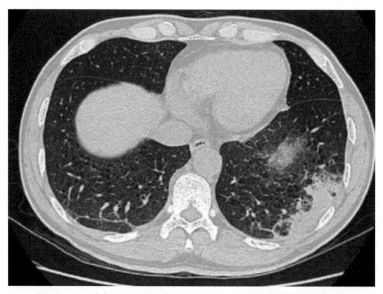

图 37 - 1　胸部 CT(2017 年 5 月 2 日):左下肺胸膜下可见实变

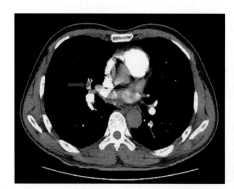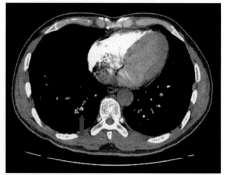

图 37 - 2　肺 CTPA 检查(2017 年 5 月 2 日)提示右肺中叶内侧段动脉血栓及右肺下叶后基底动脉远端充盈缺损

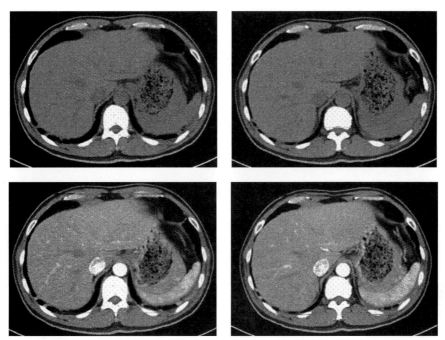

图 37-3　全腹部增强 CT(2017 年 5 月 3 日)提示胃底胃壁明显增厚,增强扫描较前明显强化,周围可见数枚肿大淋巴结,与脾动脉及脾脏分解不清

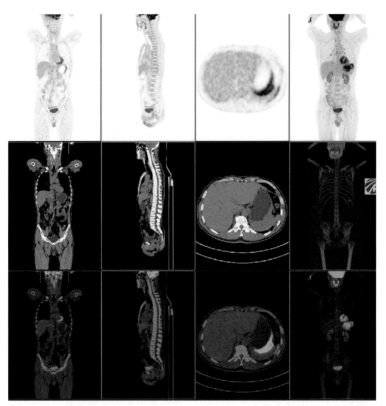

图 37-4　全身 PET/CT(2017 年 5 月 4 日)提示胃底部胃壁糖代谢异常增高,延迟相持续增高(胃壁 $SUV_{max}$ = 6.63, $SUV_{mean}$ = 5.16),提示恶性病变(淋巴瘤可能大);胃周淋巴结不除外转移可能

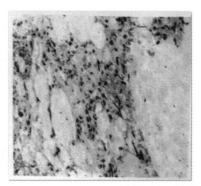
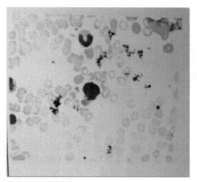

图 37-5　骨髓穿刺涂片和活检

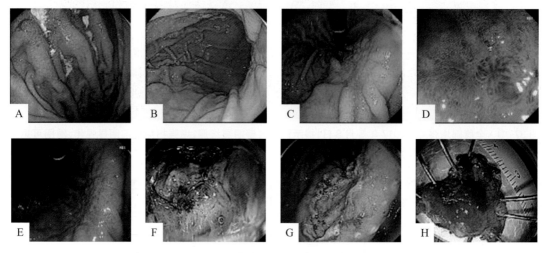

图 37-6　2017 年 5 月 9 日全麻下行胃 ESD 术

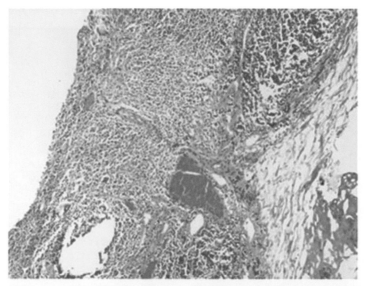

图 37-7　（胃体下部小弯 ESD 标本）胃黏膜组织中见显著淋巴组织增生，结合免疫组化和 FISH 结果，符合非霍奇金淋巴瘤，B 细胞性，黏膜相关淋巴组织结外边缘区淋巴瘤，HP＋

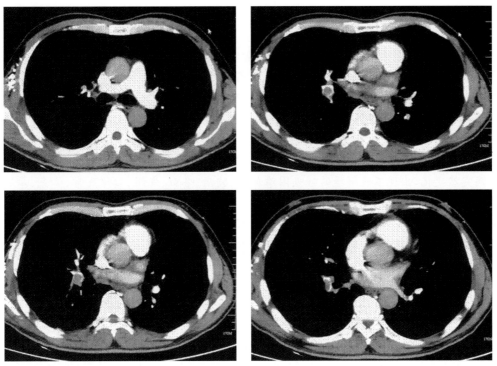

图37-8　肺CTPA(2017年7月12日)提示主肺动脉、左右肺动脉主干、左下肺动脉、右下肺动脉及后基底段动脉多发栓塞

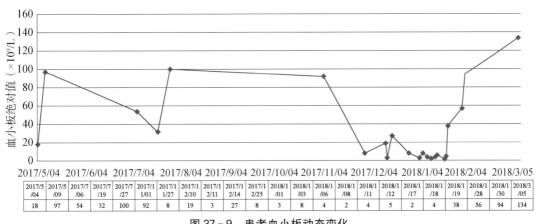

| 2017/5/04 | 2017/5/09 | 2017/7/06 | 2017/7/19 | 2017/7/27 | 2017/1/01 | 2017/1/27 | 2017/2/10 | 2017/2/11 | 2017/2/14 | 2017/2/25 | 2018/1/01 | 2018/1/03 | 2018/1/06 | 2018/1/08 | 2018/1/11 | 2018/1/12 | 2018/1/17 | 2018/1/18 | 2018/1/19 | 2018/1/28 | 2018/1/30 | 2018/3/05 |
|---|---|---|---|---|---|---|---|---|---|---|---|---|---|---|---|---|---|---|---|---|---|---|
| 18 | 97 | 54 | 32 | 100 | 92 | 8 | 19 | 3 | 27 | 8 | 3 | 4 | 5 | 2 | 4 | 38 | 56 | 94 | 134 | | | |

图37-9　患者血小板动态变化

治疗情况:患者继续予甲泼尼龙、吗替麦考酚酯口服,定期使用利妥昔单抗中,并长期口服利伐沙班抗凝治疗,目前患者病情稳定,血小板正常,继续随访中。

**最后诊断**

急性肺栓塞,非霍奇金淋巴瘤(胃黏膜相关淋巴组织淋巴瘤),继发性免疫性血小板减少症。

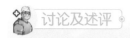 讨论及述评

急性肺栓塞是常见的三大致死性心血管疾病之一,临床表现多种多样,多不典型,在临床工作中易出现漏诊、误诊。肺血栓栓塞症的危险因素主要包括静脉血流淤滞(如瘫痪、长途航空或乘车旅行、急性内科疾病住院、居家养老护理等)、血液高凝状态(如高龄、恶性肿瘤、抗磷脂抗体综合征、口服避孕药、妊娠/产褥期、植入人工假体、肾病综合征、肥胖等)和血管内皮损伤(如创伤/骨折、外科手术后、中心静脉插管、肿瘤静脉内化疗、高同型半胱氨酸血症、吸烟、脑卒中等)。因此当患者有肺栓塞危险因素,或者原有疾病突然变化,出现不能解释的呼吸困难加重、胸痛、咯血、发绀、心律失常、休克、晕厥、发作性或进行性心力衰竭、慢性阻塞性肺疾病恶化、不能解释的低热或者原因不明的肺动脉高压及右心室肥大时,需警惕肺栓塞的可能。

该例患者表现为胸痛、胸膜下实变渗出和血小板减少,在排除心源性、消化道疾病和主动脉病变等常见原因后,需考虑肺源性因素。因患者 D-二聚体高,且无明显发热和咳嗽、咳脓痰等社区获得性肺炎的典型表现,因此需考虑是否为肺栓塞。肺 CTPA 证实患者存在肺栓塞,但血栓部位与实变部位并不匹配,有远端血栓栓塞引起肺梗死的可能,进一步检查应行肺灌注和通气显像以明确。而血小板减少的常见原因包括假性血小板减少(如 EDTA 依赖)、螯合作用(脾大和门脉高压)、骨髓产生下降(如各种感染、药物、放化疗后、营养缺乏、肝脏疾病、骨髓衰竭综合征、血液系统疾病、肿瘤骨髓浸润、遗传性血小板减少症等)以及血小板破坏增加[如免疫性血小板减少性紫癜(immunologic thrombocytopenicpurpura,ITP)、药物诱导的 ITP、肝素诱导的血小板减少、血栓性血小板减少性紫癜(thrombotic thrombocytopenic purpura,TTP)/溶血性尿毒综合征(hemolytic uremic syndrome,HUS)、非典型性 HUS、药物诱导的 TTP、DIC、输血后紫癜、自身免疫相关血小板减少症、机械破坏等]。该患者无发热、肾功能损害和溶血情况,入院后基本排除 TTP。患者未使用肝素,停用莫西沙星后血小板仍进行性下降,1 周内未恢复正常,不考虑药物性。凝血谱除 D-二聚体高外,余正常,排除DIC。骨穿提示巨核细胞产板功能减低,考虑免疫性血小板减少,排除血液病和骨髓肿瘤浸润,且患者无长期用药史和饮酒史,无明显感染表现。因此综合考虑,患者需考虑免疫相关血小板减少。该患者最终通过胃活检病理确诊胃 MALT 淋巴瘤,血小板减少是因出现了继发性免疫相关的血小板减少。

原发性胃淋巴瘤(primary gastric lymphoma,PGL)少见,因无特异性症状易被误诊,属结外非霍奇金淋巴瘤。边缘区 B 细胞淋巴瘤包括 MALT 和 DLBCL。MALT 属低度恶性淋巴瘤,但亦可转变为高度恶性淋巴瘤;而 DLBCL 则高度恶性,男性多于女性,多发生于 50~60 岁。胃 MALT 淋巴瘤与幽门螺杆菌(helicobacter pylori,HP)感染相关,可出现三种染色体核型转变 t(11;18)(q21;q21)、t(1;14)(p22;q32)和 t(14;18)(q32;q21),与乙肝病毒、HIV、EB 病毒和人 T 细胞嗜淋巴细胞病毒 1 型等感染相关。早期阶段的一线治疗主要是进行抗 HP 治疗,而进展期则需要抗肿瘤治疗,如放疗、手术、化疗(环磷酰胺、氟达拉滨等),或与利妥昔单抗联合治疗,免疫调节剂如来那度胺可考虑使用。治疗期间需每 3~6 个月复查胃镜评估病理 HP。该患者为 HP 感

染诱发淋巴瘤,HP 感染和淋巴瘤都可导致继发性 ITP 发生。而 ITP 患者血栓风险增高,原因如下:①具有促血栓特质(因含有自身抗体诱导的血小板片段可活化血小板);②与血栓相关并发症相关,如 ITP 需要使用激素和静脉注射人免疫球蛋白,都可增加血栓风险;③TPO-受体激动剂(RA)如艾曲泊帕、罗米司亭可增加血栓风险,易诱发抗磷脂抗体(APL)综合征。

　　目前关于肺栓塞合并血小板减少的文献不多,关于何时开始抗凝治疗主要还是取决于医生本人。肿瘤相关肺栓塞目前主要抗凝治疗方案中,低分子肝素仍是一线治疗的选择,出血风险为 6%～11%。目前肺栓塞患者血小板减少精确风险不明确,血小板小于 $15×10^9$/L 可预测短期严重出血事件。而在治疗剂量上,一般血小板>$50×10^9$/L 可考虑足量抗凝;血小板在(20～50)$×10^9$/L 需慎重考虑,半量抗凝,优选普通肝素而非低分子肝素;血小板小于 $20×10^9$/L 出血风险高,不建议使用抗凝。新型直接口服抗凝药物(DOAC)在 ITP 合并肺栓塞中的有效性和安全性并不明确。该患者在出院后曾短期使用利伐沙班,但因血小板低,所以使用剂量低于指南推荐,加上该患者属于激素抵抗型 ITP,单纯激素治疗并不能改善血小板减少,最终导致肺栓塞进一步加重。肺栓塞合并严重血小板减少的诊治思路,应关注多系统问题,不能仅仅着眼于肺部。该患者 HP 感染导致胃 MALT 淋巴瘤发生且合并继发性 ITP,最终导致肺栓塞的产生,而 ITP 的治疗又涉及一、二、三线治疗方案,在 ITP 控制不佳时导致血小板持续低下,肺栓塞的治疗难度加大。肺栓塞治疗是一门出血与血栓风险权衡的艺术,需要依赖多学科协作。

病例提供单位:浙江大学医学院附属第二医院

整理:兰芬,夏丽霞

述评:沈华浩

## 参考文献

[1] LEE EJ, LEE AI. Thrombocytopenia [J]. Prim Care,2016,43(4):543-557.

[2] ZALPOUR A, HANZELKA K, PATLAN JT, et al. Saddle pulmonary embolism in a cancer patient with thrombocytopenia:a treatment dilemma [J]. Cardiol Res Pract, 2010, 2011:835750.

[3] VIOLETA FILIP P, CUCIUREANU D, SORINA DIACONU L, et al. MALT lymphoma: epidemiology,clinical diagnosis and treatment [J]. J Med Life, 2018,11(3):187-193.

[4] COOPER N. State of the art—how I manage immune thrombocytopenia [J]. Br J Haematol, 2017,177(1):39-54.

[5] MATZDORFF A, MEYER O, OSTERMANN H, et al. Immune thrombocytopenia-current diagnostics and therapy:recommendations of a joint working group of DGHO, ÖGHO, SGH, GPOH, and DGTI [J]. Oncol Res Treat,2018,41(Suppl 5):1-30.

## 病例38 肺静脉狭窄所致肺动脉高压

### 主诉

反复活动后气促10个月余,晕厥1次。

### 病史摘要

患者,男,63岁,退伍军人。10个月前(2015年7月)旅游途中快步行走后出现晕厥,约2分钟后自行苏醒。遂至A院急诊,查D-二聚体1 579.77 ng/ml;心电图:完全性右束支传导阻滞;肺动脉造影(CTPA):未见明显肺栓塞证据;超声心动图:轻度肺动脉高压。怀疑急性肺栓塞,转至B院,复查D-二聚体>5 000 ng/ml;CTPA未见明显异常;超声心动图:肺动脉收缩压(PASP)58 mmHg。予以吸氧、改善微循环治疗。因晕厥致下颌骨骨折,患者转回至C院行下颌骨骨折切开复位内固定术,并复查冠脉CTA及肺动脉MRA未见异常;超声心动图示PASP 54 mmHg。考虑肺动脉高压,给予地尔硫䓬治疗。8个月前(2015年9月)快速跑步后再次出现眩晕、黑矇。1周前(2016年4月)复查超声心动图示重度肺动脉高压,PASP 88 mmHg,右心增大。门诊拟"晕厥原因待查"于2016年5月收入院。

患者既往有高血压史10年,糖尿病8年,10个月前因"阵发性房颤"于2014年11月在当地三甲医院行射频消融术。10个月前行下颌骨骨折切开内固定术。

### 入院查体

T 37.1℃, P 47次/分,R 18次/分,BP 116/82 mmHg, SaO$_2$ 90.6%。神清,口唇稍发绀,颈静脉未见充盈,双肺未闻及干、湿啰音,心界不大,HR 47次/分,律齐,P2亢进,双下肢无肿胀,无杵状指(趾),腓肠肌压痛阴性。

### 辅助检查

血气分析:pH 7.44, PaCO$_2$ 34.6 mmHg, PaO$_2$ 73 mmHg, SaO$_2$ 94.9%, D-二聚体正常,风湿全套阴性,NT-proBNP正常。心电图:窦缓,心室率47次/分,完全性右束支传导阻滞。胸片:两肺纹理增多,右下肺动脉增粗。超声心动图提示:轻度肺动脉高压(PASP 48 mmHg),右心扩大,右室收缩功能正常。肺通气/灌注显像:右肺中上野血流灌注功能受阻区存在,对照通气显像不匹配,提示肺栓塞可能。

### 初步诊断

肺栓塞可能。

### 治疗及转归

患者入院心电图提示窦性心动过缓,考虑与服用地尔硫䓬有关,停用地尔硫䓬后患者心率逐渐上升至76～80次/分。患者外院曾查D-二聚体增高,肺通气-灌注显像提示肺栓塞可能,考虑慢性血栓栓塞性肺动脉高压(chronic thromboembolic pulmonary hypertension,CTEPH)可能大,予以行右心导管检查及肺动脉造影。右心导管测得肺动脉平均压(mPAP)33 mmHg,肺小动脉楔压(PAWP)6 mmHg,心输出量(CO)4.29 L/min,肺血管阻力(PVR)6.29 WU。肺动脉造影提示:肺动脉主干及叶动脉增粗,右上肺、左下肺动脉管腔纤细、稀疏、血流灌注缓慢,远端灌注稀疏,但无明显充盈缺损。该患者的肺动脉造影很特殊,血管纤细、血流灌注特别缓慢,但没有明显的僵硬、扭曲、充盈缺损等表现(图38-1)。

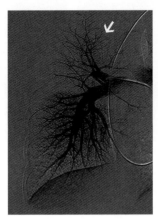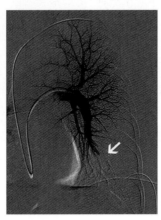

图38-1　肺动脉造影

　　造成该患者肺血管改变和肺动脉高压的病因是什么?鉴别诊断考虑如下。①CTEPH:患者既往D-二聚体增高,我院肺通气灌注(VQ)显像提示肺栓塞;但是晕厥发作时CTPA未见明显充盈缺损,且肺动脉造影未见明显充盈缺损或狭窄性改变。②先天性发育不良:为何仅选择性累及右上肺动脉、左下肺动脉?③血管炎:如何解释仅累及右上肺动脉、左下肺动脉?且患者风湿指标、红细胞沉降率均阴性,亦无血管杂音,双上肢血压无明显差别。④纵隔异常,包括淋巴结或肉芽肿、纤维纵隔炎导致的外源性压迫,但影像学无相关依据。以上诊断都不能完全解释肺血管病变。再次予以复查CTPA,报告提示:两肺条索影,纵隔多组淋巴结增大,未见明显充盈缺损。但仔细阅读CTPA发现左下肺肺静脉闭塞,左上、右上肺静脉狭窄(图38-2)。

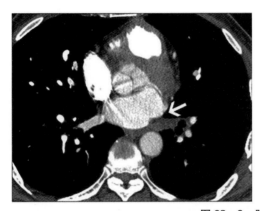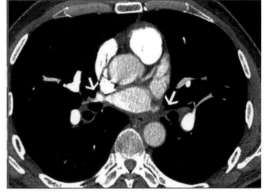

图38-2　肺动脉造影检查

结合患者曾行房颤射频消融术,考虑射频消融术后所致肺静脉狭窄,予以行肺CT静脉造影(computed tomographic venography, CTV)明确证实肺静脉狭窄,进一步行肺静脉造影:右上、左上、左下肺静脉均重度狭窄(图38-3),最终考虑肺静脉狭窄所致肺动脉高压。右下、左上肺动脉纤细的原因考虑供应肺静脉阻塞区的肺动脉因血流量下降而调整管径,表现为"发育不良"。

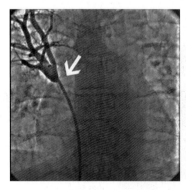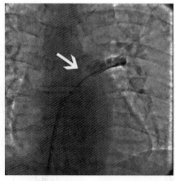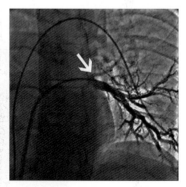

图38-3 肺静脉造影

治疗情况:予以介入下行左上肺静脉球囊扩张、左下及右上肺静脉球扩+支架植入,介入后mPAP下降至23 mmHg。出院后活动耐量明显恢复,一般日常活动不受限,心功能Ⅱ级,未再有晕厥发作。3个月后复查超声心动图:心脏结构和功能均正常。

**最后诊断**

房颤射频消融术后,肺静脉狭窄,左心疾病相关肺动脉高压,右心扩大,NYHA FC Ⅲ级。

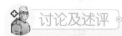 **讨论及述评**

经导管射频消融术是治疗房颤的常用方法之一。位于肺静脉内的异位兴奋灶可导致房颤,环肺静脉电隔离术已成为房颤射频消融的最常用术式。尽管随着对心脏电生理机制研究的深入和射频消融技术的成熟,手术相关并发症的发生在逐年减少,但少部分患者术后仍会出现如肺静脉狭窄等严重并发症。射频消融所致肺静脉狭窄的机制一般认为是射频消融的热损伤导致肺静脉血管壁瘢痕形成及肺静脉收缩,可能主要与射频消融时能量过大、温度过高、放电时间过长、消融部位过深以及消融的肺静脉直径较小等因素有关。肺静脉狭窄引起肺静脉压力增高、肺静脉血流回心受阻、肺淤血,最终导致肺动脉压力增高、右心室压力负荷增加,引发临床症状。

该病早期症状常无特异性,通常以呼吸系统症状比如咳嗽、胸痛、活动后气促、活动耐量下降、咯血为突出表现,早期心脏结构和心电图常无异常,而影像学常表现为肺淤血所致多发的斑片影及磨玻璃影,小叶间隔增厚等常被误诊为肺部感染、肺栓塞、肺间质病等其他疾病。肺静脉狭窄诊断的金标准是肺静脉造影,但因属于有创性检查,常不作为诊断的首选。无创检查CTV对肺静脉的显像更有优势,可清楚显示肺静脉各分支,是诊断肺静脉狭窄及评价其严重程度的直接证据。此患者由于肺静脉回流受阻，造成继发性肺动脉高压，但该患者右心导管测得 PAWP 并不高，可能与患者供应肺静脉阻塞区的肺动脉血流量下降，而且测量时处于静息状态有关，心率偏慢，心排量不高，下游的肺静脉可以容纳血液回流。一旦活动量增加，心排量升高，下游的肺静脉不能代偿血液回流，会造成肺静脉压、肺动脉压明显增高，导致发生晕厥。

肺静脉狭窄无有效药物治疗。对于无症状的轻中度肺静脉狭窄患者，除持续抗凝预防肺静脉血栓形成外，无特殊治疗；对于有症状的重度肺静脉狭窄患者，通常采用介入或手术方法来缓解肺静脉狭窄，主要包括支架置入、经皮肺静脉球囊扩张、外科手术等。

通过本病例，主要学习以下经验：①肺动脉高压的诊断，除了关注肺动脉，还应关注肺静脉；②阅读 CTPA 图像时，不要一味依赖影像科报告，需要临床医师自己阅片思考；③临床上对于有房颤射频消融史的患者，要特别注意肺静脉狭窄，以免漏诊、误诊。

病例提供单位：同济大学附属上海市肺科医院

整理：赵勤华

述评：刘锦铭

## 参考文献

［1］ GUERIN L，COUTURAUD F，PARENT F，et al. Clinical presentation，investigation and management of pulmonary vein stenosis complicating ablation for atrial fibrillation ［J］. Circulation，2005，111(5)：546－554.

［2］ PÜRERFELLNER H，AICHINGER J，MARTINEK M，et al. Incidence，management，and outcome in significant pulmonary vein stenosis complicating ablation for atrial fibrillation ［J］. Am J Cardiol，2004，93(11)：1428－1431.

［3］ 吴钢，黄从新，江洪. 射频消融致肺静脉狭窄的病理特征［J］. 中华心血管病杂志，2004，32(z1)：539－540.

［4］ ROSTAMIAN A，NARAYAN SM，THOMSON L，et al. The incidence，diagnosis，and management of pulmonary vein stenosis as a complication of arial fibrillation ablation ［J］. J Interv Card Electrophysiol，2014，40(1)：63－74.

［5］ DE POTTER TJ，SCHMIDT B，CHUN KR，et al. Drug-eluting stents for the treatment of pulmonary vein stenosis after atrial fibrillation ablation ［J］. Europace，2011，13(1)：57－61.

［6］ 王建德，李建蓉. 肺静脉狭窄的诊治及进展［J］. 中华医学超声杂志(电子版)，2010，7(9)：1560－1565.

# 第四章

# 气道及胸膜疾病

## 病例 39　以小气道功能障碍为提示的胸闷变异性哮喘

### 主诉

反复胸闷 3 年,加重 6 个月。

### 病史摘要

患者,男性,70 岁,因"反复胸闷 3 年,加重 6 个月",于 2019 年 7 月 26 日入院。3 年前,患者普通感冒后出现胸闷伴轻度活动后气喘。无咳嗽、咳痰、发热、胸痛、咯血、夜间阵发性呼吸困难。于当地医院住院治疗后,症状好转,具体检查治疗不详。之后症状每年反复 3～4 次,每次持续 3 周。6 个月前,胸闷和气喘加重。D-二聚体 0.88 mg/L;CTA 示右侧肺动脉分支肺栓塞。使用华法林 3 个月,胸闷症状无改变,故已停用。为进一步诊治入住我科。患者自发病以来,饮食佳,大小便正常,精神、睡眠可,体重无明显变化。既往体健,2019 年 3 月外院诊断为高血压,规律使用美托洛尔控制血压;否认其他伴随疾病(包括胃食管反流、咽炎、鼻炎等);否认药物及食物过敏史;否认吸烟史。家族中无传染病及遗传病病史。

### 入院查体

T 36.5℃, P 80 次/分,R 160 次/分,BP 120/76 mmHg,神清。胸廓无畸形,未见局限性隆起或凹陷,双肺叩诊清音,双肺呼吸音略粗,未闻及干、湿啰音。心脏及腹部查体未及异常。脊柱四肢无畸形,关节无红肿,双下肢无水肿。

### 辅助检查

(1) 入院时:2019 年 7 月 17 日外院胸部 CT 未见明显异常(图 39-1)。2019 年 7 月 22 日外院肺功能提示大气道通气功能正常,RV、RV/TLC 增加,用力呼气流量(FEF)$_{50\%}$、FEF$_{75\%}$ 下降,弥散功能正常(具体数值未提供)。WBC $4.65\times10^9$/L, N% 63.8%, E% 4.5%, Hb 129.50 g/L, PLT $212\times10^9$/L。IgE 43.5 IU/ml, CRP、ESR 和 PCT 在正常范围内。痰病原学检查:(一)。过敏原检测:尘螨(+),吸入物过筛(+)。CK-MB 1.70 ng/ml。BNP(一)。肿

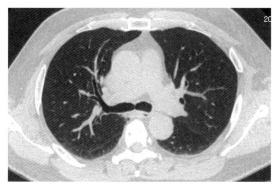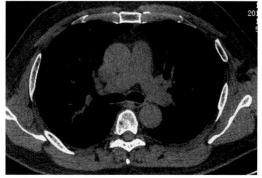

图 39-1 胸部 CT 平扫(2019 年 7 月 17 日)

瘤标记物 NSE、CYFRA 21-1、SCC 和 CEA 均在正常范围。D-二聚体 0.18 mg/L。

心脏彩超正常。腹部 B 超示肝、胆囊、胰腺、脾、肾、肾上腺未见异常。2019 年 7 月 30 日 CTPA 未见明显肺栓塞征象。

(2) 肺功能检查及呼出气一氧化氮:肺通气功能检查(2019 年 7 月 28 日)提示轻度阻塞性通气障碍(FEV$_1$ 75%pred;FVC 86%pred;FEV$_1$/FVC 90%),小气道功能障碍(FEF$_{50\%}$ 31%pred;FEF$_{25\%\sim75\%}$ 33%pred),F-V 曲线降支峰值降低,弥散功能轻度降低,RV、RV/TLC 升高,IOS 强迫震荡肺功能测试共振频率右移,总气道阻力升高,舒张试验阴性(吸入支气管舒张剂 FEV$_1$ 升高 2%,绝对值增加 40 ml)。激发试验(2019 年 7 月 29 日)吸入乙酰甲胆碱后 FEV$_1$ 减低 44.6%,绝对值下降 1 040 ml,激发试验阳性。呼出气一氧化氮(FeNO)$63\times10^{-9}$。

胸闷变异型哮喘,高血压病(1 级,中危)。

治疗及转归

明确诊断后,2019 年 7 月 29 日起采用布地奈德(2 mg bid)和特布他林(5 ml bid)治疗,胸闷症状明显缓解。8 月 3 日改用布地奈德/福莫特罗[160 $\mu$g/(4.5 $\mu$g·吸),1 吸 bid]治疗,患者症状持续改善。2019 年 12 月 14 日复查肺功能提示 FEV$_1$86%pred;FVC 88%pred;FEV$_1$/FVC 94%,小气道功能障碍改善(FEF$_{50\%}$ 67%pred;FEF$_{25\%\sim75\%}$ 71%pred)。

最后诊断

胸闷变异型哮喘,高血压病(1 级,中危)。

讨论及述评

胸闷变异型哮喘(chest tightness variant asthma,CTVA)是指以胸闷为主要症状表现,有气道高反应性和可逆性气流受限的典型特点的特殊哮喘。患者没有传统哮喘患者喘息和呼吸困难的症状,也没有反复发作的咳嗽,在肺部听诊时也听不到哮鸣音。

但他们却具有气道高反应性和可逆性气流受限的典型特点。胸闷变异性哮喘的治疗并不复杂，只要正确诊断并进行治疗，大部分病患在接受治疗后2～3周之内，症状都能得到不同程度的缓解。但如何准确地识别胸闷变异型哮喘，仍缺乏有效的临床证据。

嗜酸性粒细胞性炎症是CTVA发生的基础机制，诱导痰嗜酸性粒细胞增高和FeNO增高有助于CTVA的诊断，同时可用于疗效判定和依从性分析。因此，除了临床症状以外，医生通常会关注激发试验、痰嗜酸性粒细胞和FeNO结果，综合分析明确CTVA的诊断及疗效判断。

传统观点认为，哮喘的病理生理学特点是由主要存在于大气道的炎症过程导致的。但基于手术切除获得的肺组织、尸检肺标本以及经支气管镜获得的活检标本的相关研究提示哮喘患者的小气道和肺实质也存在与大气道类似且程度更重的炎症，伴随气道重构以及黏液高分泌现象。不同严重程度的哮喘患者中均存在炎症、气道重构与黏液高分泌等小气道功能障碍。小气道功能障碍与哮喘的临床控制、急性发作、夜间症状以及运动诱发型哮喘相关。小气道功能下降与$FEV_1$、$FEV_1/FVC$和呼气流量峰值(PEF)的下降呈正相关，同时与气道高反应(BHR)的程度呈正相关。小气道功能和嗜酸性粒细胞性炎症很可能是引起气道反应性增高的影响因素，且相互独立。因此，联合针对小气道功能障碍和气道炎症的评估，有助于提高对CTVA患者的气道反应性的预测准确性。CTVA患者的治疗应当同时考虑抗炎和纠正小气道功能障碍，从而获得更全面的临床效果。

虽然肺栓塞不能解释患者的胸闷症状，肺栓塞治愈后患者胸闷症状可持续存在。但哮喘患者人群中肺栓塞的发生率确实会增加。重症哮喘和口服糖皮质激素是肺栓塞的独立危险因素，哮喘急性发作次数增加伴随肺栓塞风险的显著升高。支气管哮喘和肺栓塞的共同相关机制可能包括哮喘患者气道中的炎症失衡发挥促凝作用，导致纤溶活性异常，并激活外源性凝血级联瀑布；凝血酶原增多所致的高凝状态；血管内皮细胞功能障碍；糖皮质激素诱导的高凝状态。

本病临床表现为单一胸闷症状，伴轻度活动后气喘，体格检查无特殊异常。实验室检查提示外周血嗜酸性粒细胞轻度升高。尘螨过敏，提示患者有变应性特点。肺通气功能提示小气道功能障碍，且FeNO提示存在嗜酸性粒细胞性气道炎症可能。患者曾一度因为CTPA发现肺栓塞而接受华法林治疗，胸闷没有缓解，对患者造成了非常明显的困扰。对于$FEV_1 \geqslant 80\%$预测值，但存在小气道功能障碍的哮喘患者，要警惕潜在气道高反应性的可能，包括咳嗽变异性哮喘和胸闷变异性哮喘。患者诊断的难点在于舒张试验阴性，无法确认哮喘。我们的诊治经过提示，$FEV_1 \geqslant 80\%$预测值，但存在小气道功能障碍的患者，如果FeNO增高，高度提示需要进行支气管激发试验明确诊断。

病例提供单位：上海交通大学医学院附属第一人民医院

整理：包婺平

述评：张国清，张旻

### 参考文献

[1] SHEN H, HUA W, WANG P, et al. A new phenotype of asthma: chest tightness as the sole presenting manifestation [J]. Ann Allergy Asthma Immunol, 2013,111(3):226 - 227.

[2] VAN DER WIEL E, TEN HACKEN NH, POSTMA DS, et al. Small-airways dysfunction associates with respiratory symptoms and clinical features of asthma: a systematic review [J]. J Allergy Clin Immunol, 2013,131(3):646 - 657.

[3] 包婺平,张旻,张鹏宇,等.激发试验阳性的慢性咳嗽患者小气道功能特点分析[J].国际呼吸杂志, 2019,39(5):326 - 331.

[4] BAO W, ZHANG X, LV C, et al. The value of fractional exhaled nitric oxide and forced mid-expiratory flow as predictive markers of bronchial hyperresponsiveness in adults with chronic cough [J]. J Allergy Clin Immunol Pract, 2018,6(4):1313 - 1320.

## 病例40 变应性支气管肺曲霉病

### 主诉

反复咳痰、气促40余年,加重3周伴低热。

### 病史摘要

患者,男性,61岁。无特殊职业史。因"反复咳痰、气促40余年,加重3周伴低热"于2014年7月收治入院。患者40年前曾在外院诊断"支气管哮喘",长期使用沙美特罗氟替卡松(1吸 bid)吸入治疗,但症状时常反复。2013年1月于我院就诊,考虑"支气管哮喘(轻度,未控制),支气管扩张",予积极抗感染(头孢吡肟)、平喘(甲泼尼龙)治疗后症状好转出院。此次发病,以咳嗽、咳痰、低热为主要症状,伴气促,病程中无明显咯血、盗汗、胸痛等不适。既往有支气管哮喘病史;有吸烟史40余年,每天20支左右。

### 入院查体

T 37.5℃,P 80次/分,R 22次/分,BP 150/80 mmHg,神志清晰,呼吸稍促。两肺呼吸音稍粗,可闻及哮鸣音,未闻及湿啰音。律齐,心音有力。腹平软,无压痛、反跳痛及肌卫,肝脾肋下未触及,双下肢无水肿,神经系统(一)。

### 辅助检查

血常规 CRP 58 mg/L, E $1210\times10^6$/L, WBC $12\times10^9$/L;总 IgE 8 590 IU/ml;肝肾功能、肿瘤指标、免疫指标、降钙素原均正常;结核抗体阴性;G试验、GM试验均阴性;心电图、心彩超均正常。肺功能:肺通气功能轻度减退,换气功能轻度减退。FeNO 38 $\mu$g/L。胸部 HRCT:左上肺大片密度增高影,两肺支气管扩张伴感染(图40-1)。电子支气管镜检查:左上叶炎症伴左舌叶支气管管口脓性分泌物阻塞伴管腔狭窄(图40-2)。支气管镜刷检培养示:烟曲霉阳性(图 40 - 3)。

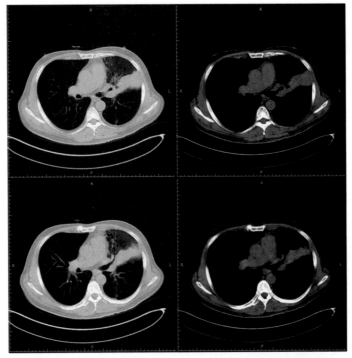

图 40 - 1　胸部 CT(2014 - 7 - 22):左上肺大片密度增高影

隆突　　　　　　　　　　　左主支气管

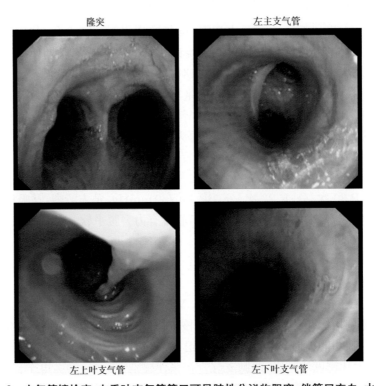

左上叶支气管　　　　　　　　　　　左下叶支气管

图 40 - 2　支气管镜检查:左舌叶支气管管口可见脓性分泌物阻塞,伴管口充血、水肿明显

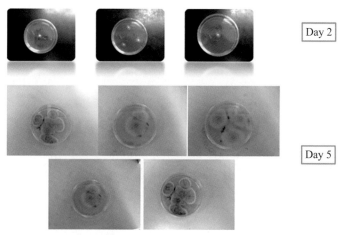

图 40-3 纤支镜刷出物真菌培养:烟曲霉生长

### 初步诊断 ▶▶▶

变应性支气管肺曲霉病。

### 治疗及转归 ▶▶▶

予糖皮质激素甲泼尼龙每日 40 mg 静滴 2 周,后减量至泼尼松每日 40 mg 口服。患者咳嗽、咳痰症状较前明显好转,体温恢复正常,嗜酸性粒细胞降至正常($88.00 \times 10^6$/L),总 IgE 下降至 7 240.00 IU/ml,复查胸部 CT 示肺部病灶较前吸收(图 40-4)。出院后继续口服糖皮质激素及加用伊曲康唑口服液抗真菌治疗,随访病情稳定。

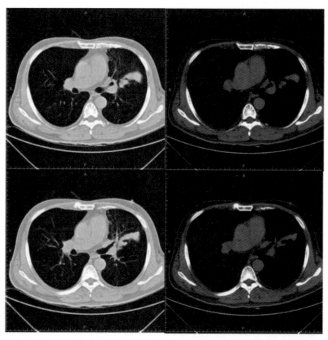

图 40-4 胸部 CT(2014-8-5):肺部病灶较前明显吸收

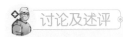

**最后诊断**

变应性支气管肺曲霉病。

**讨论及述评**

（1）临床特点。

变应性支气管肺曲霉病（allergic bronchopulmonary aspergillosis，ABPA）最早于1952年在英国由Histon首次提出，又称过敏性或变态反应性肺曲霉菌病，该病是由曲霉菌特异性IgE介导的Ⅰ型超敏反应及特异性IgG介导的Ⅲ型超敏反应，进而导致气道炎症及慢性损伤。曲霉菌是引起ABPA的主要致病菌，其中以烟曲霉最常见，其他真菌如黄曲霉、黑曲霉、白念珠菌、弯孢霉菌及长蠕孢霉菌等也可引起ABPA。

ABPA患者发病年龄分布较广，临床上以20～40岁多见，男女性别发病率无差异性，多数具有特异性体质，如食物、药物过敏史，变应性鼻炎，过敏性鼻炎等。常发生于支气管哮喘和肺囊性纤维化（cystic pulmonary fibrosis，CF）的患者。据报道，ABPA在哮喘患者中发病率为1‰～2‰，在激素依赖性哮喘中发病率达7%～14%，在肺囊性纤维化患者中发病率为2%～15%。

ABPA在临床和实验室的经典特征主要包括喘息发作、短暂性肺浸润、快速烟曲霉皮试阳性，总血清IgE水平和曲霉菌特异的IgE和IgG水平上升，嗜酸性粒细胞增加，沉淀素阳性以及中心支气管扩张等。Patterson等根据ABPA症状特点将其分成5期，但是该分类主要用于哮喘患者，并不适用于CF患者。①急症期：患者出现急性喘息和可逆性的气道阻塞。主要是由于烟曲霉和肺浸润导致的IgE和IgG水平增高和嗜酸性粒细胞增多。②缓解期：患者IgE水平下降但未到正常值，外周嗜酸性粒细胞减少及胸部X线片可见渗出吸收，IgG抗体水平可能升高。③加重期：多见于ABPA确诊患者和具有同一期相似特征的患者。④糖皮质激素依赖期：CT扫描示中心支气管扩张且患者依赖糖皮质激素。⑤肺间质纤维化期：具有不可逆性的肺损害和终末期呼吸衰竭。血清IgE和嗜酸性粒细胞可高可低。

在影像学上，肺部游走性浸润影和中心性支气管扩张是其典型的影像学改变。Patterson等根据患者是否出现支气管扩张将ABPA分为两个亚型：即有支气管扩张的ABPA（ABPA-CB）和无中心性支气管扩张的ABPA，又称为ABPA-血清阳性型（ABPA-s）。2003年，Kumar提出另一种分类方法，将其分为轻、中、重度，分别表现为无中心性支气管扩张的ABPA（ABPA-s），有支气管扩张的ABPA（ABPA-CB）和有支气管扩张并同时具备其他影像学特征的ABPA（ABPA-CB-ORF）。该研究指出，对还处于ABPA-s阶段的患者进行早期治疗，可以阻止其进一步发展至ABPA-CB和ABPA-CB-ORF阶段。ABPA影像学特点如下：①中心性支气管扩张。表现为近端支气管呈柱状或囊性扩张，远端支气管可正常，以上叶支气管受累为主，可能与该处血供差，曲霉菌更易定植有关。这种特异性的中心性支气管扩张常对诊断ABPA有较大意义。②支气管黏液栓。常呈牙膏样、指套样改变，且黏液栓密度较高，甚至出现钙化。黏液栓塞形成上肺较下肺多发，右肺较左肺多发，上叶支气管容易形成黏液栓的可能原因包括上叶通气量较下叶小,上叶支气管管径较细,以及右上叶支气管与心主支气管呈近90°夹角等。ABPA的变异型放射学表现也可以是仅见孤立存在黏液栓,肺内基本无实质改变。Agarwal在研究中发现,高密度黏液栓的出现代表有严重的免疫性疾病,并认为患者存在反复复发的风险。③肺实变。表现为亚段分布的片状致密影,其病理基础多为肺泡内急性嗜酸细胞浸润,多呈游走性,多以上叶受累较多。④树芽征。为扩张的小叶中心性细支气管管腔被黏液、脓液等物质填塞,并伴有细支气管周围炎症。多见于含黏液栓的扩张支气管远端肺野。

(2)诊断。

ABPA的诊断需结合临床表现、影像学以及血清学试验。2008年美国感染学会制定的曲霉病诊治指南中ABPA的诊断有7条主要标准:①发作性支气管哮喘;②外周血嗜酸性粒细胞增多;③曲霉抗原皮内试验呈速发阳性反应;④血清曲霉变应原沉淀抗体阳性;⑤血清总IgE水平升高;⑥肺部浸润影(游走性或固定渗出);⑦中心型支气管扩张。次要诊断标准包括:①多次痰涂片或曲霉培养阳性;②咳褐色黏液栓;③血清曲霉特异性IgE抗体增高;④曲霉变应原迟发性皮肤反应阳性。在上述实验室检查项目中,以细菌学依据的特异性最高。痰中找到菌丝或孢子不一定能诊断,但反复痰培养阳性有助于诊断。然而,痰培养曲霉菌阳性率并不高,纤维支气管镜的广泛开展,组织活检、刷检、肺泡灌洗等技术的运用,使得曲霉菌的检出率大大提高,进而提高了该病的诊断率。

(3)治疗及预后。

ABPA的治疗原则为:早期诊断与治疗发作期ABPA,防止支气管扩张和肺纤维化的发生。目的为控制急性发作的症状,抑制机体对烟曲霉抗原的变态反应,尽量消除气道内定植的烟曲霉,防止支气管及肺组织不可逆的损害。大多数ABPA患者需要全身应用糖皮质激素,可迅速清除嗜酸细胞浸润,减少由真菌引起的炎症反应,改善相关症状,也有报道在治疗过程中出现复发状况。哮喘合并ABPA的具体治疗方案需根据疾病的发展阶段来制定。1期(即急症期),患者首次被确诊为ABPA并伴有肺部浸润病灶,一般泼尼松的起始剂量为0.5 mg/(kg·d),晨起顿服,2周后改为0.5 mg/kg隔日,治疗6~8周。之后,泼尼松可以每2周减少5~10 mg。初始治疗后的6~8周需复查血清总IgE水平,如果其在2个月内降低超过35%,那么需考虑误诊的可能。2期(即缓解期),该期患者胸片必须为正常,并且保持正常6个月。治疗的重点应在治疗伴发哮喘,以及监测ABPA的加重。3期(即加重期),血清总IgE水平升高至少100%,以及胸片上出现新的肺部浸润影。治疗方案同1期。4期(即糖皮质激素依赖期),该期患者在不导致疾病加重的情况下,无法停用口服激素。这类患者需要每天应用全身糖皮质激素,通常隔天10~40 mg泼尼松。5期(肺间质纤维化期),该期患者要每天应用全身糖皮质激素。CF合并ABPA者需要更大剂量和长期疗程。CF基金会的共识报告建议起始剂量为2 mg/(kg·d),1周后减量为1 mg/(kg·d),再1周后改为隔日,逐渐减量至0.5 mg/kg隔日,维持3个月。在逐渐减量的过程中复查胸片、IgE,一旦发现IgE水平呈2倍以上升高则需要增加泼尼松用量。糖皮质激素是ABPA的首选治疗,是否存在其他的治疗方法作为其辅助手段是人们所关注的。2项前瞻性、随机、对照试验评估激素联合伊曲康唑对哮喘合并ABPA患者的疗效,结果显示抗真菌药物的使用提高了临床疗效,但并没有显著改善肺功能。另外,抗 IgE 单抗、奥马珠单抗被证实有效。免疫治疗的有效性尚不明确。

病例提供单位:上海交通大学医学院附属新华医院

整理:彭娟

述评:韩锋锋

### 参考文献

[ 1 ] HINSON KF, MOON AJ, PLUMMER NS. Bronchopulmonary aspergillosis, a review and a report of eight new cases [J]. Thorax, 1952,7(4):317 − 333.

[ 2 ] WALSH TJ, ANAISSIE EJ, DENNING DW, et al. Treatment of aspergillosis: clinical practice guidelines of the Infectious Diseases Society of America [J]. Clin Infect Dis, 2008, 46(3): 327 − 360.

[ 3 ] WARK PA, HENSLEY MJ, SALTOS N, et al. Anti-inflammatory effect of itraconazole in stable allergic bronchopulmonary aspergillosis: a randomized controlled trial [J]. J Allergy Clin Immunol, 2003,111(5):952 − 957.

[ 4 ] VAN DER ENT CK, HOEKSTRA H, RIJKERS GT. Successful treatment of allergic bronchopulmonary aspergillosis with recombinant anti-IgE antibody [J]. Thorax, 2007,62(3): 276 − 277.

## 病例41 支气管热成形术治疗重症支气管哮喘

### 主诉

发作性咳嗽、喘息 5 年余,再发 3 天。

### 病史摘要

患者,女性,29 岁,因"发作性咳嗽、喘息 5 年余,再发 3 天"于 2015 年 1 月 19 日入院。患者 2009 年 10 月感冒发热后出现咳嗽、咳白痰,其后出现发作性喘息,多于活动后及夜间出现,可闻及喉中喘鸣音,于当地医院治疗(具体不详)后症状好转。其后每 1~2 月无明显诱因发作 1 次,发作时吸沙丁胺醇可缓解,间断服用氨茶碱等。2010 年 9 月开始发作频率增加,约 10 天发作 1 次,多于感冒、劳累及活动后出现,程度渐进加重。曾经 2010 年 11 月于我院呼吸科诊治,肺功能示:①极重度混合性通气功能障碍(FVC 1.64 L,FVC%pred 50.3%,$FEV_1$ 0.9 L,$FEV_1$%pred 31.7%,$FEV_1$/FVC 55%),②支气管舒张试验阳性(吸入 Ventolin 400 $\mu$g,$FEV_1$ 1.19 L,改善>12%,绝对值增大>200 ml)。确诊"支气管哮喘",予抗炎、平喘及对症吸入治疗后症状缓解出院。出院后间断予异丙托溴铵吸入缓解喘息发作,未定期就诊。2014 年 9 月开始规范予布地奈德/福莫特罗(320 μg/9 μg)q12 h 治疗 4 个月余,仍反复喘息发作。3 天前患者症状加重,夜间喘息明显,需高枕卧位,伴胸闷、心悸及出冷汗,当地诊所治疗后症状无缓解,为进一步治疗再次入我院。起病以来,精神、食欲、睡眠可,大小便正常,体重无明显改变。既往过敏性鼻炎 4 年余。家族史中外公有哮喘。

### 入院查体

T 36.2℃, P 118 次/分,R 24 次/分,BP 124/85 mmHg。外周血氧饱和度:93%(吸空气下)。双肺可闻及弥漫性呼吸双相哮鸣音。心、腹体检未见明显异常。

### 辅助检查

血常规:WBC $9.52 \times 10^9$/L, N% 90.6%(绝对值 $8.6 \times 10^9$/L), E% 0%。血气分析(吸空气下):pH 7.374, $PaCO_2$ 43.4 mmHg, $PaO_2$ 87.7 mmHg, $SaO_2$ 95%。总 IgE 77.1 kU/L,食物、吸入及霉菌专项变应原筛查:均为阴性。呼出气一氧化氮(FeNO)$17 \times 10^{-9}$。诱导痰细胞学分类:N% 94%,巨噬细胞 2%, E% 2%, L% 2%。一般细菌涂片检查:见革兰氏阳性球菌。

肺功能:①中重度混合性通气功能障碍($FEV_1$ 1.48 L, $FEV_1$% pred 53.3%, FVC 2.23 L, FVC% pred 70%, $FEV_1$/FVC 63.83%)。②支气管舒张试验阴性。③弥散功能在正常范围。④肺总量正常,残气量、残总比增高。⑤呼吸总阻抗(Z5)增高、总气道阻力(R5)、中心气道阻力(R20)、周边气道阻力(X5)正常。

鼻窦和胸部 CT 平扫(图 41-1):①右侧上颌窦、筛窦少许炎症。②右侧下鼻甲稍肥厚。③拟右上肺前段、右肺中叶及左肺下舌段少许慢性炎症或纤维灶。④两肺呼气相通气灌注不均并左下肺少许斑点状磨玻璃影,考虑细支气管炎症所致。

纤维支气管镜结果:支气管腔内未见异常。BALF 细胞学分类:N% 36%,巨噬细胞 50.5%, E% 3%, L% 10.5%。经气管镜活检病理(图 41-2):①(左鼻黏膜)送检组织基底膜增厚,黏膜下黏液腺增生,淋巴细胞浸润。②(左下肺支气管黏膜)送检组织,部分上皮脱落,基底膜增厚,黏膜下水肿,淋巴细胞浸润,平滑肌增生。

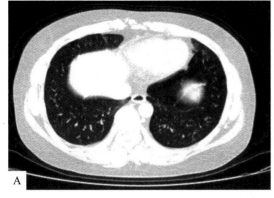
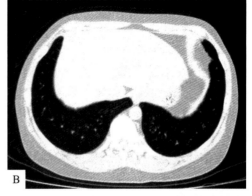

**图 41-1　2015 年 1 月 20 日胸部 CT 平扫示:两肺呼气相通气灌注不均并左下肺少许斑点状磨玻璃影,考虑细支气管炎症所致(A.呼气相;B.吸气相)**

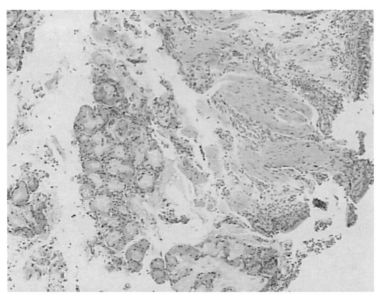

图 41 - 2　2015 年 1 月 23 日左下肺支气管黏膜活检:送检组织,部分上皮脱落,基底膜增厚,黏膜下水肿,淋巴细胞浸润,平滑肌增生

### 初步诊断

支气管哮喘急性发作期(晚发、中性粒细胞型、过敏性);右侧上颌窦,筛窦炎。

### 治疗及转归

**诊治经过 1**　予左氧氟沙星、哌拉西林钠舒巴坦钠抗感染,甲泼尼龙 40 mg qd 静滴抗炎、多索茶碱、孟鲁司特、吸入用复方异丙托溴铵及布地奈德雾化平喘、盐酸氮卓斯汀和糠酸莫米松喷鼻及护胃、化痰等治疗,病情好转,于 2015 年 1 月 27 日出院。

出院后遵医嘱规范用药,定期门诊随访,出院后治疗:泼尼松 15 mg qd(2015 年 1 月 27 日—2015 年 2 月 3 日),10 mg qd(2015 年 2 月 4 日—2015 年 2 月 26 日),5 mg qd(2015 年 2 月 27 日—2015 年 3 月 12 日),布地奈德福莫特罗($320\,\mu g/9\,\mu g$)q12 h 吸入,孟鲁司特 1 片 qn 及喷鼻、化痰、护胃、补钙等治疗。但仍有咳嗽、咳痰、胸闷伴有喘息发作,听诊气管旁可闻及呼气相干啰音。哮喘控制测试(ACT)评分 16 分,哮喘控制问卷(ACQ)评分 4 分,简易哮喘生活质量调查问卷(miniAQLQ)1.5 分。2015 年 3 月 11 日复查 FENO:19 ppb。肺功能:①轻度阻塞性通气功能障碍($FEV_1$ 2.61 L,$FEV_1$%pred 94.92%;FVC 3.46 L;FVC%pred 109.27%;$FEV_1$/FVC 75.74%)。②弥散功能在正常范围。③肺总量正常,残气量、残总比增高。④气道阻力在正常范围(体描法)。⑤呼吸总阻抗(Z5)、总气道阻力(R5)、中心气道阻力(R20)增高、周边气道阻力(X5)正常。

**诊治经过 2**　考虑患者"重症哮喘"诊断明确,经哮喘第 5 级治疗后仍控制欠佳,遂行支气管热成形术。于 2015 年 3 月 16 日(右下叶)、2015 年 4 月 7 日(左下叶)及 2015 年 5 月 12 日(双上叶)行支气管热成形术(每次术前 3 天、手术当天及术后 1 天口服泼尼松 40 mg,每日 1 次,每次手术前 1 天及术后 3 天予莫西沙星 0.4 g,每日 1 次,其余时间继续原使用的哮喘维持药物)。支气管热成形术后门诊治疗:2015 年 5 月 14 日开始口服泼尼松 20 mg qd,逐渐减量至 5 mg qd。患者术后病情稳定,泼尼松减少至 5 mg qd,规律吸入布地奈德/福莫特罗 320 μg/9 μg q12 h。

**诊治经过 3** 2015 年 9 月 7 日发现意外怀孕,遂自行停用泼尼松,2015 年 9 月 16 日受凉后出现咽干、咽痛、咳嗽、咳黄痰及喘息症状复发,23 日入我院呼吸科治疗,查血常规:WBC 12.12×10⁹/L,N% 73.7%(绝对值:8.93×10⁹/L),E% 5.3%(绝对值:0.64×10⁹/L);诱导痰细胞学分类:N% 30%,巨噬细胞 13.5%,E% 55.5%,L% 1%。给予头孢呋辛钠静滴抗感染、泼尼松 20 mg qd 口服抗炎,孟鲁司特、沙丁胺醇、布地奈德平喘等治疗后症状好转后出院。出院后患者行人工流产术(因担心药物对胎儿的影响),并规律使用布地奈德/福莫特罗(320/9 μg)q12 h 和间断服用泼尼松 5 mg qd(<4 次/周),此后哮喘控制,生活质量显著提高。患者术后哮喘症状明显改善、症状评分、PEF 提高、急性发作次数明显减少(表 41-1)。

**表 41-1 患者支气管热成形术(BT)前后症状及 PEF 情况**

| 时间 | 术前 | BT 后 3 个月(2015 年 8 月) | BT 后 6 个月(2015 年 11 月) | BT 后 9 个月(2016 年 2 月) | BT 后 12 个月(2016 年 5 月) |
|---|---|---|---|---|---|
| 症状 | 咳嗽,咳痰及喘息反复发作 | 无明显咳嗽、咳痰及喘息 | 无明显咳嗽、咳痰及喘息 | 无明显咳嗽、咳痰及喘息 | 无明显咳嗽、咳痰及喘息 |
| 急性发作次数(次/月) | 3 | 0 | 0~ | 0 | 0 |
| 无症状天数(天/月) | 14 | 28 | 28 | 25 | 27 |
| ACT | 16 | 23 | 20 | 21 | 24 |
| miniAQLQ | 1.5 | 5.3 | 5.5~ | 5.3 | 5.8 |
| ACQ | 4 | 0.9 | 0.8 | 0.7 | 0.6 |
| PEF(L/min) | 300 | 350 | 360 | 410 | 420 |
| PEF 变异率(%) | 6.9 | 5.9 | 5.8 | 7.6 | 4.9 |

**诊治经过 4** 2017 年 7 月 8 日患者发现再次妊娠(末次月经时间:5 月 20 日),自行只用布地奈德/福莫特罗 320 μg/9 μg q12 h,觉咽部有痰,遂于 2017 年 7 月 10 日改为仅使用布地奈德及吸入用复方异丙托溴铵雾化吸入治疗,ACT 评分 21 分。2017 年 8 月 1 日受凉后出现咳嗽、喘息复发,伴咳黄痰,于 2017 年 8 月 9 日入我院住院治疗。入院查体:双肺可闻及散在哮鸣音,左下肺可闻及湿啰音。辅助检查:血常规:WBC 10.26×10⁹/L,N% 58.1%(绝对值 5.96×10⁹/L),E% 15.1%(绝对值 1.55×10⁹/L)。血气分析:(吸空气下)PaO₂ 78.5%,SaO₂ 94.6%。ESR 61 mm/h。超敏 CRP 14.85 mg/L。PCT 正常。总 IgE 491 kU/L,食物、吸入及霉菌专项变应原筛查:均为阴性。超声检查:①子宫增大,宫内早孕,胚胎存活,孕周为 8+周;②双侧附件区未见明显包块。治疗经过:予头孢呋辛钠(2017 年 8 月 9 日—2017 年 8 月 13 日)和头孢他啶(2017 年 8 月 14 日—2017 年 8 月 17 日)抗感染,甲泼尼龙 40 mg qd 静滴抗炎,孟鲁司特 10 mg qn、布地奈德/福莫特罗 320 μg/9 μg q12 h 及布地奈德、特布他林、异丙托溴铵平喘及吸氧等治疗,症状缓解后出院。出院带药:泼尼松

20 mg qd 3 日后改为 10 mg qd 3 日,其后 5 mg qd 维持,孟鲁司特 10 mg qn,布地奈德/福莫特罗 320 μg/9 μg q12 h 及布地奈德、特布他林、异丙托溴铵雾化吸入治疗。

## 治疗及转归

患者于 2018 年 2 月 12 日产一健康男婴。目前规律使用布地奈德/福莫特罗 320 μg/9 μg q12 h,哮喘控制可。

## 最后诊断

① 支气管哮喘急性发作(重症、晚发、嗜酸性粒细胞型、过敏性);② 支气管热成形术后;③ 早孕。

## 讨论及述评

支气管哮喘是由多种细胞,包括嗜酸性粒细胞、肥大细胞、T 淋巴细胞、中性粒细胞、平滑肌细胞、气道上皮细胞等及细胞组分参与的气道慢性炎症性疾病。其临床表现为反复发作的喘息、气促、胸闷或咳嗽等症状,常在夜间及凌晨发作或加重,多数患者可自行缓解或经治疗后缓解,同时伴有可变的气流受限和气道高反应性,随着病程的延长可导致一系列气道结构的改变,即气道重塑。全球患者超过 3 亿,我国有 3 000 万以上哮喘患者,其中有 5% ~ 10% 的患者为重症哮喘。重症哮喘的定义为:在过去的一年中,需要使用全球哮喘防治创议(Global Initiative for Asthma, GINA)建议的第 4 级或第 5 级哮喘药物治疗,才能够维持控制或即使在上述治疗下仍表现为"未控制"哮喘。本例患者以发作性咳嗽、喘息起病,听诊可闻及哮鸣音,发作时吸入沙丁胺醇可缓解,肺功能提示气道存在可逆性,因此"支气管哮喘"诊断明确,起初因个人未重视及当地无法购买到药物未能规范用药,从 2014 年 9 月开始规范治疗,至 2015 年 3 月,患者虽然症状有所改善,$FEV_1$ 从最差时候 0.9 L 改善至 2.61 L,但患者 ACT 评分 16 分,ACQ 评分 4 分,哮喘仍控制欠佳。此时患者已使用了 GINA 第 5 级哮喘治疗,因此需要考虑哮喘的个体化治疗方案。

近年支气管哮喘的精准分型及个体化治疗受到广泛关注。GINA 指出哮喘是一种异质性疾病,即哮喘具有不同的表型,哮喘气道炎症可分为嗜酸性粒细胞型、中性粒细胞型、混合细胞型及寡细胞型。嗜酸性粒细胞型气道炎症通常是 Th2 免疫途径介导,诱导痰嗜酸性粒细胞 > 3%,对激素及新型的针对 Th2 细胞因子如 IL-4、IL-5 和 IL-13 及 IgE 治疗敏感;中性粒细胞型气道炎症通常是 Th1 免疫途径介导,诱导痰中性粒细胞比例 ≥ 64%,可能对抗生素反应较好,TNF、IL-1、IL-6、IL-8、IL-23 和 IL-17 等对中性粒细胞有趋化作用的细胞因子可望作为新的治疗靶点;寡细胞型可能对抗炎治疗无效,对针对平滑肌增生的治疗如支气管热成形术及针对肥大细胞的治疗可能更为敏感。但要注意,痰液中性粒细胞比例升高存在另一种可能性:是感染、接触空气污染物或使用糖皮质激素治疗后的结果。就如本例患者于 2015 年 1 月就诊时,首次诱导痰显示中性粒细胞占 94%,而嗜酸性粒细胞仅占 2%,因此定义为中性粒细胞型。其后,支气管热成形术后意外怀孕,哮喘急性发作时复查诱导痰细胞学分类:中性粒细胞占 30%，嗜酸性粒细胞占 55.5%，因此定义为嗜酸性粒细胞型。虽然患者的气道炎症类型有转变可能，但要注意该患者第一次诱导痰中性粒细胞比例升高可能就有感染及使用糖皮质激素治疗的因素。

支气管热成形术（bronchial thermoplasty，BT）是近年国际上在支气管哮喘非药物治疗方面最重要的突破，其原理是通过支气管镜将一个 2 mm 的小射频消融探头置入支气管腔内，将体外的射频发生器产生的热能传导至支气管管壁，加热并消融增生、肥厚的支气管平滑肌细胞，从而达到治疗作用。2010 年 FDA 批准 BT 用于治疗 18 岁以上重症哮喘患者，在 2014 重症哮喘 ERS/ATS 国际诊治指南中明确指出，支气管热成形术可应用于治疗成人的重症哮喘。我国 2014 年 2 月正式批准该技术用于临床，是首个我国针对哮喘的靶向治疗方法，也是该患者在 2015 年可获得的唯一一种针对哮喘的靶向治疗方法，该患者支气管黏膜活检病理检查提示存在支气管黏膜平滑肌增生，支气管热成形术可通过消融平滑肌后减轻气道过度收缩、痉挛而缓解症状，使哮喘得到更好的控制。目前被广泛认可的 BT 治疗哮喘的机制包括气道平滑肌减少及其气道平滑肌收缩功能改变，其他可能的机制还包括气道上皮细胞改变、胶原蛋白沉积减少、炎性介质分泌减少、血管生成减少、细胞凋亡改变及气道神经末梢改变等，但这些机制均有待进一步研究证实，这些可能机制的存在及其对气道炎症类型的影响也是需要我们进一步关注的。

该患者 BT 治疗后进行随访，通过对其症状的描述、急性发作情况、哮喘评分、峰流速变化情况及用药情况可看出，此患者在接受支气管热成形术后整体症状好转，显示支气管热成形术在该患者的有效性及安全性。我院总结并报道的 BT 治疗重度哮喘患者术后 1 年的有效性及安全性的初步观察结果显示：术后 6 个月，患者 miniAQLQ 评分、急性发作频率及无症状天数较术前明显改善；术后 6 个月患者 PEF 变异率、吸入糖皮质激素剂量及口服糖皮质激素剂量较术前亦有明显改善；术后 12 个月，上述各指标较术前仍有明显改善，该患者情况与我院总结并报道的结果一致。

妊娠期是哮喘管理中的一个特殊时期，据统计，有 4%～8% 孕妇患有哮喘。妊娠时，哮喘控制常发生变化，其中大约 1/3 恶化、1/3 好转、1/3 无变化，妊娠时哮喘急性发作很常见。该患者两次妊娠哮喘发作均发生在孕早期，主要原因包括：①患者发现怀孕后，自行减少药物的使用，该患者在其后加用药物、遵医嘱用药后可较好的控制哮喘；②妊娠妇女更易受呼吸系统感染影响，该患者两次妊娠哮喘发作均有感染因素诱发，因此均加用了抗感染治疗；③妊娠时机体激素发生改变，包括雌激素、胎盘生长激素等，对哮喘均会产生影响；④过敏因素：妊娠接触胎儿抗原及其他敏感抗原可触发哮喘急性发作或使病情加重，有研究表明哮喘患者血清 IgE 水平越高，常提示病情有反复发作倾向，该患者在怀孕后测总 IgE 水平的确较前明显升高；⑤焦虑、精神紧张：Powell 等的研究表示，焦虑及精神紧张会增加哮喘孕妇急性加重的可能。

哮喘急性加重或控制差与婴儿（早产、低出生体重、增加围生期病死率）及母亲（先兆子痫）均有关。妊娠期哮喘的全程化管理可以减少哮喘症状波动或急性发作给孕妇和胎儿带来的负面影响，因此，对有哮喘病史的女性怀孕前后进行教育和管理尤为重要。尽管很多人担心妊娠期间使用哮喘控制药物会影响到胎儿的发育，然而研究却表明积极有效地控制哮喘所获得的益处要远大于这些药物可能产生的风险（A类证据）。基于这一点认识，尽管妊娠期间使用哮喘控制药物的安全性还没有被完全、充分地证实，我们依然还是主张使用控制药物以达到症状的完全控制和避免急性发作。

目前哮喘合并妊娠时，其药物治疗主要包括以下几类：①激素，吸入性糖皮质激素（inhaled corticosteroid，ICS）仍是妊娠哮喘控制的主要药物，在所有的 ICS 中，仅布地奈德属B类，其他如氟替卡松和二丙酸倍氯米松属于C类；部分严重哮喘患者必须使用口服激素控制哮喘症状，而每天口服泼尼松＜10 mg 的不良反应较小。②$\beta_2$ 受体激动剂，其中临床常用的药物有沙丁胺醇、特布他林、福莫特罗、沙美特罗等，除特布他林属B类，其余均属C类。③胆碱能受体阻滞剂，其中异丙托溴铵属B类，噻托溴铵属C类。④白三烯受体拮抗剂（leukotriene receptor antagonist，LTRA），扎鲁司特和孟鲁司特是选择性LTRA，用于哮喘治疗，是妊娠哮喘患者B类用药。⑤肥大细胞稳定剂，色甘酸钠属B类药物。⑥茶碱类药物，属于C类药物，目前多主张使用控释型茶碱制剂。美国国家心肺血液病协会（NAEPP）更新指南中指出，大量的研究和经验证实妊娠期给予缓释茶碱（血药浓度为 5～12 μg/ml）是安全的。⑦奥马珠单抗，美国食品药品监督管理局将其定为 B 类药。

因此，对于该患者，我们选用药物时也尽量选用B类药物，患者最后顺利生产一健康男婴。

病例提供单位：国家呼吸系统疾病临床医学研究中心
呼吸疾病国家重点实验室
广州医科大学附属第一医院
广州呼吸健康研究院
整理：胡秋蓉，张筱娴
述评：张清玲

## 参考文献

［1］中华医学会呼吸病学分会哮喘学组.重症哮喘诊断与处理中国专家共识［J］.中华结核和呼吸杂志，2017，40（11）：813-829.

［2］CHUNG KF. Diagnosis and management of severe asthma［J］. Semin Respir Crit Care Med，2018，39（1）：91-99.

［3］张清玲，张筱娴，谢佳星，等.支气管热成形术治疗重度支气管哮喘的初步临床观察［J］.中华结核和呼吸杂志，2016，39（3）：183-188.

［4］裘若帆，林江涛.支气管热成形术治疗支气管哮喘研究进展［J］.中华结核和呼吸杂志，2016，39（3）：213-217.

［5］BATEMAN ED, HURD SS, BARNES PJ, et al. Global strategy for asthma management and prevention：GINA executive summary［J］. Eur Respir J，2008，31（1）：143-178.

［6］陈晓姣，朱慕云.妊娠期哮喘的发病机制及防治策略［J］.中华哮喘杂志（电子版），2013，7（6）：452-455.

## 病例42 睡眠呼吸暂停低通气综合征相关慢性咳嗽

### 主诉

咳嗽3个月余。

### 病史摘要

患者,女性,58岁,因"咳嗽3个月余",于2018年7月26日至门诊就诊。患者于3个月前受凉后出现咳嗽,以干咳为主,有少许白痰,伴有咽痛,夜间可咳醒,无鼻塞、流涕、发热、气促、胸痛、痰血等不适,自服"感冒灵"后咽痛好转,咳嗽无缓解,曾于我院门诊就诊诊断为"感染后咳嗽",予以"复方甲氧那明胶囊、复方甘草口服溶液"治疗,患者咳嗽缓解不明显,遂再次就诊。患者自发病以来,饮食佳,大小便正常,睡眠差,体重无变化。既往体健,有慢性咽炎史。否认其他慢性疾病史,否认特殊药物服用史,否认过敏史。无疫水、疫区及家禽密切接触史。无吸烟史。家族中无传染病及遗传病病史。

### 体格检查

T 36.5℃,P 82次/分,R 16次/分,BP 125/72 mmHg,神清,口唇无发绀,双侧扁桃体无肿大,咽后壁淋巴滤泡增生,浅表淋巴结未触及肿大,颈静脉无怒张,两肺呼吸音粗,两肺未及干、湿啰音,HR 82次/分,律齐,全腹软,无压痛及反跳痛,肝、脾肋下未触及,双下肢无水肿。

### 辅助检查

血常规、CRP、血IgE均正常。呼出气一氧化氮(FeNO)检测:30 μg/L。胸部CT平扫:两肺未见明显异常。

咳嗽症状积分(见表42-1):日间3分,夜间2分。

**表42-1 咳嗽症状积分**

| 分值 | 日间咳嗽症状积分 | 夜间咳嗽症状积分 |
| --- | --- | --- |
| 0 | 无咳嗽 | 无咳嗽 |
| 1 | 偶有短暂咳嗽 | 入睡时短暂咳嗽或偶有夜间咳嗽 |
| 2 | 频繁咳嗽,轻度影像日间活动 | 因咳嗽轻度影像夜间睡眠 |
| 3 | 频繁咳嗽,严重影像日间活动 | 因咳嗽严重影像夜间睡眠 |

诱导痰细胞比例分析:E% 2%;复查FeNO:24 μg/L。

组胺支气管激发试验阳性。

### 初步诊断

咳嗽变异型哮喘。

### 治疗及转归

（1）初步治疗反应。给予吸入布地奈德/福莫特罗一天两次，每次 1 吸治疗，患者咳嗽有所减轻，但仍明显，咳嗽积分日间 3 分，夜间 1 分，遂于 2018 年 10 月 11 日再次就诊。

（2）补充检查。（2018 年 10 月 17 日）多通道食管阻抗-pH 监测（图 42-1）结果：DeMeester 积分 30.6(>14.72)，提示酸反流阳性；存在液体、气体、混合反流，以混合反流为主；反流高度达食管下括约肌（LES）上端 15 cm，以酸为主；食团清除时间正常；症状指数（symptom index，SI）=33.3%(<50%)，症状相关概率（symptom association probability，SAP）=96%。

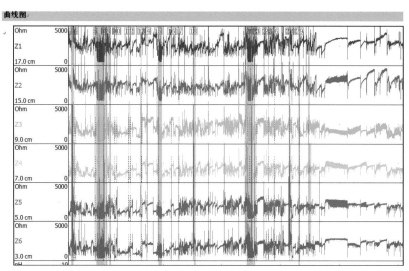

**图 42-1　多通道食管阻抗-pH 监测**

（3）更正诊断。咳嗽变异型哮喘合并胃食管反流性咳嗽。

（4）随后治疗反应。给予继续吸入布地奈德/福莫特罗 1 吸 bid，加用奥美拉唑 40 mg bid 和多潘立酮 10 mg bid 口服治疗。2 周后患者咳嗽无减轻，更换质子泵抑制剂为埃索美拉唑 20 mg bid 口服，继续吸入布地奈德/福莫特罗及口服多潘立酮治疗 3 周，患者咳嗽仍无缓解，加用加巴喷丁 0.1 g tid 并逐渐加量至每次 0.2 g，治疗 3 周，患者咳嗽仍无缓解，遂于 2018 年 12 月 14 日再次门诊就诊。仔细询问患者有夜间入睡后打鼾 10 余年，有晨起口干，夜尿 3 次左右。

（5）补充检查。（2018 年 12 月 28 日）多导睡眠监测示 AHI 为 50.1/时，最低血氧饱和度 78%，结果示重度睡眠呼吸暂停低通气综合征，以低通气（阻塞型）呼吸暂停为主，夜间睡眠重度低氧血症。

（6）治疗后反馈：明确诊断后，嘱患者停用所有药物治疗，给予持续气道正压（continuous

positive airway pressure，CPAP)治疗1周后,患者咳嗽症状渐缓解,3周后患者咳嗽症状完全消失。

**最后诊断** 》》》

阻塞性睡眠呼吸暂停低通气综合征相关咳嗽。

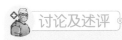  **讨论及述评**

阻塞性睡眠呼吸暂停低通气综合征(obstructive sleep apnea hypopnea syndrome，OSAHS)临床上很常见。除打鼾、夜间憋醒和白天嗜睡等症状外,近年来认识到慢性咳嗽也是OSAHS的重要临床表现,甚至是主要或唯一的临床症状。由于缺乏认识,临床误诊误治现象较普遍。本例患者符合OSAHS相关咳嗽的表现,CPAP治疗有效,因此诊断能够成立。

OSAHS相关咳嗽的机制尚不清楚,可能与胃食管反流和鼻后滴流等有关。OSAHS的胸腔负压产生的"吸吮"效用很容易导致胃食管反流的发生。高位胃食管反流引起的误吸还可以诱发气道高反应性,常误诊为咳嗽变异性哮喘。本例患者初诊时组胺支气管激发试验阳性,FeNO偏高,符合咳嗽变异性哮喘的临床诊断标准,但经正规抗哮喘治疗咳嗽症状仅轻微改善。进一步多通道食管阻抗-pH监测显示典型的异常酸反流并证实反流与咳嗽存在因果关系的可能性,诊断胃食管反流性咳嗽是有依据的。不过随后的针对胃食管反流性咳嗽或难治性胃食管反流性咳嗽的治疗均没有产生预期疗效,表明胃食管反流可能是伴随现象,不是慢性咳嗽的真正病因。再追问病史并经多导睡眠监测证实为OSAHS,停用其他药物,仅用CPAP治疗后咳嗽消失,最终确定OSAHS为该患者慢性咳嗽的病因。

OSAHS相关咳嗽相对少见,不宜将其作为慢性咳嗽的优先考虑病因。遵循咳嗽指南诊治流程排除慢性咳嗽的常见病因,或按常见病因治疗后咳嗽症状不缓解或不能完全消失,又存在OSAHS危险因素如肥胖、打鼾以及OSAHS家族史等时,才有必要考虑。目前尚无统一诊断标准,下列情况可供参考:①有慢性咳嗽症状;②多导睡眠监测证实OSAHS;③持续气道正压或双水平气道正压通气治疗后咳嗽减轻或消失。有限的资料表明:给予OSAHS相关咳嗽患者CPAP治疗1~2天后咳嗽症状就可明显改善,完全消失需要5天至6周,长期维持治疗可能是恰当的治疗方案。

病例提供单位:同济大学附属同济医院

整理:时翠芹

述评:邱忠民

**参考文献**

［1］CHAN K，ING A，BIRRING SS. Cough in obstructive sleep apnoea［J］. Pulm Pharmacol Ther，2015，35：129-131.

［2］中华医学会呼吸病学分会哮喘学组. 咳嗽的诊断与治疗指南(2015)［J］. 中华结核和呼吸杂志，

2016,39(5):323 - 354.

[3] YU L, XU XH, CHEN Q, et al. Gastro-esophageal reflux induced cough with airway hyperresponsiveness [J]. Int J Clin Exp Med, 2014,7(3):728 - 735.

[4] SHI C, LIANG S, XU X, et al. Cough hypersensitivity in patients with obstructive sleep apnea hypopnea syndrome [J]. Sleep Breath, 2019,23(1):33 - 39.

## 病例43 红霉素治疗无效的弥漫性泛细支气管炎

### 主诉

咳嗽、咳痰伴活动后气喘 6 个月,加重 2 周。

### 病史摘要

患者,女,64 岁。6 个月前无明显诱因下出现咳嗽、咳痰,呈黄脓痰,量较多,不易咳出,伴活动后气喘,多于冷空气刺激、激动后发生,休息后可稍缓解,伴肌肉酸痛,无发热、胸痛、咯血,无头晕、黑朦、心慌、乏力症状。患者先后因上述症状来我院就诊,2018 年 11 月 13 日副鼻窦 CT 示:两侧上颌窦、筛窦、蝶窦炎症。2019 年 1 月 22 日胸部 CT 示弥漫性泛细支气管炎。2019 年 2 月 14 日支气管镜见两侧支气管内大量脓性分泌物(图 43 - 1),病理活检示:间质胶原纤维组织,炭末沉积,间质多量淋巴细胞、浆细胞浸润,部分肺泡腔见组织细胞集聚,局部见少量化脓性炎症(图 43 - 2)。肺功能:中度混合性通气功能障碍,诊断为“弥漫性泛细支气管炎”,后长期口服红霉素(0.25 g bid)治疗。近 2 周患者上述症状再次加重,门诊以“弥漫性泛细支气管炎”收入我科。患者自发病以来,精神状态一般,食欲、食量一般,睡眠情况良好,大便正常,体重减轻 5 kg。既往体健,否认高血压、糖尿病、心脏病病史,否认食物药物过敏史,无疫水、疫区接触史。家族中无传染病及遗传病病史。

右下叶        左下叶

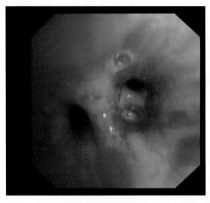 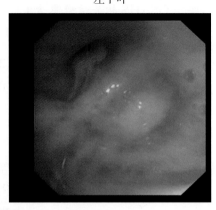

图 43 - 1 支气管镜检查(2019 年 2 月 14 日)

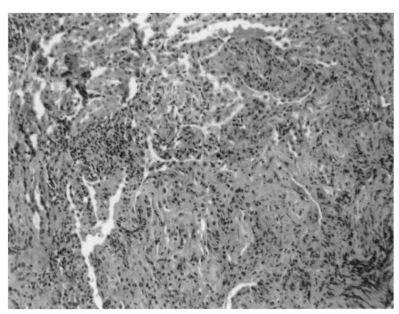

图 43-2 病理检查(2019 年 2 月 22 日):间质胶原纤维组织、碳末沉积,间质多量淋巴细胞、浆细胞聚集,部分肺泡腔组织细胞聚集,局部见少量化脓性炎症

### 入院查体

T 37.1℃,P 80 次/分,R 20 次/分,BP 115/70 mmHg,神清,全身浅表淋巴结未及肿大,双肺呼吸音粗,双肺可闻及湿啰音及散在呼气相哮鸣音,HR 80 次/分,律齐,心脏各瓣膜区未及杂音,腹软,双下肢无水肿。

### 辅助检查

WBC $7.67×10^9$/L,CRP 52.47 mg/L。肝肾功能、粪常规、尿常规、心肌酶谱、呼吸道九项未见明显异常。细菌、真菌:阴性。免疫指标正常。肿瘤指标:神经元特异烯醇酶 18.04 ng/ml,余(一)。

副鼻窦 CT:①两侧上颌窦、筛窦炎症。②两侧下鼻甲稍肥大。胸部 CT:①弥漫性泛细支气管炎,请结合临床随访。②右肺中下叶及左肺局部支气管扩张;右肺上叶钙化灶。③纵隔多发肿大淋巴结。肺功能:中度混合性通气功能障碍,弥散功能重度减退,残总比正常。吸入沙丁胺醇 400 μg 后 $FEV_1$ 变异率 0%,绝对值为 0 ml,$FEV_1$/FVC 55.91%。

### 初步诊断

弥漫性泛细支气管炎可能。

### 治疗及转归

予红霉素应用 2 个月,患者症状及肺部病灶进行性加重,考虑红霉素无效,改用阿奇霉素 0.5 qd 口服治疗,后患者气喘症状逐渐减轻,复查胸部 CT 肺部多发结节样及黏液栓病灶明显减少。

影像学改变见图 43-3、图 43-4。

2018 年 11 月 13 日        2019 年 6 月 8 日

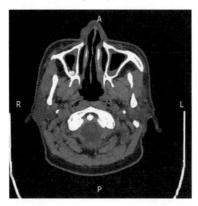 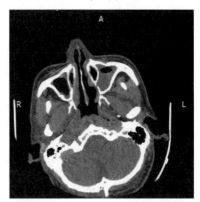

图 43-3　副鼻窦 CT

2019 年 3 月 28 日

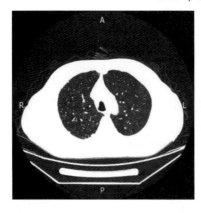 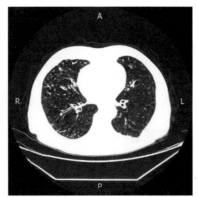

2019 年 6 月 13 日

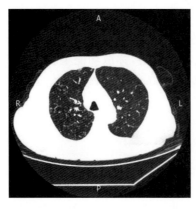 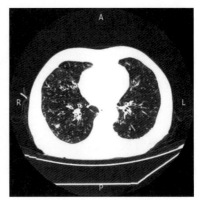

2019 年 11 月 4 日

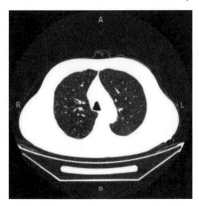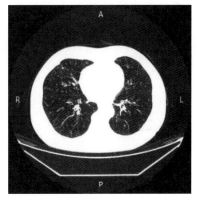

图 43－4　胸部 CT 影像演变

**最后诊断** >>>

弥漫性泛细支气管炎。

 讨论及述评

　　弥漫性泛细支气管炎(diffuse pan-bronchiolitis, DPB)是双肺弥漫分布的以呼吸性细支气管为中心的慢性呼吸性细支气管炎和呼吸性细支气管周围炎,病变累及呼吸性细支气管全层。DPB 主要临床症状为反复咳嗽、咳痰,伴有活动后呼吸困难,反复顽固性肺部感染,随着病情进展出现支气管扩张、呼吸功能衰竭,甚至死亡,常伴有慢性副鼻窦炎。其典型的影像学表现为两肺弥漫性小叶中心型粟粒样结节,肺功能表现为慢性阻塞性通气障碍,典型组织学改变为呼吸性细支气管壁增厚,以呼吸性细支气管为中心的细支气管炎及细支气管周围炎,多有淋巴细胞、浆细胞及巨噬细胞的浸润。本例患者临床表现符合 DPB 的临床诊断标准。

　　大环内酯类药物是治疗 DPB 的基础药物,十四、十五元环大环内酯类抗生素对该病有确实的疗效,典型代表为十四元环的红霉素。长期小剂量红霉素治疗能有效改善患者临床症状、体征、肺功能、肺部 CT 及血氧分压,显著提高存活率。本例患者虽属DPB,但是红霉素治疗 2 个月后病情进展,症状加重,一度导致怀疑 DPB 的诊断。后经进一步检查后排除了其他诊断,考虑为红霉素无效,改用阿奇霉素后病情明显控制。

　　该例 DPB 患者红霉素治疗无效而阿奇霉素有效的原因尚不清楚,以前也尚无类似报道。可能的机制如下:①两者化学结构不同。红霉素和阿奇霉素分别为十四元环和十五元环的大环内酯类抗生素,这些碳骨架的差别可能导致个体 DPB 患者对药物的治疗反应不同。事实上,十六元环的大环内酯类抗生素对 DPB 治疗就无效。②使用的药物剂量不同。本例红霉素治疗剂量为标准的小剂量疗法,而阿奇霉素为常规抗感染治疗的剂量。可能后者除治疗剂量较大、抗炎作用强外,还可抑制铜绿假单胞菌生物被膜的形成及减轻其细菌毒力,通过抗菌作用和免疫调节作用达到治疗DPB 的效果。

本例患者为首次报道的对不同类型大环内酯类抗生素治疗反应有明显差异的DPB,提示对红霉素治疗无效的DBP,应该及时换用其他类型的大环内酯类抗生素如阿奇霉素,以及时控制病情进展,改善患者预后。

病例提供:同济大学附属同济医院

整理:陈强

述评:邱忠民

### 参考文献

[1] 李惠萍,何国钧.弥漫性泛细支气管炎研究进展[J].国外医学呼吸系统分册,2004,24(2):100-102.

[2] 李虹,李惠萍.大环内酯类药物治疗弥漫性泛细支气管炎作用机理研究进展[J].临床内科杂志,2011,28(7):500-502.

## 病例44 原发性气管支气管淀粉样变

### 主诉

间断喘息33年,活动后气短7年,加重22天。

### 病史摘要

患者,女,67岁,因"间断喘息33年,活动后气短7年,加重22天",于2018年2月19日入院。33年前受凉后出现喘息,可闻及喘鸣音,平卧时明显,坐位好转,讲话不成句,活动后气短,可耐受平地行走,伴有咳嗽,无痰,伴发热,抗感染治疗(具体不详)可缓解。每一两年发作一次,多为冬季受凉后出现,治疗及转归大致同前。遇刺激性气味或冷空气无症状发作。7年前开始每逢立秋至国庆节期间上山散步时出现频繁打喷嚏、流涕、鼻痒和眼痒不适,不伴有咳嗽喘息,脱离环境后缓解。7年间出现活动耐力进行性下降,近1年登山步行500 m即出现气短,未诊治。22天前受凉后出现喘息,伴干咳,症状同前,伴有发热,体温最高38.2℃,于当地医院应用抗生素(具体不详)症状无好转。4天前就诊于我院急诊,予莫西沙星抗感染、甲泼尼龙40 mg/d静滴及雾化治疗后症状稍好转,为进一步诊治收入院。患者自发病以来,无咯血、鼻出血、盗汗、消瘦,无皮疹、光过敏及关节肿痛,无血尿,偶有泡沫增多。既往有高血压病史18年,规律服药,控制良好。发现腔隙性脑梗死5年,无言语、行动后遗症。否认结核病史。无吸烟、饮酒史。教师职业,多年接触粉笔末。否认哮喘等相关疾病家族史。

### 入院查体

T 35.7℃,P 73次/分,R 19次/分,BP 145/66 mmHg,神志清楚,伸舌居中,舌体无肥

大,无发绀,双肺叩诊清音,可闻及弥漫吸气相呼气相干鸣音,右侧为著。心腹查体无明显异常。双下肢无水肿。

### 辅助检查

(1) 入院时:血常规:WBC $11.7×10^9$/L,N％ 82.5％,E％ 0.0％;血过敏原总 IgE 444.0 kU/L;烟曲霉 IgE(－);霉菌混合 IgE(－);艾蒿 IgE 100.0 kU/L;葎草 IgE 12.2 kU/L;BNP 正常,超声心动大致正常;尿常规、肾功能、肾脏超声未见异常;肺功能:吸入支气管扩张剂前:$FEV_1$/FVC 59％,$FEV_1$pred％ 70％;吸入支气管扩张剂后:$FEV_1$/FVC 61％,$FEV_1$pred％ 71％。阻塞性通气功能障碍,残总比增加,弥散功能正常。支气管舒张实验阴性($FEV_1$ 改善率 1％,改善量 10 ml)。胸片:双肺纹理增多,右肺下野心缘旁及膈上三角形片状致密影,遮挡心影右缘及右膈,左上肺纤维索条影,纵隔不宽,双肺门不大,心影形态大小基本正常,左膈光滑,右肋膈角钝,左侧肋膈角锐利。影像学改变见图44-1、图44-2。

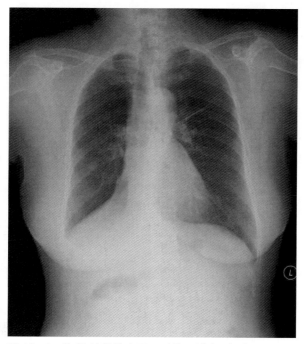

**图44-1　胸部 X 线检查示双肺纹理增多,右肺下野心缘旁及膈上三角形片状致密影,遮挡心影右缘及右膈,左上肺纤维索条影**

(2) 支气管镜检查:气管及双侧主支气管黏膜弥漫增厚,多发结节样隆起,管腔相对狭窄(图44-3)。于左主支气管近端行黏膜活检。病理报告示支气管黏膜下可见大量无定形蛋白样物质沉积,未见肉芽肿、多核巨细胞及其他特殊病变。特殊染色:刚果红(＋),纤维素染色(蓝色),VG 法(－)。偏振光检测苹果绿双折光(＋)(图44-4)。

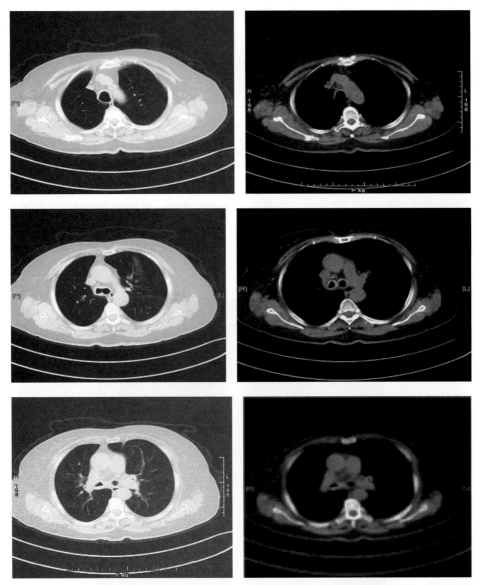

图 44-2 胸部 CT(2018 年 2 月 20 日)示气管管壁不规则增厚钙化,伴向内凸起小结节,管腔未见明显变窄。左右主支气管管壁环形增厚钙化,管腔变窄;双肺多发叶及段支气管管壁增厚、管腔明显变窄,右肺中间段支气管闭塞,继发右肺中叶、下叶肺不张,不张肺内见点状、小结节状钙化,右肺上叶代偿性扩大,纵隔右移,右侧胸腔体积相对减小

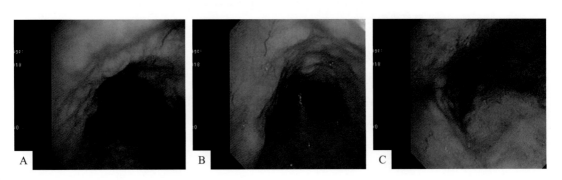

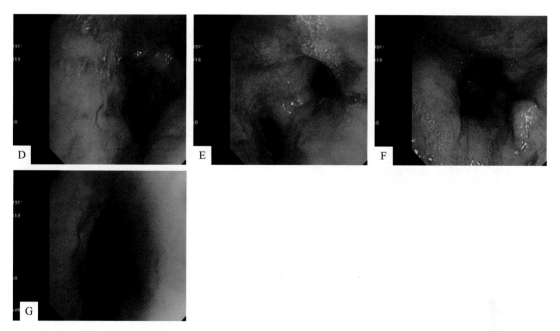

图44-3 支气管镜检查示气管及双侧主支气管黏膜弥漫增厚,多发结节样隆起,管腔相对狭窄

A. 气管;B. 气管隆突;C. 左主支气管近端;D. 左主支气管远端;E. 右主支气管;F. 右上叶支气管;G. 右中间段支气管

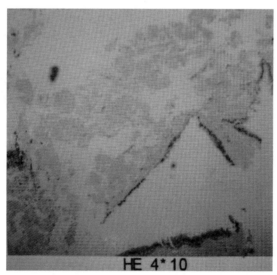

图44-4 气管镜病理结果(支气管黏膜):支气管黏膜下可见大量无定形蛋白样物质沉积,未见肉芽肿、多核巨细胞及其他特殊病变

(3)其他系统检查:血清固定电泳、血尿轻链正常,骨髓穿刺涂片未见明显异常,流式细胞学检查未见明显异常浆细胞;自身免疫性抗体均阴性;T-SPOT阴性,8次痰涂片找结核菌阴性。

**初步诊断**

支气管哮喘合并感染,气管支气管淀粉样变(原发性)。

**治疗及转归**

甲泼尼龙 40 mg bid 抗炎并逐渐减量;雾化局部抗炎及扩张支气管:布地奈德及复方异丙托溴铵雾化,布地奈德/福莫特罗粉吸入剂 160/4.5 μg,每日 2 吸,孟鲁司特抗炎,厄他培南抗感染。症状、体征逐渐好转。

**最后诊断**

支气管哮喘合并感染,气管支气管淀粉样变(原发性)。

**讨论及述评**

本病例 CT 表现为气管及支气管壁多发增厚,钙化,右下肺不张,应与其他导致气管弥漫狭窄或增厚的疾病相鉴别。①复发性多软骨炎:中年女性,喉和声门下气管最常受累,气管后膜部不受累(气管后膜不含软骨);②骨化性气管支气管病:多发黏膜下钙化的骨软骨结节,气管后膜部不受累;③气管支气管内膜结核:支气管壁增厚伴管腔狭窄,完全支气管阻塞合并阻塞性肺不张,阻断的支气管多呈锥形,周围无明显软组织肿块,不张的肺组织内有时可见钙化,沿支气管播散灶,表现为沿肺纹理走行的小斑点,斑片灶,胸膜病变及肺内其他结核灶,纵隔肺门淋巴结肿大等;④气管 Wegner 肉芽肿:受累气管管壁结节样增厚,可有钙化,管腔不规则狭窄,多并有肺内及其他器官病变;⑤气管结节病:气管、支气管内肉芽肿导致管壁增厚,但较少引起明显的管腔狭窄,一般无钙化,常有双侧肺门及纵隔淋巴结增大。气管支气管淀粉样变最终诊断依靠气管镜病理组织学检查。

淀粉样变性是指细胞外淀粉样物质的异常沉着,影响组织细胞正常功能所导致的一组临床综合征。可发生于全身多个脏器,如病变侵及呼吸系统,则称为支气管肺淀粉样变。根据病因分为原发性和继发性淀粉样变,原发性淀粉样变指无前期疾病或同时伴发的疾病,继发性淀粉样变伴发于慢性疾病,如肿瘤、结缔组织疾病、浆细胞疾病等。根据影像学表现,支气管肺淀粉样变可表现为不同的形式:结节性肺淀粉样变、弥漫性肺泡-间隔淀粉样变、气管支气管淀粉样变、胸膜淀粉样变等。

本例为气管支气管淀粉样变,气管支气管淀粉样变常表现为多灶性黏膜下斑块,是一种器官限制型淀粉样变,通常与可检测到的系统性淋巴浆细胞克隆性增殖无关。气管支气管淀粉样变患者平均年龄 50～60 岁,无性别偏好。患者可表现为咳嗽和咯血、呼吸困难。气道狭窄还可引起喘鸣、远端肺不张、反复发作的肺炎,孤立性结节可被误认为支气管内肿瘤。CT 扫描发现气管和支气管壁增厚,可能伴有钙化。支气管镜检查常见不规则的白色沉积物,多弥漫性,使气道管腔或多或少完全变窄(多灶性黏膜下斑块)。淀粉样沉积呈弥漫性,通常累及气管后壁。病变质脆,活检后可能出血。病理组织学检查是诊断本病的金标准,活检嗜伊红染色见到均匀性、无其他结构的淀粉样物,刚果红染色呈粉红色或玫瑰红,偏光镜下为黄绿二色性的双折光体,是病理诊断的依据。气管支气管淀粉样变的治疗主要取决于症状,虽然系统性化疗已在进展性疾病患者中尝试过,但目前还没有针对气管支气管淀粉样变的药物治疗。近端和严重的中段气道疾病可导致气道狭窄,可用经支气管镜介入治疗、激光或钳清创术或外照射治疗。气管支气管淀粉样变可能导致呼吸功能不全,并可能导致危及生命的感染。

气管支气管淀粉样变临床表现缺乏特异性,容易误诊及漏诊。肺部 CT 及支气管镜检查是诊断该病的重要手段,其中,支气管镜检查对于该病的诊断及治疗具有重要的意义。

病例提供:北京大学第三医院

整理:常春

述评:常春

## 参考文献

［1］HAZENBERG BP. Amyloidosis:a clinical overview［J］. Rheum Dis Clin North Am,2013,39(2):323 - 345.

［2］MILANI P,BASSET M,RUSSO F,et al. The lung in amyloidosis［J］. Eur Respir Rev,2017,26(145):170046.

［3］O'REGAN A,FENLON HM,BEAMIS JF JR,et al. Tracheobronchial amyloidosis. The Boston University experience from 1984 to 1999［J］. Medicine(Baltimore),2000,79(2):69 - 79.

［4］吕昕,罗婷,刘莉,等.原发性气管支气管肺淀粉样变性的临床特点分析［J］.中华医学杂志,2019,99(12):918 - 922.

## 病例45 结核性胸膜炎伴积液

### 主诉

胸闷伴气喘半个月余。

### 病史摘要

患者,男性,64 岁,于半个月前无明显诱因出现胸闷、气喘,活动后加重,无发热、畏寒,无盗汗、乏力,无咳嗽、咳痰加重,无胸痛、心悸,无夜间阵发性呼吸困难,未引起重视。之后上述症状进行性加重,活动受限。1 天前于我院门诊就诊,胸部 CT 示左侧大量胸腔积液,右侧少量胸腔积液,遂收住院。患者自发病以来,饮食及睡眠差,大小便正常,体重无明显变化。既往体健,否认高血压、糖尿病、冠心病等,否认肝炎史,否认结核史。2005 年于华山医院行胃溃疡手术,具体不详。

### 入院查体

T 36.4℃,P 88次/分,R 20次/分,BP 144/74 mmHg。神志清,精神可,步入病房,查体合作。呼吸稍急促,无胸膜摩擦感,左肺呼吸音低,叩诊为浊音。心前区无隆起,未及震颤,心浊音界叩诊不佳,HR 88次/分,律齐,各瓣膜听诊区未及杂音。腹平软,无压痛,无反跳痛,肝、脾肋下未触及,移动性浊音阴性,肠鸣音正常。生殖器及肛门直肠未查。脊柱、四肢无畸形,双下肢无水肿。四肢肌张力、肌力正常。生理反射存在,病理反射未引出。

### 辅助检查

入院时:WBC $5.91×10^9$/L,N％ 65.70％,E％ 11.1％↑,L％ 17.2％↓,RBC $3.30×10^{12}$/L↓,Hb 120.00 g/L↓,PLT $494.00×10^9$/L↑;CRP 74.3 mg/L↑;ESR 80.00 mm/h↑;PCT 0.069 ng/ml↑;IL-6测定 40.68 pg/ml↑;结核杆菌 IgG/IgM:抗结核菌抗体 IgM 阴性,抗结核菌抗体 IgG 阳性;T-SPOT:ESAT-6抗原27↑,CFP 10抗原10↑;肺炎支原体血清学试验:肺炎支原体抗体检测阳性1:80;尿、粪常规、生化常规+血脂+电解质、凝血功能+D-二聚体:未见明显异常;免疫球蛋白、风湿全套、真菌 D-葡聚糖+内毒素、ACE、心肌标志物、肿瘤标志物、甲状腺功能、三抗、呼吸道病原体、风湿全套、痰液培养未见明显异常。

胸部 CT(2017年7月17日):双肺感染,左侧中等量胸腔积液。右侧胸膜增厚伴少量胸腔积液,纵隔淋巴结增大。请结合临床。右肺、右肺门、纵隔钙化。主动脉和冠状动脉硬化。心电图:未见异常;心超:轻度肺动脉高压。腹部+甲状腺+浅表淋巴结 B 超:①胆囊炎,胆囊结石;②前列腺增生伴钙化;③甲状腺双叶实性结节;④左侧锁骨上实性结节(肿大淋巴结);⑤双侧颈部实性结节(淋巴结);⑥双侧胸腔积液。

### 初步诊断

双侧肺炎并双侧胸腔积液。

### 治疗及转归

于2017年7月19日行胸腔闭式引流术,胸、腹水常规(2017年7月20日):李凡他黏蛋白试验,阳性;透明度,浑浊;颜色,黄;RBC $11107×10^6$/L,WBC $2154×10^6$/L,多个核白细胞5％,单个核白细胞95％;胸、腹水生化(2017年7月20日):乳酸脱氢酶 265.00 U/L↑,葡萄糖 6.31 mmol/L↑,总蛋白 47.5 g/L↑,氯 104.9 mmol/L,腺苷脱氨酶 19.5 U/L;真菌涂片检查(胸/腹水)×2:涂片未见真菌孢子及菌丝;浓缩集菌抗酸菌检测(胸/腹水)×2:浓缩涂片未找到抗酸杆菌;一般细菌培养及鉴定(胸/腹水)×2:48小时培养无细菌生长;胸水病理×2:涂片中见多量淋巴细胞,镜下未查见恶性细胞。

B 超引导下浅表淋巴结穿刺(左锁骨上淋巴结穿刺病理结果)(2017年7月20日):涂片中见多量成熟淋巴细胞,镜下未见明显异型细胞,请结合临床进一步检查。

内科胸腔镜(2017年7月27日):胸腔镜经套管进入胸腔探查见大量纤维粘连及深棕色胸腔积液。脏壁层胸膜较多纤维黏连带,壁层胸膜见表面高低不平,血管充血。予壁层胸膜钳取活检 6 块送病理。同时予抽取胸腔积液送检细胞学检查。（左胸腔活检病理诊断）肉芽肿性炎，结核可能，请结合临床。免疫组化结果：SMA（部分＋），CD34（－），Vim（＋），S-100（－），EMA（－），CK（－），Bcl-2（－），CD99（＋）；特殊染色结果：抗酸染色（＋）。

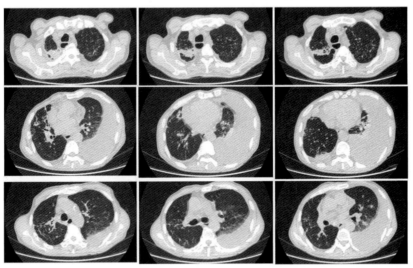

图 45-1　胸部 CT（2017 年 7 月 17 日）提示双肺感染，左侧中等量胸腔积液。右侧胸膜增厚伴少量胸腔积液，纵隔淋巴结增大

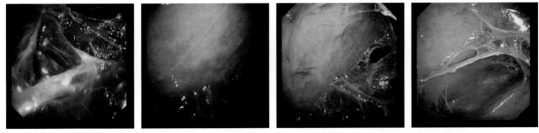

图 45-2　内科胸腔镜检查（2017 年 7 月 27 日）提示胸腔内大量纤维粘连带，胸膜充血

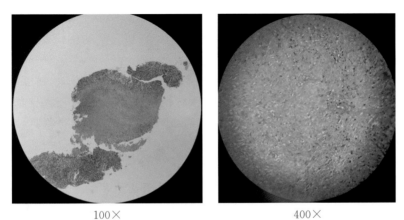

100×　　　　　　　　400×

图 45-3　胸腔活检病理可见坏死性肉芽肿

予诊断性抗结核治疗,现患者无胸痛等不适,经上级医生查房予出院。

**最后诊断**

结核性胸膜炎伴胸腔积液;胆囊炎;胆囊结石;前列腺增生;甲状腺结节。

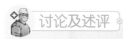 **讨论及述评**

结核性胸膜炎是一种常见的胸膜炎症病变,约占我国胸腔积液的50%。结核性胸膜炎是结核杆菌及其自溶产物、代谢产物进入超敏感机体的胸膜腔而引起的胸膜炎症,属肺外结核病。我国结核性胸膜炎大多数由人型结核菌所引起。结核杆菌直接遍及胸膜是结核性胸膜炎的主要发病机制。

大多数结核性胸膜炎呈急性发作,其症状主要表现为结核的全身中毒症状和胸腔积液所致的局部症状。结核中毒症状主要表现为:午后发热、畏寒、出汗、乏力、食欲不振、夜间盗汗、体重下降、消瘦等。局部症状主要有患侧胸痛、咳嗽、胸闷、憋气甚至呼吸困难。结核性胸膜炎多见于年轻人,有资料报道发病年龄平均为28岁。典型的结核性胸膜炎在发病一到两周内出现中量胸腔积液,大量胸腔积液少见,积液为单侧多见。

结核性胸膜炎的确诊需要在患者的痰液、胸腔积液或者胸膜活检中找到结核分枝杆菌。典型的结核性胸膜炎胸腔积液为渗出液,澄清的草绿色,有时可以为浑浊或者成浆液性,少数在渗出期可以为血性液体。许多胸腔积液标记物,如ADA、干扰素γ、干扰素诱导蛋白10(IP-10)、IL-27均有快速诊断肺结核的价值,然而只有ADA能同时兼顾精确度和简单性,可以成为临床辅助的一个主要检测项目。目前胸膜活检是诊断结核性胸膜炎特异度最高的方法。胸膜活检发现结核性肉芽肿、干酪性坏死或者有抗酸杆菌的存在即可以诊断结核性胸膜炎,阳性率达60%~80%。

然而,结核性胸膜炎的痰液和胸腔积液涂片检测抗酸杆菌或结核杆菌培养的阳性率偏低,因此内科胸腔镜直视下胸膜活检对结核性胸腔积液的确诊尤为必要。结核性胸腔积液在胸腔镜下形态各异:最常见的壁层胸膜广泛分布的粟粒样结节,胸腔内可见白色纤维条索状粘连带及包裹的纤维素沉积,少数壁层胸膜分布有白色瘢痕。结核性肉芽肿的病理表现:典型病变为融合的上皮样细胞结节,中心为干酪样坏死,外周有纤维结缔组织、上皮样细胞、淋巴细胞,病变周边可见朗汉斯多核巨细胞。本例结核性胸腔积液患者的镜下表现为大量纤维粘连及深棕色胸液;脏壁层胸膜较多纤维粘连带,壁层胸膜见表面高低不平,血管充血。

内科胸腔镜是一项安全、创伤小、并发症少、诊断率高的操作技术,可显著提高结核性胸膜炎、脓胸、自发性气胸、恶性胸腔积液等胸膜疾病的诊断率,可减少住院日,减少胸腔穿刺频次,减少胸膜肥厚度,是一项快捷、经济的诊治方法,值得推广,成为原因不明的胸腔积液最重要的确诊手段之一。

病例提供单位:上海交通大学医学院附属第一人民医院

整理:陆欢,季勇

述评:张杏怡,贲素琴

参考文献

［1］刘锦志. 结核性胸膜炎 306 例患者的临床治疗分析［J］. 世界最新医学信息文摘,2019,19(83):109.

［2］彭赛亮,赵年贵,何方方. 胸水腺苷脱氨酶对结核性胸膜炎的诊断价值［J］. 济宁医学院学报,2019,42(5):360 - 362.

［3］PORCEL JM. Advances in the diagnosis of tuberculous pleuritis［J］. Ann Transl Med,2016,4(15):282.

［4］胡旭钢,王剑,宋嘉,等. 结核性胸膜炎的内科胸腔镜表现及快速现场评价特点分析［J］. 中国内镜杂志,2019,25(12):65 - 70.

## 病例46 黏滑罗氏菌所致重症肺炎合并肺脓肿及脓胸

### 主诉

反复咳嗽 1 年,加重伴咳黄痰 2 个月,发热 10 天。

### 病史摘要

患者,男性,67 岁,因"反复咳嗽 1 年,加重伴咳黄痰 2 个月,发热 10 天"于 2018 年 11 月 5 日入院。患者 1 年前无明显诱因出现反复咳嗽,咳少量白色泡沫痰,晨起症状明显,秋冬季节症状较频繁,未行进一步诊治。2 个月前患者受凉后上述症状加重,咳黄色黏痰,外院查外周血 WBC $10.89×10^9$/L, CRP 122.53 mg/L,血糖 22 mmol/L,糖化血红蛋白 11.9%,血培养、痰培养及肺泡灌洗液培养均阴性,心电图、肝肾功能及输血前全套均未见明显异常;胸部 CT(2018 年 9 月 24 日)示右肺下叶片团影(最大截面约 4.1 cm×3.3 cm)。外院予以控制血糖、祛痰及盐酸莫西沙星注射液(400 mg 静滴 qd)抗感染 2 周后,患者自觉上述症状稍有好转,复查胸部 CT(2018 年 10 月 8 日)示右肺下叶片团影较前稍有缩小(最大截面约 3.8 cm×3.1 cm),患者拒绝进一步检查并要求自动出院。10 天前患者咳嗽、咳痰加重,伴发热,体温最高 38.5℃,予退热药后体温可下降,稍有胸闷、气紧不适,为求进一步诊治收入我科。患者自发病以来,饮食欠佳,大小便正常,精神、睡眠差,近 2 个月体重下降约 5 kg。既往有糖尿病病史 3 年,慢性阻塞性肺疾病史 1 年,均未治疗。个人史:吸烟 50 包年,戒烟 1 年;无疫水、疫区及家禽密切接触史,无手术、外伤史,无家族史及传染病史。

### 入院查体

T 37.9℃, P 120 次/分,R 22 次/分,BP 102/76 mmHg。神志清楚,心界不大,心律齐,HR 120 次/分,各心脏瓣膜区未闻及杂音。桶状胸,右下肺叩诊呈浊音,右下肺呼吸音低,未闻及干、湿啰音。腹部查体未见明显异常,脊柱、四肢无畸形,关节无红肿,双下肢无水肿。

### 辅助检查

外院胸部 CT(2018 年 9 月 24 日)示右肺下叶片团影(最大截面约 4.1 cm×3.3 cm)(图

46-1A),2周后复查胸部CT(2018年10月8日)示右肺下叶片团影较前稍有缩小(最大截面约3.8 cm×3.1 cm)(图46-1B)。入我院时查血常规示WBC 11.99×10⁹/L,N% 86.5%;PCT 0.21 ng/ml,CRP 274 mg/L;血气分析(未吸氧)示pH 7.478,PaO₂ 78.7 mmHg,PaCO₂ 35 mmHg;空腹血糖12.2 mmol/L。痰涂片示G⁺球菌,痰培养、血培养、结核杆菌DNA实时荧光检测(TB-DNA)、TB-γ干扰素体外释放试验(IGRA)(T-N)、肿瘤标志物(CEA、CA199、CYFRA21-1、NSE)、心肌标志物、免疫相关指标、肝肾功能、心电图、大小便常规、凝血常规和心脏彩超均未见明显异常。胸腔彩超示:右侧胸腔分隔积液,最深为4.5 cm。

### 初步诊断

肺部阴影待查。

### 治疗及转归

患者入院后暂予以盐酸莫西沙星注射液400 mg静滴qd抗感染,拟准备行彩超引导下胸腔穿刺时,患者出现胸闷、气急加重,胸部CT示右侧胸腔包裹性积气积液,右侧斜裂叶间积液,肺脓肿及脓胸可能(图46-1C);血气分析(鼻导管吸氧3 L/min)示pH 7.204,PaO₂ 60.1 mmHg,PaCO₂ 81.3 mmHg,立即予以无创呼吸机辅助通气,调整为美罗培南(500 mg静滴q6 h)抗感染,同时予以多索茶碱抗炎平喘、胰岛素控制血糖、化痰等治疗。治疗后3天后,患者上述症状和血气指标均明显改善,生命体征平稳,遂完善彩超引导下右侧胸腔穿刺及胸膜活检术,于右侧胸腔较大分隔腔置管,引流出约150 ml恶臭棕色脓性液体(图46-1D)。胸腔积液常规示有核细胞>20 000×10⁶/L,脓细胞+++/HP,单个核细胞6%,多个核细胞94%;胸水生化示总蛋白32.6 g/L,葡萄糖0.05 mmol/L,CDH 19 101 IU/L,Alb 16.3 g/L,腺苷脱氨酶156.1 IU/L;胸腔积液涂片:G⁺球菌,多次胸腔积液培养示黏滑罗氏菌(我院无法做此特殊菌的药敏试验);胸膜培养无细菌生长;胸膜活检病理示少许增生之纤维、血管组织及一些急性炎性渗出、坏死物。免疫组化:增生之梭形细胞SMASMA(+)、CK7(-)、CK5/6(-)、WT-1(-)、TTF-I(-)、P63(-),支持为增生之纤维(母)细胞。特殊染色:PAS染色未查见确切真菌;抗酸染色未查见抗酸杆菌。胸腔积液脱落细胞病理示查见较多淋巴细胞及中性粒细胞。复查PCT示0.36 ng/ml,增加美罗培南剂量为1 g静滴q8 h加强抗感染。调整治疗方案5天后,患者症状及炎症指标均得到改善,复查胸部CT示右侧胸腔少量积气积液,右肺下叶部分不张(图46-1E);纤维支气管镜示右中下叶支气管黏膜充血肿胀,管腔变窄,余未见明显异常;右下叶后基底段刷片未查见恶性细胞。为进一步加强阳性球菌的覆盖治疗,予以万古霉素500 mg静滴q8 h,同时将美罗培南降级为哌拉西林他唑巴坦4.5 g静滴q8 h抗感染治疗7天后,患者症状显著好转,生命体征平稳,复查血气分析及血常规未见异常,PCT<0.02 ng/ml,予以出院。

患者出院5月后复查胸部CT示病灶完全吸收(图46-1F)。患者出院半年后复查肺功能示FEV₁ 1.48 L,FEV₁预计值% 56.4%;FVC 2.59 L,FEV₁/FVC 56.96%,进一步支持慢性阻塞性肺疾病诊断。出院后长期使用二甲双胍和格列齐特降糖治疗,血糖控制在正常范围。

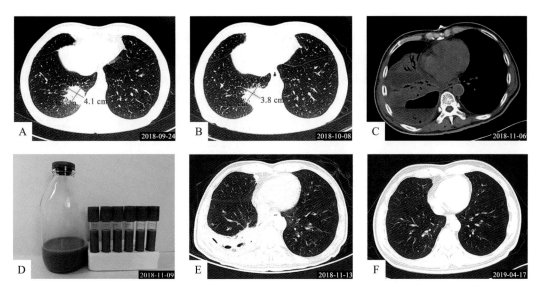

**图 46-1 本例患者影像学变化和引流液性状**

A. 初次入院时发现右肺下叶片团影(最大截面约 4.1 cm×3.3 cm);B. 静脉盐酸莫西沙星治疗 2 周后,右肺下叶片团影较前稍有缩小(最大截面约 3.8 cm×3.1 cm);C. 入院时病情加重并出现右侧胸腔包裹性积气积液,影像学提示肺脓肿和脓胸;D. 右侧胸腔引流出棕色、脓性且恶臭的胸腔积液。E~F. 经过美罗培南抗感染 8 天,万古霉素联合哌拉西林他唑巴坦抗感染 1 周后,患者肺部感染病灶逐渐吸收至消失

### 最后诊断

重症肺炎,右肺肺脓肿并右侧脓胸,Ⅰ型呼吸衰竭,慢性阻塞性肺疾病,2 型糖尿病。

### 讨论及述评

黏滑罗氏菌是一种革兰氏阳性球菌和兼性厌氧菌,属于口腔和上呼吸道的正常菌群之一。在恶性肿瘤、获得性免疫缺陷综合征、肝移植等疾病相关的免疫抑制患者中,黏滑罗氏菌是一种重要的机会性病原体,会引起一系列严重的感染。而在免疫功能正常的患者中,黏滑罗氏菌很少引起严重感染,并且关于黏滑罗氏菌在免疫功能正常患者中引起肺炎的病例报道较少见。上述病例中,我们首次报道了在免疫功能正常患者中,由黏滑罗氏菌感染所致的发展为肺脓肿及脓胸的重症肺炎。

上述病例中,我们考虑患者发生黏滑罗氏菌感染的原因可能是由于慢性阻塞性肺疾病未予以正规治疗,糖尿病未得到控制,导致气道和全身局部防御能力受损,口腔或者上呼吸道的黏滑罗氏菌发生侵袭性易位至下呼吸道引起后续感染。

及时选择有效的抗生素是治疗黏滑罗氏菌最关键的措施。迄今为止,尚无针对此特定病原体的抗菌指南和抗生素药敏试验标准,很多医院也未开展该特殊病原菌的药敏检测。因此,针对该菌的抗生素方案选择可参考现有文献及临床经验。研究发现黏滑罗氏菌对β-内酰胺类(例如头孢曲松、亚胺培南和美罗培南)和糖肽类抗生素(例如万古霉素)敏感,单用β-内酰胺类抗生素或万古霉素或两者合并用药都是治疗黏滑罗氏菌感染的有效方案。尽管氟喹诺酮类药物具有广泛的微生物菌群覆盖范围,且指南推荐氟喹诺酮类药物可作为需要住院治疗的社区获得性肺炎患者抗感染方案的首选抗生素之一,但是,研究报道氟喹诺酮类药物可能会导致上呼吸道菌群向革兰氏阳性菌转移,并且黏滑罗氏菌对氟喹诺酮类药物具有耐药性,这与我们病例中的患者相似。此病例中,患者于外院接受2周的静脉莫西沙星治疗后,病灶仅有轻微的吸收。患者自动出院后症状及病灶进一步加重,重症肺炎发展为肺脓肿及脓胸,导致患者出现Ⅰ型呼吸衰竭,入我院后积极予以美罗培南抗感染,同时控制气道炎症及血糖水平后,患者症状和血气指标好转,通过胸腔积液培养明确了病原菌。通过查阅文献,调整抗感染方案为万古霉素联合哌拉西林他唑巴坦以覆盖阳性菌,患者症状及炎症指标逐渐恢复正常,病灶完全吸收。

综上,尽管黏滑罗氏菌主要在免疫功能低下的患者中引起严重的感染,但偶可发生于免疫功能相对正常的宿主。我们希望通过此病例,提高在临床工作中对黏滑罗氏菌的认识和警惕。免疫功能指标正常但具有合并症如慢性阻塞性肺疾病、糖尿病等的患者,也有可能感染该机会性病原菌。而黏滑罗氏菌所致感染如未能接受及时有效的抗生素治疗,可能会进一步导致严重甚至危及生命的重症感染。

病例提供单位:四川大学华西医院
整理:杨玲
述评:刘春涛

## 参考文献

[1] YANG L, LIU T, LIU BC, et al. Severe pneumonia advanced to lung abscess and empyema due to rothia mucilaginosa in an immunocompetent patient [J]. Am J Med Sci, 2020, 359(1): 54-56.

[2] COLLINS MD, HUTSON RA, BÅVERUD V, et al. Characterization of a Rothia-like organism from a mouse: description of Rothia nasimurium sp. nov. and reclassification of Stomatococcus mucilaginosus as Rothia mucilaginosa comb. nov [J]. Int J Syst Evol Microbiol, 2000, 50 Pt 3: 1247-1251.

[3] POYER F, FRIESENBICHLER W, HUTTER C, et al. Rothia mucilaginosa bacteremia: A 10-year experience of a pediatric tertiary care cancer center [J]. Pediatr Blood Cancer, 2019, 66(7): e27691.

[4] RAMANAN P, BARRETO JN, OSMON DR, et al. Rothia bacteremia: a 10-year experience at Mayo Clinic, Rochester, Minnesota [J]. J Clin Microbiol, 2014, 52(9): 3184-3189.

[5] FANOURGIAKIS P, GEORGALA A, VEKEMANS M, et al. Bacteremia due to Stomatococcus mucilaginosus in neutropenic patients in the setting of a cancer institute [J]. Clin Microbiol Infect, 2003, 9(10): 1068-1072.

[6] MARAKI S, PAPADAKIS IS. Rothia mucilaginosa pneumonia: a literature review [J]. Infect Dis (Lond), 2015, 47(3): 125-129.

# 索引